メディカルスタッフ専門基礎科目シリーズ

リハビリテーション医学

真柄 彰・鴨下 博 編

理工図書

メディカルスタッフ専門基礎科目シリーズ　リハビリテーション医学

編集者

真柄　彰　　新潟医療福祉大学 リハビリテーション学部　教授
鴨下　博　　東京医療学院大学 保健医療学部　前教授

執筆者

第1章	園田　茂	藤田保健衛生大学 医学部　教授
第2章	井上　誠	新潟大学大学院医歯学総合研究科　教授
第3章	渡邊友恵	中部労災病院 リハビリテーション科
	田中宏太佳	中部労災病院 リハビリテーション科　部長
第4章	指宿　立	和歌山県立医科大学 げんき開発研究所　副所長
第5章	中馬孝容	滋賀県立成人病センター リハビリテーション科　部長
第6章	松嶋康之	産業医科大学 医学部　准教授
第7章	猪飼哲夫	東京女子医科大学 医学部　教授
第8章	芳賀信彦	東京大学大学院医学系研究科　教授
第9章	牧田　茂	埼玉医科大学 国際医療センター　教授
第10章	上月正博	東北大学大学院医学系研究科　教授
第11章	村澤　章	新潟県立リウマチセンター　名誉院長
第12章	陳　隆明	兵庫県立総合リハビリテーションセンター　所長
第13章	田澤昌之	群馬大学大学院医学系研究科　助教
第14章	浅見豊子	佐賀大学医学部附属病院　診療教授
第15章	辻　哲也	慶應義塾大学 医学部　准教授
第16章	辻　哲也	慶應義塾大学 医学部　准教授

メディカルスタッフ専門基礎科目シリーズ　リハビリテーション医学

推薦のことば

　リハビリテーションは医療介護関係者のみならず、一般の方にも広く知られている言葉です。一方、リハビリテーションそのものについてはどのような疾患や患者さんが対象なのか、いつから始めるのか、どのように行うのか、注意することはどのようなことなのか、など意外に理解が十分でないことも目にすることころです。時代の変遷や人口構成の変化、疾病構造の変化とともにリハビリテーションの内容は多岐にわたり、より複雑となり、それとともにリハビリテーションの果たす役割は一層大きくなっております。そのような中で、本書が出版されることはまさに時代の要請でもあると思います。

　本書の特徴は1）表現が具体的で読みやすい、2）図表が多く、視覚的に理解しやすい、3）各章毎に問題があり、知識の整理と確認ができることであると思います。

　第1章から16章までに分かれており、中枢神経疾患や内部障害へのリハビリテーションに加えて現在の高齢者社会で求められている「摂食嚥下障害、呼吸器障害、運動器障害へのリハビリテーションなど」が取り上げられています。それぞれの章ではその領域の専門家が執筆を担当しておられ、リハビリテーション医学教育や実際の診療において豊富な経験を持っておられる方ばかりです。そのためリハビリテーションの進め方が具体的に記載されており、読みやすいものです。また図表が多く使われており、患者さんの所見や実際のリハビリテーション様子を視覚的に理解することができます。さらに各章毎に問題があり、それを自ら解くことにより、その章の内容を復習確認することができます。さらに巻末に詳しい解説が掲載されており、理解が一層深まります。

　これからリハビリテーションを志す学生の方々、実際にリハビリテーションを担当しているメデイカルスタッフ：看護師さん、介護・行政に携わっておられる方にとって有用な内容ですので、ぜひ手元に置いて疑問に思ったおりや、確認したいことがある際に手軽に開き、活用していただきたいと思います。

2017年9月

新潟大学大学院医歯学総合研究科

教授　遠藤直人

メディカルスタッフ専門基礎科目シリーズ　リハビリテーション医学

はじめに

　この 50 年間リハビリテーション（以後リハと略す）医学の進歩は著しく、診療対象と内容は劇的に変化した。その結果、リハ医療の守備範囲は拡大し続け、リハの需要に対し供給は、セラピストの養成学校が増加、理学療法士、作業療法士、言語聴覚士も毎年多くの学生が卒業している。セラピストが増加したことによりリハ医療は量だけでなく質も確実に向上している。

　編者の一人真柄は、医学部卒業後臨床現場においてリハ医として障害者のリハに携わってきた。総合病院整形外科での研修、エモリー大学、ロイヤルパースリハ病院での研修、25 年間労災病院で臨床経験を積み、その後現在は、セラピスト養成大学でリハ医学の講義と指導を行っている。もう一人の編者鴨下は真柄と大学は異なるが、卒業年次は同じで、医学部卒業後市中の病院でリハ医療に携わり、一時期ではあるがセラピスト養成の大学でリハ医学の講義と指導を行い、現在は回復期病棟を持つ病院でリハ医療に携わっている。

　編者らは、共にリハの研鑽を積んできた。この間早期リハが導入され、かつて行われてきたような関節拘縮などに対する整形外科的治療は激減、関節リウマチにおいては治療法が進歩しリハのアプローチも変化している。一方、高齢化社会は、高齢者のリハが喫緊の課題となった。このような社会情勢においてがんリハ、呼吸器リハ、摂食嚥下障害のリハの需要は高まり、さらに開腹、開胸術前術後のリハ、循環器のリハ等が急速に展開されるようになった。脳卒中は急性期治療が進歩し、成人病対策の結果発症は減少している。しかし、高齢者の脳卒中は増加しており、介護の主要因であり、リハの中心的課題である。若年者の事故による四肢切断は減少しているが、糖尿病、閉塞性動脈硬化症による切断は増加し、それに対し義肢装具の開発は目覚ましいものがある。

　医療政策も激変し平均在院日数は短縮し続けており、回復期リハ病棟における早期リハビリテーション受け入れの期待は高まっている。脊髄損傷は iPS 細胞による再生医療も期待されているが、社会参加までには長い期間を要し、リハ医療の期間が制限され総合的なリハビリテーションを受け入れ実施できる施設がないなど、社会問題になっている。しかし、脊髄損傷から始まったパラリンピックは、普遍的な障がい者スポーツとして障がい者の QOL を高め、少数者

の社会参加を受け入れる環境改善をもたらしている。このようにリハビリテーション医療は、著しく変貌している。

　リハビリテーション医療の目的は、障害を受けたひとが健常者にまけずに目的を持って、楽しく生きていけることをサポートすることである。そのためには機能訓練はもとより、本人だけではなく家族、そして社会をも含めた障害の受容、生活環境へのアプローチも大切である。チームアプローチがもっとも重要な分野であり、セラピストはこの心構えと技術が必要である。多職種間の共通言語として各種評価の標準化もすすみ、これを理解し実行することはリハ専門スタッフになるために欠かせない。

　編者らは当初教科書「リハビリテーション概論」と「リハビリテーション医学」を一冊の教科書として構想したが、リハ医学の進歩を取り入れた結果分冊となった。「リハビリテーション概論」は、リハビリテーションの素晴らしさを理解する入門編である。それに対し「リハビリテーション医学」は、疾患別リハとして編集した。リハ医学の進歩に合わせた領域も加えた。「リハビリテーション概論」と「リハビリテーション医学」は姉妹編である。これら2冊を併せて使っていただけるように効率的な編集を心がけた。各章ともその分野で活躍されている先生に執筆をお願いしている。そして、学生のセルフアセスメントとして各章に問題を用意した。

　学生がリハを技術に終わらせることなく障がい者の全人間的復権を目指して総合的リハを考え実践するセラピストになるのに、些かでも役に立てれば望外の幸せである。

2017年7月

編集者　真柄　彰
　　　　鴨下　博

目　次

第1章　脳卒中・頭部外傷のリハビリテーション　　1

1　脳卒中、頭部外傷のリハビリテーション評価／2
　1.1　評価内容／2
　1.2　帰結予測／4
2　時期・障害レベルごとのアプローチ／4
　2.1　時期別の脳卒中・頭部外傷のリハビリテーション／4
　2.2　機能障害へのアプローチ／6
　2.3　機能障害・能力低下へのアプローチ／7
　2.4　能力低下へのアプローチ／8
　2.5　社会的不利へのアプローチ／10
問　題／10

第2章　摂食・嚥下のリハビリテーション　　15

1　摂食嚥下障害／16
　1.1　摂食嚥下機能の加齢変化／16
2　摂食嚥下機能評価／18
　2.1　摂食嚥下機能評価／18
　2.2　スクリーニング検査／18
　2.3　食事場面の評価／20
　2.4　嚥下内視鏡検査／20
　2.5　嚥下造影検査／22
　2.6　筋電図検査／22
　2.7　舌圧検査／24
　2.8　マノメトリ／24
　2.9　その他／24

3 摂食嚥下リハビリテーション／25
　3.1 摂食嚥下リハビリテーションの戦略／25
　3.2 口腔ケア／26
　3.3 歯科的対応／26
　3.4 間接訓練／28
　3.5 直接訓練／30
　3.6 チームアプローチ／31
問　題／32

第3章　脊髄損傷のリハビリテーション　　37

1 脊髄損傷の評価と予後予測／38
　1.1 機能障害の評価／38
　1.2 脊髄損傷の予後予測／38
2 急性期の合併症とその医学的管理について／41
　2.1 呼吸器合併症とその管理について／42
　2.2 循環器合併症とその管理について／42
　2.3 その他の合併症とその管理について／44
3 慢性期にかけての合併症とその医学的管理について／44
　3.1 循環系の合併症／44
　3.2 呼吸器系の合併症／46
　3.3 尿路系の合併症／46
　3.4 性機能障害／48
　3.5 消化器系の合併症／48
　3.6 骨代謝系の合併症／49
　3.7 褥瘡／50
　3.8 痙縮／50
　3.9 疼痛／51
　3.10 脊髄空洞症／52
　3.11 心理・精神の合併症／52
　3.12 体温調節障害／52
問　題／53

第4章　障がい者スポーツ　57

1　障がい者のスポーツ／58
 1.1　障がい者スポーツは特別ではない／58
 1.2　脊髄損傷のリハビリテーションとスポーツ／59
 1.3　パラリンピックとは／60
 1.4　障がい者にとってのスポーツの効果／60
 1.5　脊髄損傷者のスポーツにおける特異的留意点とスポーツ外傷／64

2　障がい者のスポーツの実際／65
 2.1　全国障害者スポーツ大会／65
 2.2　パラリンピックスポーツ／66
 2.3　Classification／67
 2.4　スポーツ用車いすとスポーツ用義肢装具／68

問　題／71

第5章　中枢性疾患のリハビリテーション　75

1　パーキンソン病／76
 1.1　疾患の概要／76
 1.2　症候／78
 1.3　診断／80
 1.4　評価／80
 1.5　治療／81

2　脊髄小脳変性症／82
 2.1　疾患の概要／82
 2.2　症候／83
 2.3　診断／84
 2.4　評価／84
 2.5　治療／85

3　筋萎縮性側索硬化症／90
 3.1　疾患の概要／90

3.2 症候／90
   3.3 診断／90
   3.4 評価／91
   3.5 治療／91
4 多発性硬化症／93
   4.1 疾患の概要と経過／93
   4.2 原因と症状／93
   4.3 視神経脊髄炎とは／93
   4.4 診断／94
   4.5 評価／94
   4.6 治療／94
問　題／95

第6章　末梢神経疾患のリハビリテーション　99

1 末梢神経障害とは／100
   1.1 末梢神経の構造／100
   1.2 末梢神経障害のタイプ／101
   1.3 末梢神経損傷の分類／101
   1.4 末梢神経の再生、再支配／102
   1.5 末梢神経障害の評価／103
   1.6 過用性筋力低下／103
2 代表的な末梢神経障害／104
   2.1 絞扼性末梢神経障害／104
   2.2 腕神経叢麻痺／110
   2.3 ギラン・バレー症候群／112
   2.4 慢性炎症性脱髄性多発根神経炎／112
   2.5 シャルコー・マリー・トゥース病／113
   2.6 ポストポリオ症候群／114
問　題／116

第7章 筋疾患のリハビリテーション　　119

1 筋疾患（ミオパチー）／120
1.1 筋ジストロフィー／120
2 Duchenne型筋ジストロフィーのリハビリテーション／125
2.1 歩行可能時期（機能障害度ステージⅠ～Ⅳ）／126
2.2 車いす時期（機能障害度ステージⅤ～Ⅶ）／126
2.3 呼吸管理が必要となる時期（機能障害度ステージⅧ）／128

問　題／129

第8章 小児のリハビリテーション　　133

1 脳性麻痺／134
1.1 脳性麻痺とは／134
1.2 脳性麻痺の障害と評価／134
1.3 脳性麻痺の治療とリハビリテーション／136
2 二分脊椎／138
2.1 二分脊椎とは／138
2.2 二分脊椎の障害と評価／138
2.3 二分脊椎の治療とリハビリテーション／140

問　題／142

第9章 循環器疾患のリハビリテーション　　145

1 心臓リハビリテーション／146
1.1 対象疾患／146
1.2 心臓リハビリテーションプログラム／146
1.3 運動療法／148
1.4 心臓リハビリテーションの効果／150
2 運動プログラムの安全性／152

3 心不全のリハビリテーション／152
問　題／153

第10章　内部障害のリハビリテーション　　　157

1 呼吸器疾患／158
　1.1 リハ対象疾患・適応・禁忌／158
　1.2 科学的エビデンス／160
　1.3 リハの実際と中止基準／160
2 糖尿病／160
　2.1 糖尿病のもたらす障害／160
　2.2 糖尿病治療の注意点／162
　2.3 糖尿病の運動療法の実際と注意点／163
3 慢性腎臓病（CKD）／164
　3.1 CKD 患者と運動耐容能／164
　3.2 腎臓リハとは／164
　3.3 リハビリテーションの内容／166
　3.4 リハで生命予後の延長も可能／168
問　題／170

第11章　関節リウマチのリハビリテーション　　　175

1 関節リウマチの主要症候／176
2 診断と検査、評価／176
　2.1 診断と検査／176
　2.2 評価／178
3 治療体系－トータルマネジメント／178
4 薬物療法／178
　4.1 治療計画－目標達成に向けた治療（T2T）／178
　4.2 治療ガイドライン／179
　4.3 治療薬／180

5 手術療法／182
　5.1 手術適応／182
　5.2 手術の種類／182
6 リハビリテーション／184
　6.1 リハビリテーションの概念／184
　6.2 リハビリテーション手段／186
問　題／188

第12章　切断のリハビリテーション　　191

1 切断原因の変遷と動向／192
2 義足／194
　2.1 義足の役割と構造／194
　2.2 義足のリハビリテーション成功率／194
　2.3 切断者のリハビリ前評価／194
　2.4 断端ケア（stump care）／196
　2.5 断端ケアの実際／196
　2.6 義足の処方／198
　2.7 義足訓練の実際／201
3 義手／203
　3.1 義手の役割と構造、分類／203
　3.2 義手使用の現状／204
　3.3 切断者のリハビリ前評価／204
　3.4 断端ケア／205
　3.5 義手の処方と訓練の実際／205
問　題／212

第13章　運動器疾患のリハビリテーション　　217

1 骨折のリハビリテーション／218
　1.1 骨折の分類／218

1.2 骨折の治療／221
1.3 骨折の合併症／224
2 変形性関節症／226
2.1 変形性股関節症／226
2.2 変形性膝関節症／230
3 捻挫・靱帯損傷／234
3.1 アキレス腱断裂／234
3.2 足関節捻挫／235
3.3 膝前十字靱帯損傷／235
3.4 膝後十字靱帯損傷／236

問　題／237

第14章　装具療法　241

1 装具／242
1.1 装具とは／242
2 上肢装具／243
2.1 上肢装具の目的／243
2.2 上肢装具の種類／244
2.3 上肢装具の処方・製作における留意点／246
3 下肢装具／248
3.1 下肢装具の目的／248
3.2 下肢装具の種類／248
3.3 下肢装具の構造／250
3.4 下肢装具の処方・製作における留意点／252
4 体幹装具／252
4.1 体幹装具の目的／252
4.2 体幹装具の種類／253
4.3 体幹装具の構造／256
4.4 体幹装具の処方・製作における留意点／256

問　題／257

第15章 悪性腫瘍（がん）のリハビリテーション　261

1 悪性腫瘍（がん）の基礎的理解／262
1.1 概念／262
1.2 種類／263
1.3 がんの病態／263
1.4 がん治療／264
1.5 がん治療の効果判定／265

2 身体機能評価／265
2.1 ECOG の Performance Status Scale (PS)／265
2.2 Karnofsy Performance Scale (KPS)／266
2.3 Cancer Fnctional Assessment Set (cFAS)／267

3 対象となる障害／268

4 病期別のリハビリテーション／268
4.1 病期による分類／268
4.2 周術期／268
4.3 放射線や化学療法中・後／268
4.4 終末期／270

5. 原発巣別のリハビリテーション／270
5.1 脳腫瘍（脳転移）／270
5.2 脊髄腫瘍（脊髄・脊椎転移、髄膜播種）／270
5.3 頭頸部がん／271
5.4 開胸・開腹術（肺がん、食道がん、胃がん、大腸がんなど）／271
5.5 乳がん／272
5.6 骨・軟部腫瘍術後（患肢温存術後、四肢切断術後）／272
5.7 リンパ浮腫／272
5.8 造血幹細胞移植／272
5.9 骨転移／273

問題／274

第16章 熱傷のリハビリテーション　　277

1 熱傷の基礎的理解／278
- 1.1 病期／278
- 1.2 熱傷の診断／278
- 1.3 重症度の判定／280
- 1.4 熱傷治療の概要／282

2 熱傷のリハビリテーションの実際／283
- 2.1 浮腫／283
- 2.2 褥瘡／283
- 2.3 肥厚性瘢痕、瘢痕ケロイド／283
- 2.4 瘢痕拘縮、関節拘縮／284
- 2.5 筋力低下／286
- 2.6 全身体力、ADL、社会復帰／287

問　題／288

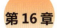 参考資料　　291

1. 髄節神経根支配皮膚分節図前面／292
2. 髄節神経根支配皮膚分節図後面／293
3. 末梢神経支配皮膚分節図前面／294
4. 末梢神経支配皮膚分節図後面／295
5. 関節可動域表示ならびに測定法／296
6. 英語版 ASIA/ISCoS 分類表／302

【問題解答と解説】／303
索　引／319

第1章 脳卒中・頭部外傷のリハビリテーション

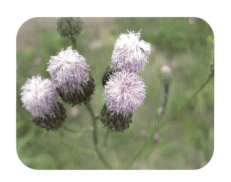

脳卒中（stroke）と頭部外傷（brain injury）はいずれも脳にダメージを受ける疾患であり、共通点も多いが異なる点もある。

脳卒中は脳出血と脳梗塞とに分けられ、脳出血には脳内出血とクモ膜下出血とがある。脳梗塞は脳血栓と脳塞栓とに分かれる。損傷を受けて脳細胞が死んだ場所の局所症状が主体となる。例えば、錐体路の損傷では運動麻痺や感覚障害が、視床病変では感覚障害といった具合である。症状が異なってくることから、テント上病変と、脳幹・小脳などテント下病変とに区別して考えることも多い。脳卒中では障害された脳部分の症状が出やすく、その場合局所症状に対応してリハビリテーションを組み立てていく。

頭部外傷は外傷性脳損傷、脳挫傷ともよばれる。頭部を揺さぶられて生じる病態は、脳全体に障害が及ぶことがあり、その場合、びまん性軸索損傷と称される。びまん性軸索損傷では失調症状や、注意・記憶障害などの高次脳機能障害（higher cortical dysfunction）を来すことが多い。局所の症状のみでないことが脳卒中と異なっている。

なお、高次脳機能障害には二通りの意味、定義があることを知り、文脈に応じてどちらの高次脳機能障害なのかを推測する必要がある。ひとつは従来使われてきた複合的な脳機能の意味であり、例えば知覚的な要素としては脳に届いているのに認識されない失認、声は出せるのに言葉にならない、または聞こえているのに意味が取れない失語、その動作をするための筋肉を動かすことはできるのに動作ができない失行などが典型的である。

近年、頭部外傷後遺症などでみられやすい以下の(1)(2)(3)すべてを満たす状況も行政的（診療報酬上の）定義として高次脳機能障害とよぶようになった。(1)脳の器質的病変の原因となる事故受傷・疾病発症である。(2)現在、日常生活または社会生活に制約があり、その主たる原因が記憶障害、注意障害、遂行機能障害、社会的行動障害などの認知障害である。(3)MRI、CT、脳波などにより認知障害の原因と考えられる脳の器質的病変の存在が確認される、または診断書により脳の器質的病変が存在したと確認できる。

1 脳卒中、頭部外傷のリハビリテーション評価

1.1 評価内容

国際障害分類（ICIDH）でいう機能障害、能力低下、社会的不利の状況を評価する。機能障害を総合的に捉えるには、脳卒中機能評価法（Stroke Impairment Assessment Set : SIAS)[1]を用いるとよい（表1.1）。SIAS では麻痺、筋緊張、感覚、可動域、体幹、高次脳機能、非麻痺側機能などがバランスよく構成されている。座位のままで評価できる単一課題評価（single task assessment）を目指してつくられている。

表1.1　SIAS

Stroke Impairment Assessment Set (SIAS)

	U/E	L/E
Motor function		
proximal	0–5	0–5 (hip)
		0–5 (knee)
distal	0–5	0–5
Tone		
DTR'S	0–3	0–3
muscle tone	0–3	0–3
Sensory function		
touch	0–3	0–3
position	0–3	0–3
ROM	0–3	0–3
Pain	0–3	
Trunk balance	0–3 (abdominal MMT)	
	0–3 (verticality test)	
Visuospatial	0–3	
Sound side	0–3	0–3
Total score	76	

　脳卒中、頭部外傷では、中枢性の麻痺を生じることが多い。中枢性麻痺は回復過程として、まったく動かないところから、連合反応、共同運動、分離運動と可能になってくる。このプロセスを評価として捉えたのが、ブルンストロームステージ（Brunnstrom stage）[2]である。

　高次脳機能障害の評価としては、Wechsler Adult Intelligence Scale (WAIS) や、Behavioural Inattention Test (BIT)、Wechsler Memory Scale (WMS)、標準失語症検査 (Standard Language Test of Aphasia : SLTA)、コミュニケーション ADL (CADL) などが用いられる。

　能力低下の評価としては日常生活活動 (activities of daily living : ADL) 評価、Functional Independence Measure (FIM)[3] や Barthel index[4] が頻用される。

1.2 帰結予測

　脳卒中のリハビリテーションでは、麻痺がどの程度回復するか、ADLがどの程度自立するかなどを予測してプログラムを組み立てる。帰結を予測する式は多数考案されているが、精度は余り高くない。

　急性期からの帰結予測として二木は、急性期病院入院時、2週時、4週時の麻痺、基本的ADLの状況からの最終歩行状況を予測することを提唱している[5]（図1.1）。

　回復期での帰結予測は実践的には座位の安定性などから推し測られることも多いが、定型化、証明に至っていない。研究としては入院時ADLから退院時ADLを予測する形式が多く、重回帰分析を使用している場合が多い[6]。実際の入退院時の変化は図1.2のようであり、直線で回帰することに無理があると思われるが、ロジスティックモデルなど他の手段も予測精度をあまり高められていない。むしろ、典型的な変化として図1.2をイメージして、改善しにくい半側視空間無視など阻害因子がある場合に結果を低めて考える方がよいかもしれない。

2 時期・障害レベルごとのアプローチ

2.1 時期別の脳卒中・頭部外傷のリハビリテーション

　脳卒中の発症、頭部外傷の受傷直後より、リハビリテーションの開始が勧められる。関節可動域訓練はどの場合でも発症直後から行われて当然である。座位・立位・歩行なども、不動・廃用症候群を来さないよう、なるべく早くから行われるべきとされている。しかし、初日からより多くの訓練を行うべきかについては、超早期離床での転帰が悪化したというオーストラリアでのAVERT studyも発表されており[7]、一定の見解が得られていない。

　急性期医療が落ち着いてくれば、可及的早期に回復期リハビリテーションに移るのが現在の日本での脳卒中、頭部外傷医療の流れである。回復期リハビリテーションにおいては、機能障害、能力低下へのアプローチを中心にして、後半からは退院後の社会的不利への対策も立てつつ総合的に行っていく[8]。脳卒中、頭部外傷では、片麻痺という障害を持ちつつ、片麻痺なりにADLの自立を目指すことが多い。

　回復期リハビリテーション病棟を始めとして、リハビリテーションではチーム医療があたり前に行われる。医師、療法士、看護師、介護福祉士、社会福祉士、栄養士、義肢装具士など多くの職種が主体的に関わる。主体的にリハビリテーションを行う時期には週7日、休日のないリハビリテーションが行われるので受け持ち療法士が一人という体制では対応できず、複数担当が当然となる。訓練室と病棟とをど

2 時期・障害レベルごとのアプローチ

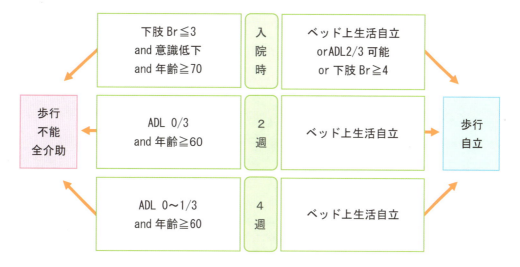

- ベッド上生活自立：一人でベッド上の起座・座位保持を行う、車いすへの移乗・操作の可否は問わない。
- ADL：食事（毎回最後まで一人で食べる）、尿意の訴え（失禁・尿閉がなく、しかも正確に尿意を訴え、処置されるまで待てる）、寝返り（看護師による体位変換を必要としない程度に自分で寝返りをする）

出典）二木 立：理作療法 21: 710, 1987 より、論旨を要約

図 1.1　二木の歩行予測

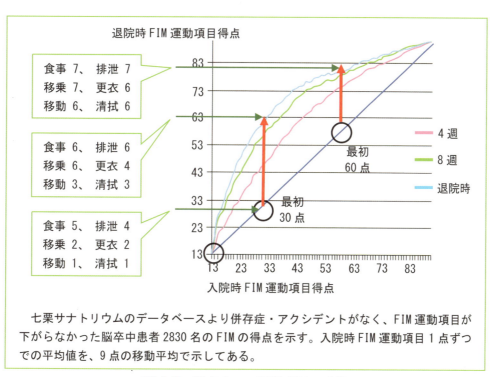

七栗サナトリウムのデータベースより併存症・アクシデントがなく、FIM 運動項目が下がらなかった脳卒中患者 2830 名の FIM の得点を示す。入院時 FIM 運動項目 1 点ずつでの平均値を、9 点の移動平均で示してある。

図 1.2　脳卒中 FIM 運動項目の改善

のように使い分けるかも重要である。

維持期リハビリテーションでは、患者のニーズを踏まえつつ、片麻痺などの障害を持つなりに生活を維持し、社会生活を営むべく環境設定を行う。感冒や肺炎で寝込んだり、転倒して歩かなくなったりすると廃用症候群に陥りやすく、その防止に務めることがリハビリテーションとして大切になってくる。

急性期、回復期においては、医療保険によるリハビリテーション、維持期で介護保険を持っている場合には、介護保険によるリハビリテーションとなる。

2.2 機能障害へのアプローチ
(1) 中枢性麻痺

中枢性麻痺に対してのアプローチは、基本的にはその肢を使用することである。麻痺の改善も動作の改善と同様、運動学習のルールに則ると考えられる。動かしたい動作に近い動作の練習が必要となるため、軽度麻痺から中等度の麻痺に関しては、使用を促すことが大切である。上肢はかなり麻痺が軽くないと自ら麻痺手を使わず、非麻痺側で用を済ましてしまう傾向にあるため、意図的に使って貰う必要がある。麻痺手の強制使用（Constraint Induced Movement Therapy：CIMT）[9]のように、非麻痺側を抑制して麻痺側を使用せざるを得ない状況にすることもある。

中等度から重度の麻痺では、そのまま動かすよう命じても、行って欲しい動作が実現され難く、練習になりにくい。その場合、各種の麻痺促通の方法を用いて、動作を出しやすくすることになる。患者の筋電を感知するとその筋に電気刺激を与える筋電制御の電気刺激としては、Integrated volitional control electrical stimulator：IVES[10]などが用いられている。IVESに手関節固定装具を組み合わせるHybrid Assistive Neuromuscular Dynamic Stimulation（HANDS）療法[11]も行われている。川平が開発した促通反復療法（repetitive facilitative exercise）は、伸張反射や皮膚筋反射の誘発と、患者の動かそうとする意志との協調により、患者の意図した運動をより容易に実現させる訓練である[12]。

反復経頭蓋磁気刺激（repetitive transcranial magnetic stimulation：rTMS）は直接麻痺を改善させる手技ではなく、脳の可塑性を高めることで、動作や発話などを行いやすくする。そのためrTMSの後、動作の繰り返し訓練を設定する必要がある。磁気刺激の周波数により抑制に働いたり賦活に働いたりする[13]。類似した刺激として経頭蓋直流電気刺激もある。

ロボットによるリハビリテーション訓練も行われるようになってきている。ロボットは多数回の正確な繰り返しを行えるメリットがあるが、動作のアシストやフィ

ードバックの仕方が確立されているとはいい難く、研究途上である。

これら各種手法に関する効果のエビデンスは高まってきているが、いずれの施設でも用いているレベルには達していない。

中枢性麻痺には痙縮が伴うことも多く、下肢の内反尖足は歩行などを阻害する。他動的伸長を行うとともに、短下肢装具の装着、抗痙縮薬の投与、運動点ブロックやボツリヌス毒素の注射などを行う。

(2) 非麻痺側・体幹

脳卒中、頭部外傷で片麻痺がある場合、非麻痺側へのアプローチが重要となる。脳からの運動系経路は対側の手足に向かうのが主体であるが、一部は同側性経路を辿り、同側の筋肉を支配する。この同側性経路の影響などにより、非麻痺側は必ずしも健側とは限らない。そのため、健側とよばず、非麻痺側と称することが多い。

非麻痺側下肢筋力増強は重要であり、立ち座り訓練などによって膝関節伸筋、股関節伸筋が強化される。臥位のままでいることが必要な場合は、膝を伸ばしたまま踵を浮かせる straight leg raising が有用である。股関節外転も歩行のためには重要であり、患側下肢が遊脚期に下がって引きずるようであれば、その原因のひとつとして非麻痺側股関節外転筋力低下を考え、その強化を検討する。

多発性脳梗塞などによる両側性麻痺では、手足の麻痺が軽度でも体幹の機能が弱まる場合があり、独特のバランスの悪い歩きや、嚥下障害などを来す。体幹筋では両側神経支配の要素が強く、一側の病変では症状が出なくても、両側のダメージの場合には症状が出てくることによる。

2.3 機能障害・能力低下へのアプローチ

機能障害、能力低下と分けて記載するのが難しい高次脳機能障害、嚥下障害への対応をこの項で論じる。

(1) 高次脳機能障害

高次脳機能障害に対しても、学習の概念を用いて機能障害そのものにアプローチを行うがその改善には限度があり、同時に能力低下レベルとしての対応が欠かせない。機能障害に対しては、失語であれば聞く、話す、注意障害であれば注意を向けるなどをより多く行えるように状況を整えて繰り返して練習する。失語症に対する訓練効果のエビデンスは蓄積されてきているが[14]、注意・記憶障害などの高次脳機能障害に関しては、限定された状況にのみの改善に留まっている[15]。

失語、失認などがあっても、社会生活のレベル改善を目指し、コミュニケーション能力の向上が重要である。本人に理解、表出できることを把握したうえで、言語

に限らずコミュニケーションを取りやすい方法を検討する。半側視空間失認であれば、見逃してはならないものを無視しにくい側に設定するなども一策である。得意としない場面が起こりにくくするのもひとつの作戦となる。

(2) 嚥下障害

嚥下障害は脳幹病変や両側大脳病変により起こる。嚥下障害がはっきりしない時はまず反復唾液嚥下テスト（Repetitive Saliva Swallowing Test：RSST）[16]などによりスクリーニングを行う。誤嚥が疑われる場合、嚥下造影、嚥下内視鏡検査を行い、病態をはっきりさせる。嚥下障害の程度を摂食嚥下障害臨床的重症度分類（Dysphagia Severity Scale：DSS）[17]（表1.2）により分類することで、対応も分かりやすくなる。

日本摂食嚥下リハビリテーション学会医療検討委員会が訓練法のまとめを作成している[18]。誤嚥している状況では食物を用いない間接訓練を、何らかの工夫で誤嚥しないで済む場合には直接訓練を行う。間接訓練には舌骨上筋群を鍛えるシャキア訓練や、喉頭挙上のためのメンデルソン手技、声門閉鎖を促すプッシングエクササイズ、食道入口部開大不全に対するバルーン拡張法などがある。直接訓練では、とろみを付けるなどの食形態の工夫、覚醒度を上げる、口唇閉鎖介助、息こらえ嚥下法（supraglottic swallow）、頸部回旋嚥下、複数回嚥下、体幹角度調整などが行われる。

2.4 能力低下へのアプローチ

(1) ADL訓練

いわゆるADLの項目へのアプローチが主体となる。麻痺が残存する場合、麻痺があるなりのADLの仕方を習得する。すなわち運動学習である。上半身の更衣であれば、麻痺側の袖から通して着て、非麻痺側の袖を抜いて脱ぐ。階段は上りも下りも非麻痺側下肢を上の段にして、体重の持ち上げ、降ろしを非麻痺側が担うようにする。脳卒中患者のADL項目には難易度があり、その患者の実力にあわせてどの項目を中心にアプローチをすべきか決めるとよい。一番容易な項目は、食事、排泄コントロールである。続いて、移乗、整容、トイレ動作、もう少し難しいのが更衣、移動、最も難しいのが入浴関連と階段である[19]。

ADLは療法士のみが指導するものではなく、看護師、介護福祉士なども関わる。やればできるというレベルと、日常の生活でしているレベルとは別である。後者は心理面、疲労・眠気などの身体条件、身の回りの環境などに左右される。爪切りなど片手動作の工夫だけで難しい時には自助具を利用する。

表1.2 摂食嚥下障害臨床的重症度分類

	分類	定義
7	正常範囲	臨床的に問題なし
6	軽度問題	主観的問題を含め何らかの軽度の問題がある
5	口腔問題	誤嚥はないが、主として口腔期障害により摂食に問題がある
4	機会誤嚥	時々誤嚥する。もしくは咽頭残留が著明で臨床上誤嚥が疑われる
3	水分誤嚥	水分は誤嚥するが、工夫した食物は誤嚥しない
2	食物誤嚥	あらゆるものを誤嚥し嚥下できないが、呼吸状態は安定
1	唾液誤嚥	唾液を含めてすべてを誤嚥し、呼吸状態が不良。あるいは嚥下反射が全く惹起されず、呼吸状態が不良

出典）才藤栄一ら藤田保健衛生大学リハビリテーション部門作成（文献17）

(2) 歩行訓練・移動

歩行もADL項目のひとつであるが、内容が多いので、項を独立させる。

運動学習の面から考えると、片麻痺歩行訓練は、健常者の歩行への復帰ではなく新しい動作の習得である。

歩行は重心が立脚側に移動し、遊脚側が振り出されることで行われる。まずは重心移動、片脚体重支持が必要であり、その際の体幹姿勢の保持も必要である。

麻痺が重度の場合、コントロールしにくい麻痺側下肢を装具なしに制御することは難易度が高過ぎる。そのため足関節の底背屈が効かない場合には短下肢装具を、さらに膝の伸展も困難な場合には長下肢装具を使用する。完全麻痺だったとしても膝伸展位で麻痺側が接地できれば膝折れが防げるので長下肢装具なしでも歩き得る。しかし、練習当初は膝関節を膝継手で固定にしておくことで歩行という課題が、患者にとって達成可能な範囲に入ってくる。

短下肢装具で底屈を制限する場合、健常者の歩行で接地直後に生じる足関節底屈が再現できず、むしろ接地とともに下腿が前に押し出されてしまう。そのため、麻痺側を大きく前に出すことは困難である。膝折れが起きやすい麻痺の状態であれば短下肢装具で底屈のみならず背屈も制限することになるが、その場合麻痺側下肢の立脚後期にも足関節背屈が不可能なため、非麻痺側下肢をあまり前に出すことができず、歩幅はおのずから小さくなる。これらは課題の難易度を下げることが優先され、結果的に片麻痺なりの歩行を目指すことになると解釈できる。

麻痺側下肢の深部覚障害がある場合、歩行訓練はより難しい課題になる。本来、我々は足の位置がどこにあるかフィードバックを受け、位置の修正を行っている。

その修正ができないとなると、筋力をこのくらい発揮するとここまで足が来るはずだといった力加減と、歩けたかどうかという結果だけで学習を進めなければならない。多数回の繰り返し練習が必要となる由縁である。

歩行が実用的に困難な場合、車いすを使用する。片麻痺での駆動は非麻痺側上下肢で行うことが多い。駆動も困難な場合、車いすの座面、背部の調整などを行うシーティングで最適な座位を目指すとよい。

2.5 社会的不利へのアプローチ

回復期リハビリテーションであれば、社会的不利へのアプローチは退院に向けての対応と同義となろう。どの程度の生活能力がありそうか、ADL の帰結予測で目途をつけたら、本人の能力以外の部分へのアプローチを行う。家で暮らしていくために段差が自立を阻んでいるならその段差をクリアするために、段差解消の家屋改造を行う、垂直な段にならないようスロープにする、手すりを付けることで乗り越えてもらうなどハード面への対応や、在宅でできる方法に切り替えるなどのソフト的対応を織り交ぜて行う。

当然ながら本人のニーズに近付くよう努力すべきであるが、本人の機能障害や能力低下レベルによってはニーズそのものに添えない場合もあり、でき得ることでき得ないことの区別は早めから明確にしておくべきであろう。

維持期の実生活中であれば、その環境なりにどのような社会的役割を担えるか、相談体制を整えることも重要である。高次脳機能障害の諸問題に関しては、高次脳機能障害支援コーディネータが各都道府県に配置されている。就労などの困難がある際に活用するとよい。

問　題

1　脳卒中に多いのはどれか。
 a. 対麻痺
 b. 片麻痺
 c. 脂肪壊死
 d. 変性疾患
 e. びまん性軸索損傷

2 行政的（診療報酬上の）高次脳機能障害の症状として誤っているのはどれか。
   a. 失語症
   b. 注意障害
   c. 記憶障害
   d. 遂行機能障害
   e. 社会的行動障害

3 脳卒中機能評価法（Stroke Impairment Assessment Set：SIAS）の項目として正しいのはどれか。
   a. 整容
   b. 調理
   c. 病型
   d. 筋緊張
   e. 活動性

4 脳卒中急性期のリハビリテーションとして正しいのはどれか。
   a. 4日後から行う。
   b. 座位訓練を行う。
   c. 点滴期間終了後に行う。
   d. 他動運動を選んで行う。
   e. 在宅環境に即した動作を選んで行う。

5 回復期リハビリテーションのチームメンバーとして誤っているのはどれか。
   a. 医師
   b. 看護師
   c. 介護福祉士
   d. 救命救急士
   e. 社会福祉士

6 維持期のリハビリテーションの主な拠り所として正しいのはどれか。
   a. 船員保険
   b. 介護保険
   c. 国民健康保険

d. 共済組合保険
  e. 後期高齢者医療制度

7 評価法・訓練法の略称で誤っているのはどれか。
  a. FIM
  b. CIMT
  c. IVES
  d. RSST
  e. WEIS

8 摂食嚥下障害に対する直接訓練はどれか。
  a. シャキア訓練
  b. 頸部回旋嚥下
  c. バルーン拡張法
  d. メンデルソン手技
  e. プッシングエクササイズ

9 脳卒中患者のADLに関し、移動動作より難しいのはどれか。
  a. 食事
  b. 整容
  c. 排便
  d. 排尿
  e. 浴槽移乗

10 足関節0度固定の短下肢装具を背屈フリーの短下肢装具と比較した際に正しいのはどれか。
  a. 歩幅が大きくなる。
  b. 膝折れしやすくなる。
  c. 麻痺側の支持性が高まる。
  d. 非麻痺側を前に出しやすくなる。
  e. 麻痺側接地直後の動きが滑らかになる。

引用文献

1) Chino N, Sonoda S, Domen K, Saitoh E, Kimura A: Stroke impairment assessment set (SIAS). a new evaluation instrument for stroke patients. Jpn J Rehabil Med 31: 119-125, 1994

2) Brunnstrom S: Motor testing procedures in hemiplegia. Based on sequential recovery stages. Phys Ther 46: 357-375, 1966

3) Data management service of the Uniform Data System for Medical Rehabilitation and the Center for Functional Assessment Research: Guide for use of the Uniform Data Set for medical Rehabilitation. Version 3.1. State University of New York at Buffalo, Buffalo, 1990

4) Mahoney FI, Barthel DW: Functional evaluation; the Barthel index. Md Med State J 14: 61-65, 1965

5) 二木 立: 脳卒中の予後予測―歩行自立度を中心に. 理作療法 21: 710-715, 1987

6) Heinemann AW, Linacre JM, Wright BD, Hamilton BB, Granger C. Prediction of rehabilitation outcomes with disability measures. Arch Phys Med Rehabil 75:133-143, 1994

7) AVERT Trial Collaboration group, Bernhardt J, Langhorne P, Lindley RI, Thrift AG, Ellery F, Collier J, Churilov L, Moodie M, Dewey H, Donnan G: Efficacy and safety of very early mobilisation within 24 h of stroke onset (AVERT): a randomised controlled trial. Lancet 386(9988): 46-55, 2015

8) 園田 茂: 回復期リハビリテーション. 脳血管障害診療のエッセンス. 日医会誌 146 特別号(1) 生涯教育シリーズ92, 2017, in press

9) Wolf SL, Lecraw DE, Barton LA, Jann BB: Forced use of hemiplegic upper extremities to reverse the effect of learned nonuse among chronic stroke and head-injured patients. Exp Neurol 104: 125-132, 1989

10) 村岡慶裕、鈴木里砂、島岡秀奉、藤原俊之、石原 勉、内田成男: 運動介助型電気刺激装置の開発と脳卒中片麻痺患者への使用経験. 理学療法学 31: 29-35, 2004

11) Fujiwara T, Kasashima Y, Honaga K, Muraoka Y, Tsuji T, Osu R, Hase K, Masakado Y, Liu M: Motor improvement and corticospinal modulation induced

by hybrid assistive neuromuscular dynamic stimulation (HANDS) therapy in patients with chronic stroke. Neurorehabil Neural Repair 23:125-32, 2009
12) 川平和美：片麻痺回復のための運動療法—促通反復療法「川平法」の理論と実際，第2版，医学書院，2010
13) 竹内直之：反復経頭蓋磁気刺激法、経頭蓋直流刺激法を用いたニューロリハビリテーション、道免和久編,、ニューロリハビリテーション、医学書院,2015、pp207-218
14) Brady MC, Kelly H, Godwin J, Enderby P, Campbell P: Speech and language therapy for aphasia following stroke. Cochrane Database of Systematic Reviews 2016, Issue 6. Art. No.: CD000425.
15) Cicerone KD, Langenbahn DM, Braden C, Malec JF, Kalmar K, Fraas M, Felicetti T, Laatsch L, Harley JP, Bergquist T, Azulay J, Cantor J, Ashman T:Evidence based cognitive rehabilitation: updated review of the literature From 2003 through 2008. Arch Phys Med Rehabil 92: 519-530, 2011
16) 小口和代、才藤栄一、水野雅康、馬場 尊、奥井美枝、鈴木美保：機能的嚥下障害スクリーニングテスト「反復唾液嚥下テスト」(the Repetitive Saliva Swallowing Test : RSST)の検討(1)正常値の検討．リハビリテーション医学 37:375-382, 2000
17) 馬場　尊,才藤栄一：在宅医療につなげる摂食・嚥下アプローチ　摂食・嚥下障害に対するリハビリテーションの適応．臨床リハビリテーション 9: 857-863, 2000
18) 日本摂食嚥下リハビリテーション学会医療検討委員会：訓練法のまとめ（2014版）．日摂食嚥下リハ会誌 18: 55-89, 2014
19) 辻　哲也、園田　茂、千野直一：入院・退院時における脳血管障害患者のADL構造の分析：機能的自立度評価法(FIM)を用いて．リハ医学 33: 301-309, 1996

第2章
摂食・嚥下の リハビリテーション

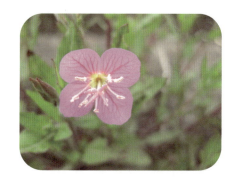

摂食嚥下障害とは、脳血管疾患や脳腫瘍術後の後遺症、頭頸部腫瘍に対する手術や放射線治療後の後遺症、パーキンソン病やALSなどの神経疾患などによる、機能的・器質的問題によって生じる摂食嚥下機能の障害のことをいい、その症状は「噛む」、「飲み込む」ことの困難感の他にも、食事時あるいは食事後の咳き込み、食道通過不良による胸部の違和感、食欲減退による食事時間の延長、体重減少、栄養不良、肺炎発症や誤嚥・窒息事故など多岐にわたる。2011年、日本人の死亡原因の第3位に肺炎が浮上した。これには、高齢者増加に伴う摂食嚥下障害患者数の増加が深く関係していると思われる。なぜなら肺炎で亡くなる人の90％以上は高齢者であり、その多くが摂食嚥下障害を原因とする誤嚥性肺炎だからである。

今日、摂食嚥下障害は単に嚥下反射時の運動障害をさすものではなく、食事の問題や誤嚥性肺炎のリスクを持つ患者に対して、摂食嚥下障害という言葉で包含されて用いられている。この観点は、摂食嚥下リハビリテーションの臨床において浸透してきたものであり、広く、食物を口に運び、口腔内に取り入れ、咀嚼し、嚥下するという食事行動の問題として取り上げられている。

摂食嚥下障害は、その病態生理から、口腔、咽頭、喉頭、食道に器質的病変を伴う解剖学的問題と、神経筋変性疾患などによる機能的問題に分けられる。摂食嚥下障害の多くを占めるのが脳血管疾患やパーキンソン病などの中枢神経疾患であるが、超高齢社会の今日では、加齢や認知機能の低下に伴う障害も社会的な問題となっている。平成28年度の診療報酬改定にあたっては、明らかな原因疾患が特定されていなくとも、「内視鏡下嚥下機能検査、嚥下造影によって他覚的に嚥下機能の低下が確認できる患者」を摂食機能療法の対象としている。これは、現在までに嚥下障害の原因として認められていない疾患であっても、あるいは他の疾患が重なることで露呈化する疾患に対しても、摂食嚥下リハビリテーションの対象とすべく、患者の範囲を拡大したものになっている。

1 摂食嚥下障害

1.1 摂食嚥下機能の加齢変化

現代の日本における嚥下障害患者の大多数を占めるのは高齢者であることから、加齢に伴う機能低下を考慮することは重要である。成書では、高齢者に伴う摂食嚥下機能の問題として、いくつかの機能並びに形態異常があげられている（表2.1）。しかし、加齢に伴う生理学的な変化と多くの高齢者が抱える臨床的な問題を混同してはいけない。

表2.1 高齢者に多い摂食嚥下機能の問題

```
塩味、苦味の閾値上昇
咀嚼能力の低下
唾液腺の萎縮
嚥下反射や咳嗽反射の惹起遅延
喉頭下垂
嚥下と呼吸の協調性低下
服用薬剤の副作用
気付かれない疾患の影響
```

　味覚や嗅覚は加齢とともにその機能が低下するといわれているが、それらの感覚を受容する細胞は、1カ月以内ですべて新しい細胞に入れ替わる（ターンオーバー）。このことから、廃用による細胞の萎縮や中枢神経の伝達異常、認知に関わる大脳皮質の異常がない限り、味や匂いが加齢とともに損なわれるとは断言できない。そして、味や匂いは末梢においてイオンや分子として分泌物に溶け込むことで刺激として成立する。つまり、唾液の分泌能力がそのまま感覚機能に影響するといってもよい。

　唾液は安静時唾液と刺激時唾液に分類される。このうち安静時唾液に関しては、唾液腺細胞の萎縮などにより加齢とともにその量が減退するとされているが、刺激時唾液は加齢の影響を受けないといわれる[1]。言い換えれば、適切な刺激によって唾液分泌が促されると味覚機能もまた維持されるといえる。

　加齢に伴う咀嚼能力については、噛む力と咀嚼による食塊形成能とを別に考える必要がある。前者は力を発生する能力（咬合力）、後者は食塊を形成する能力である。咬合力は真に残存歯数や歯科治療の有無に左右される。1989年度の調べでは70歳時の最大咬合力は20歳時に比べて半分程度にまで低下するとされていたが、当時と現代の高齢者では残存歯数が違う。歯の数がそのまま咀嚼能力に反映されることを考えれば、健全な状態で歯を残すことがいかに重要であるかについては疑いのないところである。

　反射の惹起遅延や筋力低下に伴う嚥下時間の延長に関しては、いくらかの加齢変化に伴う影響は免れないであろう。嚥下反射誘発に必要な咽喉頭の感覚終末の数は加齢とともに減少するとされており、全身の筋力同様、嚥下に関連する筋力もまた筋線維の脱落などによりその運動にも影響をもたらす。ことに、瞬発力に関連する速筋の減少により、嚥下反射に伴う急速な舌骨や喉頭挙上は妨げられるかも知れな

い。さらに、筋と骨を結ぶ靭帯が重力の影響で伸びたり、その柔軟性を失うことで、嚥下時に必要な喉頭挙上もまた障害される。

　加齢性の筋肉減少症は、近年サルコペニアとして知られるようになった。このうち、加齢のみに影響を受けるとされるのが一次性サルコペニアである。加齢に伴う筋肉量の減少は嚥下関連筋である舌骨筋や舌に認めるとの報告があるものの、これを正確に診断するのは難しい。嚥下機能については、かなりの予備力があるといわれており、その機能が大きく減退しないと顕在化（低栄養や誤嚥性肺炎など）しないことも影響しているのかも知れない。

2　摂食嚥下機能評価

2.1　摂食嚥下機能評価

　摂食嚥下障害の病歴や、その経過を知ることは難しい。神経疾患など、慢性的に、あるいは長い時間を経て進行する場合、その訴えの時期や症状に気付きにくいからである。嚥下咽頭期の問題に直結するむせや窒息以外にも、夜間咳嗽、繰り返す熱発、食欲減退と食事時間の延長などにも気を付けねばならない。また、高齢者では、嚥下咽頭期の誤嚥以外に、ことに夜間において、胃から食道を経て咽頭への逆流によってもたらされる逆流性誤嚥にも注意する必要がある。

　脳血管疾患の後遺症などでは、その後のリハビリテーションの実施により、失われた機能が回復する可能性を持つのに対して、パーキンソン病などの進行性神経疾患では、疾患の進行に伴い機能は不可逆性に低下する。原因疾患に基づいて適宜評価を継続することで、効果的、効率的なリハビリテーションを継続することが肝要である。

2.2　スクリーニング検査

　後述する嚥下内視鏡検査や嚥下造影検査が、現在行われている摂食嚥下機能評価上のゴールドスタンダードではあるが、実際の臨床場面においては、全身所見や局所所見などのスクリーニング検査もまた、病態像の概要を把握する上で非常に重要である（表2.2）。

　嚥下機能に特化した検査としては、反復唾液嚥下テスト（Repetitive Saliva Swallowing Test：RSST）、改訂水飲みテスト（Modified Water Swallowing Test：MWST）、簡易嚥下誘発試験などがある（表2.3）。いずれもベッドサイドで行えるものとして汎用性は高い。これらの検査結果に問題が認められた場合には、その異常

表2.2 スクリーニング検査としての全身・局所所見

全身所見（摂食嚥下機能に関連する項目として）
　認知機能（従命の可否）
　覚醒（Japan Coma Scale）
　BMI（Body Mass Index）
　安静度（姿勢、体幹保持）
　呼吸状態（安静時呼吸数、呼気持続時間、腹式呼吸、随意咳嗽力、ハッフィングの可否）

局所所見
　頸部運動
　構音（発話明瞭度、嗄声の有無、開鼻声の有無、発声持続時間）
　口唇運動（閉鎖、口角引き、ふくらまし、口すぼめ）と感覚
　安静時舌所見（偏位、振戦、萎縮、攣縮の有無）
　舌運動（挺舌、左右運動、舌尖挙上、舌根挙上、舌抵抗力）と感覚
　歯の所見ならびに衛生状態（残存歯、剥離上皮付着、口腔乾燥の有無）
　咽頭運動（軟口蓋挙上量と左右差）と感覚（軟口蓋反射、咽頭絞扼反射の有無）

表2.3 ベッドサイドで行うことができる摂食嚥下機能検査

反復唾液嚥下テスト
　人差し指と中指で甲状軟骨を触知し、30秒間に何回嚥下ができるかをみることで機能的嚥下障害の有無をスクリーニングする。3回/30秒未満を陽性とする。

改訂水飲みテスト
　冷水3mlを口腔底に注ぎ嚥下を命じる。可能であれば嚥下後反復唾液嚥下を2回行う。
　1. 嚥下なし、むせる and/or 呼吸切迫
　2. 嚥下あり、呼吸切迫（不顕性誤嚥の疑い）
　3. 嚥下あり、呼吸良好、むせる and/or 湿性嗄声
　4. 嚥下あり、呼吸良好、むせない
　5. 4に加え、反復唾液が30秒以内に2回可能

簡易嚥下誘発試験
　咽頭に冷水を少量注入して、嚥下の誘発およびむせの有無をチェックする方法。最初に0.4mlを注入して観察し、嚥下動作が認められない場合は2mlを追加する。その後3秒以内に嚥下動作が認められないか、むせを認める場合には、誤嚥性肺炎の危険が高いとされる。

について嚥下障害の起因疾患との関連性を神経学的、解剖学的に捉え、必要に応じて嚥下内視鏡検査や嚥下造影検査の精査を行う。また、スクリーニング値そのものの経時的な変化を評価することも重要となる。

2.3 食事場面の評価

簡易的に行う嚥下機能評価として実際に食事をしている患者については、摂食嚥下の全過程にわたる様子を観察できる観点から、食事場面から多くの情報を得ることができる。摂食嚥下障害において最も注意しなければいけない誤嚥や窒息は、咽喉頭レベルで生じるものであり、この点においては嚥下咽頭期が重要となるものの、その原因が他のステージにあることも少なくない。

摂食過程の5期モデル（表2.4）を考えた時に、先行期の評価として、覚醒状態、食物の認知、姿勢や体幹保持、一口量やペーシングといった捕食動作、準備期や口腔期として、口唇閉鎖、舌運動、咀嚼運動の評価などを行うことも大切である。また、嚥下反射が起きるまでの時間や、繰り返して嚥下が生じないと食物の嚥下が終了しない（複数回嚥下）、食物の違い（固形物、半固形物、液体）によるむせや咳込みの有無、嚥下後の声や呼吸状態の変化なども評価する。

表2.4　摂食嚥下の5期モデル

先行期
食物を目で見て、匂いを嗅ぎ、手に取って口に運び入れるまで
口腔準備期または準備期（咀嚼期）
咀嚼によって食物を粉砕し、唾液と混合して食塊を形成するまで
口腔期
嚥下が開始されて食塊を咽頭に送り込むまで
咽頭期
反射による食塊の咽頭通過
食道期
反射による食塊の食道通過

2.4 嚥下内視鏡検査

内視鏡を経鼻的に挿入し、安静時、嚥下時の咽頭・喉頭を観察する検査である（図2.1）。機動性に優れ、食物や普段の食事を用いた評価が可能なため、繰り返しの検査が可能であることから汎用性が高いといわれる（表2.5）。さらに、唾液や喀痰などの観察が可能なため、重度嚥下障害患者に対しては、嚥下造影検査に先立って行う場面が多い。また、反回神経麻痺などの喉頭運動障害が疑われる場合には、実際の喉頭運動の左右差を評価できる利点がある。しかし、嚥下時には咽頭筋の収縮に伴うホワイトアウトが生じ、嚥下時の誤嚥が観察しにくいという欠点がある。

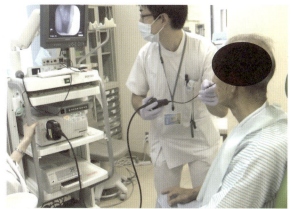

検査風景

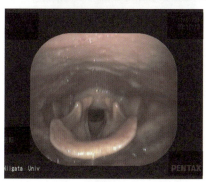

健常者

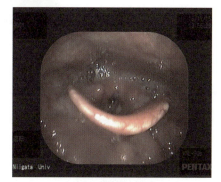

脳血管疾患患者
安静時に咽頭内に分泌液が貯留している。

図2.1　嚥下内視鏡検査および咽喉頭画像

表2.5　嚥下内視鏡検査における評価項目

食物を用いない評価
　口腔内外、上咽頭・鼻咽腔、中咽頭、下咽頭・喉頭の評価をそれぞれ行う。咽頭では、安静時の衛生状態、器質的異常の有無、唾液・分泌物貯留の有無や部位の他、嚥下時のホワイトアウトの有無、空嚥下による分泌物の除去効果、咽頭収縮や披裂・声門の運動を観察する。

食物を用いた評価
　試験食品は食品着色料で染め、増粘した液体、半固形物、固形物などを用いる。評価は誤嚥リスクが低いと考えられる量や形態から開始し、徐々に負荷を上げていく。用意した検査食を被験者に与えて嚥下させ、嚥下反射前後の咽頭腔、喉頭腔内の観察を行う。

治療的評価
　嚥下内視鏡検査では、問題点を抽出した上で、それらを訓練内容や食事摂取時の注意に反映させることが重要である。姿勢の変化（座位、リクライニング位など）、嚥下法、食塊の量の調整または食物形態の調整など。

2.5 嚥下造影検査

　エックス線透視下にて、造影剤を含有させた検査食品摂取する際の口腔、咽頭、喉頭、気道、食道に至る範囲の側面像、正面像などを観察する検査である（図 2.2）。造影剤として、希釈した硫酸バリウム溶液が一般的に用いられるが、硫酸バリウム溶液は粘膜に吸収除去されないため、誤嚥のリスクが高い患者には非イオン性水溶性ヨード剤を用いることが望ましい。嚥下内視鏡検査と同様に、安全な形態、摂取量から開始し、徐々に負荷を上げる。嚥下内視鏡検査に比べて、喉頭侵入や誤嚥像やそのタイミングが明確にできること、咀嚼運動を含む準備期、さらに食道期の嚥下機能も評価できる点で優れている（表 2.6）。食塊の通過時間など時間的な計測、また舌骨・喉頭の運動量などを研究目的で定量的に評価することがあるものの、臨床にて評価される喉頭侵入・誤嚥やその量、咽頭残留量などは定性的に行われる。

　嚥下内視鏡検査と嚥下造影検査の結果に基づく嚥下指導の有効性をランダム化比較試験で検討した結果、その後の肺炎発症罹患率や発症期間に差がなかったという報告や、異常所見の観察率を比較検討した結果、後者が優れていたという報告などがある[2)3)]。

　嚥下内視鏡検査や嚥下造影検査は、患者の全身状態や嚥下障害の病態に応じてそれぞれの検査の優位性を生かし、互いに補完しながら実施するのが望ましい。

2.6 筋電図検査

　嚥下時の活動記録のなかで、最も頻用されるのは、嚥下関連筋活動を針電極、ワイヤー電極、表面電極などを用いて筋電図記録する方法である。なかでも表面電極は、侵襲性も少なく、顎筋、舌筋、舌骨筋などを対象として広く用いられている。表面筋電図記録では電極貼付の簡便さの反面、対象とする筋の同定が難しい。

　例えば、舌骨上筋群の表面筋電図の場合、対象となる筋は顎二腹筋前腹、顎舌骨筋、オトガイ舌筋、内舌筋などを含むであろう。ときとして、嚥下時の筋活動パターンのみで嚥下運動と同定することが難しいこともあり、他の手段と併用する場合が多い。表面電極ではアプローチが難しい内舌筋、口蓋筋、喉頭筋などへは針電極やワイヤー電極を用いた記録が可能であるが、手技の難しさや被験者への侵襲の高さから一般的な手法とはいえないものの、対象とする筋を限定することで、より詳細な活動パターンを知ることができるであろう。

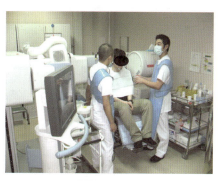
検査風景

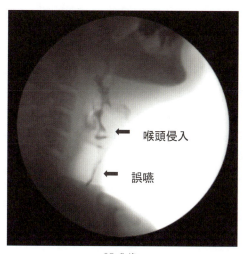
誤嚥像

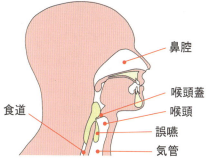

図2.2 嚥下造影検査およびエックス線画像

表2.6 嚥下造影検査における評価項目

		側面像	正面像（左右差に注意）
口腔	構造	口唇、舌、上顎、下顎	口唇、舌、上顎、下顎
	組織の動き	捕食、口腔内保持、咀嚼	咀嚼
	食塊の動き	口唇漏出、前後の移送、口腔通過時間、口腔内残留量・部位	左右の移送、口腔内残留量・部位
咽頭	構造	舌骨・喉頭の位置、頸椎の形態、咽頭腔の広さ	喉頭の位置
	組織の動き（嚥下反射時）	軟口蓋の動き、舌根の動き、喉頭の挙上、喉頭閉鎖、咽頭後壁の動き、食道入口部の開大	舌の動き、喉頭の挙上、喉頭閉鎖、咽頭側壁の動き、食道入口部の開大
	食塊の動き	嚥下反射時の食塊先端の位置、鼻咽腔逆流、口腔への逆流、喉頭侵入の量、誤嚥の量・時期、咽頭残留量・部位、咽頭通過時間	咽頭流入の左右差、誤嚥、残留量と部位の左右差
食道	構造・組織の動き		食道の形態
	食塊の動き		通過する食塊量、停滞、逆流、通過時間

2.7 舌圧検査

　舌の役割は、食物の取り込み、食塊形成と移送、嚥下時の口腔咽頭の遮断、咽頭圧形成など、摂食時の顎口腔顔面運動のなかでも最も重要であるといわれる。舌運動機能を反映する値として舌圧記録が知られており、現在、バルーンタイプのセンサーを用いるものが普及している。これにより随意的な舌の口蓋への押し付けや嚥下運動に伴う舌圧の計測が可能となり、基礎研究、臨床研究のなかで多くの報告がされ、ことに機能評価や訓練効果の指標として用いられている[4]。さらに、今後は健常者を対象として健診や介護予防を目的とした口腔機能維持のための訓練機器としての使用が期待される[5]。

　舌圧記録に際して注意すべきは、検出された値がどのような機能を反映しているかを考えなければいけないことである。舌圧は、直接的には舌の表面が口蓋を押しあてて発生させるものであるが、舌の大きさや安静時の活動レベル、口蓋に対する位置、さらに舌に付着する咽喉頭筋、軟骨、骨などの位置や、その機能に影響を及ぼす可能性のある脳血管疾患や頭頸部腫瘍などの疾患の影響なども大きいことを考慮する必要がある。

2.8 マノメトリ

　舌圧検査同様、運動力学的情報を得る検査として知られているのが咽頭圧を計測する嚥下圧検査（マノメトリ）である。これは複数のチャンネルを使用して嚥下時咽頭内圧を計測することで、その時間的、空間的圧発生のパターンを知るものである。食塊が咽頭に送り込まれると咽頭筋が順に収縮した後に、食道入口部が開大して食塊は食道へと移送されるが、マノメトリではその際の咽頭圧および食道圧を計測する。マノメトリでは、筋電図などのように電気的なノイズに悩まされることがない。従来のカテーテル型のセンサは数個であったが、近年、センサを1cm単位の間隔で搭載した高解像度マノメトリが開発されている[6-8]。圧測定用プローベの挿入と固定に時間がかかること、被験者に与える多少の違和感を考慮すれば、今後は他の記録ツールとともに同時記録をすることでより詳細な嚥下運動の定量的評価に用いることができるであろう。

2.9 その他

　嚥下時の喉頭運動としては、声門閉鎖、舌骨や甲状軟骨を含む舌骨甲状軟骨複合体拳上などがあり、前者の記録には声門閉鎖による喉頭内のインピーダンス変化の記録としてグロトグラフを用いる方法[9]、後者の記録として喉頭拳上に伴う前頸部

の圧変化をピエゾセンサによって経皮的に記録する方法、屈曲センサを用いる方法、あるいはフォトセンサによってセンサと前頸部との距離を計測する方法などがある。喉頭は視覚的にも嚥下運動を観察することが容易であることから、この動きを記録することは嚥下運動の同定に適していると考えるが、嚥下時に顎下部に入り込んで見えなくなる甲状軟骨部をどのようにトレースするのか、また嚥下運動とその他の運動とをどのように区別するのかといった多くの課題が残されている。

超音波エコー検査による舌運動の評価は、簡便で侵襲性がないというメリットがある反面、プローベによる顎運動の制限やプローベの固定の難しさ、変形しながら立体的に運動する舌や口蓋の標準的な位置決定の難しさの問題から、再現性のある計測が難しいことが課題である。

3 摂食嚥下リハビリテーション

3.1 摂食嚥下リハビリテーションの戦略

摂食嚥下障害で最も注意しなければならないのは窒息と誤嚥であり、いずれも嚥下咽頭期に咽頭から喉頭や気管レベルで生じるものである。この点では、機能維持・回復を目指す上で最も重要な臨床的視点のひとつに、誤嚥性肺炎予防を目指した防御機能としての嚥下運動へのアプローチがある。他方、嚥下は「食べる」、「飲み込む」といった栄養摂取の過程における消化管活動の一部である。すわなち、安全な経口摂取のために、感覚・運動統合機能を駆使して食べ物をいかに摂取するか、という観点で嚥下運動の維持・回復を目指すというアプローチについても考える必要がある。唾液、分泌物、食塊が咽頭に流れた時に不随意で誘発される嚥下は反射性のものであり、自らの意志による制御は難しい[10]。

一方で、豊富な感覚機能を有し、かつ随意性の制御が可能な顎口腔顔面領域の機能を駆使することにより、嚥下運動をコントロールしようという試みは重要であり、この点において、顎口腔機能が摂食嚥下リハビリテーションに果たす役割は大きい。

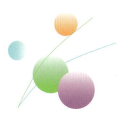

3.2 口腔ケア

　嚥下障害の程度に関わらず、摂食嚥下障害の臨床において口腔ケアが重要なことは今や広く浸透している（図2.3）。覚醒が乏しかったり、摂食嚥下機能の重度障害で誤嚥性肺炎のリスクが高い患者では、口腔ケアを実施することが誤嚥性肺炎の予防につながる[11]。これは、要介護高齢者における誤嚥性肺炎の起因菌の多くが口腔内の常在菌によることと深く関係する[12]。

　口腔ケアが物理的、化学的な清掃を行うことによる衛生状態の改善をもたらすことはいうまでもない。麻痺や廃用によって口腔内の食渣や分泌物を処理できなかったり、唾液分泌機能が低下し、自浄作用が期待できない場合などは、口腔ケアによる清掃がこれを補うことになる。また、口腔ケア時に行う口腔内への刺激、ことに物理的刺激や温度刺激などは、鋭敏な口腔内の感覚神経を賦活化することにつながり、顎口腔顔面の運動や唾液分泌を促すだけでなく、関連する脳への働きかけにより機能回復も期待できる（図2.4）[12)13)]。

　口腔ケアは専門的口腔ケアと、看護師や介護職が行う一般的な口腔ケアに大別される。前者は歯科衛生士などの専門職が行うもので、歯周病やう蝕の予防を目的としている。後者は、一般的な口腔衛生状態の管理を伴うものである。保険診療上は両者が区別されているものの、摂食嚥下障害における口腔ケアの意義やリスク管理が理解できていれば、いずれの職種が口腔ケアを行ってもよい。ここでいうリスク管理とは、(1)口腔ケアに伴う注水がもたらす誤嚥や窒息を防ぐ、(2)歯ブラシやスポンジブラシなどの器具により誤って粘膜などを傷付けてしまう、(3)同器具や義歯を患者が誤って噛んでしまったり、飲み込んでしまったりすることを防ぐことである。いずれにしても、一人の患者の口腔ケアを複数人が行う場合、その状態を共有化するためのアセスメント表があることが好ましい[14]。

3.3 歯科的対応

　摂食嚥下障害に対する歯科的対応として用いられるのは、嚥下機能補助装置の利用である。咽喉頭に比べ、口腔へのアプローチは容易であり、舌や軟口蓋の位置異常や動きを装置で補完することにより、準備期から咽頭期に至るまでの改善を図る。

　歯、舌、口唇、口蓋などの口腔器官は、形態的にも機能的にも嚥下時に重要な役割を果たす。歯や義歯は顎位の安定に寄与するのみならず、舌や食塊の堤防ともならなければいけない。摂食嚥下障害患者の多くは高齢者である。適合の悪い義歯を使用することで、咀嚼、唾液分泌、味覚などの口腔機能のみならず嚥下にも悪影響をもたらすことが予想される。その意味では、歯科補綴物すべてが嚥下機能補助装

3 摂食嚥下リハビリテーション

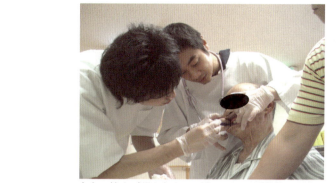

患者の協力が得られない場合は、迷わず複数人で行う

図 2.3　口腔ケアの実施

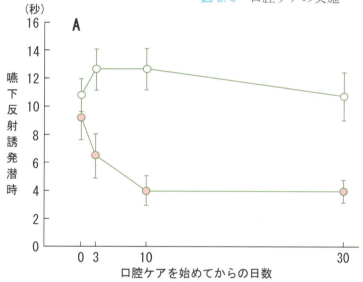

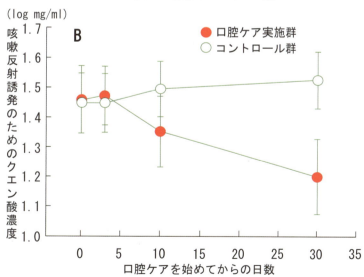

要介護高齢者に対する口腔ケア実施により、いずれの誘発も改善している。

図 2.4　口腔ケアによる嚥下（A）・咳嗽反射（B）の改善

置といえる。

　特殊な嚥下機能補助装置として知られているのが、舌接触補助床（palatal augmentation prosthesis：PAP）と軟口蓋挙上装置（palatal lift prosthesis：PLP）である。PAPは、頭頸部腫瘍術後の後遺症や中枢神経障害による舌の運動障害、器質的障害、さらに口蓋裂などによる実質欠損に対して、口蓋を覆うように補綴する目的で使用する。これにより、口蓋への舌の接触を必要とする構音機能の改善や、舌圧の発揮による嚥下機能の改善などが認められるとされる。近年、舌接触補助床の診療ガイドラインが策定されたこと、保険診療に認められたことでPAPの普及が期待されている。

　口蓋裂術後や脳血管疾患などが原因の軟口蓋挙上不良に伴う鼻咽腔閉鎖機能不全症例に対して適用されるのがPLPである。PLPの主目的は軟口蓋挙上の補助効果による開鼻声の改善であるが、摂食嚥下障害に対してもその有効性を期待したい（図2.5）。

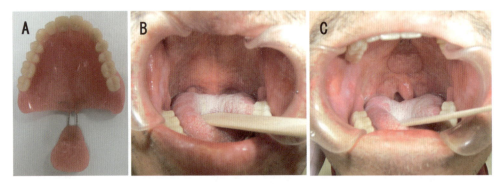

軟口蓋挙上不全患者に対する適用。(A) PLP全容、(B) 装着前、(C) 装着後

図2.5　PLP

3.4 間接訓練

　間接訓練は、目的とする器官（口唇、舌、軟口蓋、喉頭など）や組織に対して要素的に働きかける食物を用いない訓練である。食物を用いないため誤嚥や窒息のリスクは低い。顔面運動麻痺により食物の口唇漏出がある場合に口唇閉鎖獲得を目指して行う運動や、反回神経麻痺により声門閉鎖不全がある場合に声帯の内転強化を目指して行うプッシングエクササイズなど、ある特定の機能を回復させることが目的である。訓練内容の決定にあたっては、問題のフォーカスを明確化し、いずれの要素に働きかける訓練であるかを理解する必要がある。嚥下運動の惹起遅延に対しては嚥下促通法、筋力増強を目的とした理学・物理療法的アプローチなどさまざまな方法が考案されている（表2.7）。

表 2.7　主な間接訓練

嚥下促通法

冷圧刺激：冷たい水に浸したスポンジブラシなどを用いた口腔から口蓋弓（咽頭の入り口）にかけての刺激。温度刺激と機械刺激による感覚入力、刺激に伴う唾液分泌がもたらす二次的な嚥下反射の誘発効果などを期待する。

氷なめ訓練：砕いた氷のかけらを口に含み、氷による冷刺激ならびに機械刺激を期待する訓練。誤嚥や窒息などが心配される患者では、氷をガーゼで包んだものを使用する。

筋への働きかけ

筋力増強訓練：目的とする筋の運動により筋力増強を図る。筋力増強を目的とした間接訓練の中でも、よく用いられる訓練法に Shaker exercise がある。これは、仰臥位からの頭部挙上練習により、舌骨上筋群を強化して、食道入口部の開大を改善する目的で行われる。

可動域拡大訓練：目的とする筋の運動により筋の可動域拡大を図る。自らが行うものと他動的に行うものがある。

嚥下手技

嚥下運動を随意的に変化させることで、より安全な嚥下運動を獲得するための訓練法。多くの場合、手技を獲得するためには、患者自身の理解が必要なこと、継続することが必要である。

Mendelsohn 手技：喉頭挙上量や時間を随意的に増加させることで食道入口部の開大を促進する。

Supraglottic swallow（息こらえ嚥下）：大きく息を吸った後に、息をこらえたまま嚥下し、その後に強く息を吐く飲み方。声門閉鎖を促し、誤嚥を防ぐと同時に、嚥下後の喀出を確実にする。

Super supraglottic swallow（強い息こらえ嚥下）：Supraglottic swallow に比して、さらに強い息こらえをすることで喉頭口レベルの閉鎖を期待する方法。

Effortful swallow（努力嚥下）：舌を口蓋に押し付けるようにして嚥下することで、舌圧や咽頭圧の増加、食道入口部の弛緩圧減少に伴う食塊の移送促進を図る方法。

バルーン拡張法

バルーンカテーテルを用いて、食道入口部を機械的に拡張する方法。食道入口部へのアプローチは他になく、脳血管疾患や神経筋疾患における球麻痺症状を呈する症例に対して有効であるとされる。

訓練実施時には、言語や画像などのフィードバックを図ることで、患者の理解による訓練効果の効率化が期待できるとされる（図2.6）。

近年、四肢筋同様に、関連する神経筋に直接電気刺激を行う電気刺激療法が報告されている。主に舌骨上下筋群に対して、表面もしくは埋め込み電極を用いて電気刺激を行うことにより、末梢の筋機能を再建するというものと、咽頭粘膜への表面電気刺激や頸部への干渉波刺激（Interferential electric stimulation）によって、関連する脳機能を回復させようというものである。前者は、舌骨・喉頭挙上障害例[15-17]、後者は、感覚障害もしくは嚥下関連筋に関わる脳機能を改善することが示唆されている[18-21]。

さらに、非侵襲的脳刺激法では、反復経頭蓋磁気刺激（repetitive transcranial magnetic stimulation）や経頭蓋直流電気刺激（transcranial direct current stimulation）などの手法がある。これらは、いずれも大脳皮質運動野の咽頭領域の興奮性を高める治療法として、電気刺激療法とあわせて今後の発展が期待される。

3.5 直接訓練

一方、直接訓練は食品を用いて、摂食嚥下における一連の動作のなかで行う。摂取方法（一口量、ペーシングなど）、姿勢（傾斜位、側臥位などの体幹角度や頸部前屈、頸部回旋などの頸部角度調整）、食形態（物性の調整、増粘剤の使用など）、嚥下法を組み合わせて、検査時に誤嚥しない条件をみつけ出し、安全な経口摂取の環境をつくり出すとともに、直接訓練の継続による嚥下機能の改善を図る。

姿勢調整では、重力による食塊移送を考慮して、口腔移送の障害を軽減する方法と麻痺や易疲労がある側への食塊の落ち込みを回避する方法がある（表2.8）。

食事形態の調整は、患者の認知機能や理解の有無に関係なく、摂食嚥下障害の程度にあわせて行うことで誤嚥を回避できるという意味で、安全な経口摂取のために重要な条件である。一般的に嚥下咽頭期障害に対しては、軟らかく、まとまりがよく、べとつかない食品が適しているとされている。これに加えて、液体にとろみを付けるなどの調整により、誤嚥を防ぐことができるとされており、姿勢調整同様、対症療法的アプローチとして用いられている[22]。

重度な摂食嚥下障害を有する場合に間接訓練から始め、経口摂取が可能となれば直接訓練を開始するが、両者を並行して行うことも多い。また、訓練により筋力の回復などを目指す場合、患者に十分な栄養が供給されていることが前提であり、その意味では、経管栄養や血管栄養などの代替栄養を考慮する必要もある。

3　摂食嚥下リハビリテーション

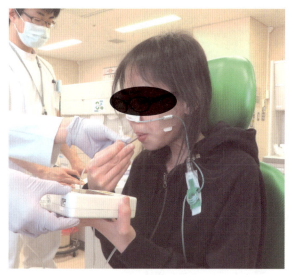

装置に表示される舌圧の数値をみること（バイオフィードバック）で、患者のモチベーション向上に役立つ。

図2.6　舌圧計を用いた舌の筋力トレーニング

表2.8　主な姿勢調整

リクライニング位
　重力を利用して口腔内の食塊移送を容易にし、食道入口部が喉頭口よりも下方に位置することで誤嚥を回避する。

体幹側傾
　食塊の咽頭移送を促進し、嚥下後の咽頭残留を軽減する。

頭頸部屈曲
　喉頭口の狭小化を図り、食塊の咽頭通過時間を短縮する。

頸部回旋
　障害側に頸部を回旋することにより、障害側への食塊の落ち込みを防ぎ、食道入口部の開大を助ける。

3.6　チームアプローチ

摂食嚥下リハビリテーションにおいては、チームアプローチが重要である。そこには、主治医以外の発見者、検査者、訓練者などといわれるそれぞれの役割をもった医療従事者もしくは家族や介護士などが関わる。発見者とは、最初に摂食嚥下障害に気づく者である。脳血管疾患や外傷に伴う急性期の症状でない限りは、摂食嚥

下障害の初発症状は気付かれにくく、ことに加齢に伴う機能低下に対しては、患者自身が見過ごしがちである。すなわち、周囲のいずれかの者が患者の異常を発見することが重要であり、家族、施設職員、医療従事者など患者を取り巻いているすべての人が発見者となり得る。続く検査者が、スクリーニング検査により摂食嚥下障害の有無を判断し、嚥下造影検査や嚥下内視鏡検査により問題点の把握および今後の対応・訓練メニューを検討する。訓練者とは嚥下訓練を行う者であり、検査結果から得られた情報をもとに訓練を実施する。訓練者は、なるべく多くの資源（人材）を利用して、最大限にコストパフォーマンスを高めるよう考慮するとよい。患者を取り巻いている環境を見渡して、それぞれの立場で負担なくできることをうまく配置する必要がある。

問 題

1 加齢によって起こることが多いのはどれか。2つ選べ。
 a. 味覚の減退
 b. 口腔粘膜の肥厚
 c. 舌の緊張の低下
 d. 唾液分泌量の増加

2 嚥下障がい者に適切な食物の性状はどれか。2つ選べ。
 a. 軟らかい
 b. とろみがある
 c. さらさらの液体
 d. ばらばらになりやすい

3 摂食嚥下障害で咽頭期に関係するのはどれか。2つ選べ。
 a. むせる
 b. 痰がからむような声になる
 c. 口蓋に食物が付着している
 d. もぐもぐするが飲み込まない

4 嚥下障害に対するShaker法の効果で正しいのはどれか。
 a. 認知機能改善

b. 咀嚼力改善

c. 口腔送り込み改善

d. 喉頭挙上改善

e. 食道蠕動改善

5　健常者の液体の嚥下で喉頭蓋が翻転を開始する時期はどれか。

a. 先行期

b. 準備期

c. 口腔期

d. 咽頭期

e. 食道期

6　嚥下障害の病態と用いられる介入の組み合わせで正しいのはどれか。

a. 口腔期障害・・・・・粘性の高い食物

b. 鼻咽腔閉鎖不全・・・・・Shaker法

c. 喉頭挙上筋筋力低下・・・・・間欠的バルーン拡張法

d. 咽頭機能の左右差・・・・・頸部回旋

e. 輪状咽頭筋弛緩不全・・・・・軟口蓋挙上装置

7　Wallenberg症候群の嚥下障害への対応について誤っているのはどれか。

a. 病巣側への頸部回旋での直接訓練

b. 頸部伸展位での直接訓練

c. Shaker法

d. Mendelsohn手技

e. バルーン拡張法

8　加齢によって生じる嚥下機能の変化はどれか。

a. 咳反射の亢進

b. 嚥下反射の遅延

c. 喉頭位置の上昇

d. 唾液分泌量の増加

e. 咽頭通過時間の短縮

9 摂食嚥下の5期モデルにおける口腔準備期の機能はどれか。2つ選べ。

a. 咀嚼
b. 食物の取り込み
c. 食物の認知
d. 喉頭の閉鎖
e. 食塊の咽頭への移送

10 軽度の嚥下障害がある101歳の患者への誤嚥性肺炎の予防法で正しいのはどれか。

a. 流動食にする。
b. 軽く下顎を挙上して飲み込んでもらう。
c. 食後は10分程度の座位を保持する。
d. 口腔内のブラッシング時には水を使用しない。

引用文献

1) Percival R. S., Challacombe S. J. and Marsh P. D.：Flow rates of resting whole and stimulated parotid saliva in relation to age and gender. J Dent Res. 1994; 73: 1416-20.

2) Wu C. H., Hsiao T. Y., Chen J. C., Chang Y. C. and Lee S. Y.：Evaluation of swallowing safety with fiberoptic endoscope: comparison with of videofluoroscopic technique. Laryngoscope. 1997; 107: 396-401.

3) Aviv J. E.：Prospective, randomized outcome study of endoscopy versus modified barium swallow in patients with dysphagia. Laryngoscope. 2000; 110: 563-74.

4) Robbins J., Gangnon R. E., Theis S. M., Kays S. A., Hewitt A. L. and Hind J. A.：The effects of lingual exercise on swallowing in older adults. J Am Geriatr Soc. 2005; 53: 1483-9.

5) Tsuga K., Yoshikawa M., Oue H., Okazaki Y., Tsuchioka H., Maruyama M., Yoshida M. and Akagawa Y.：Maximal voluntary tongue pressure is decreased in Japanese frail elderly persons. Gerodontology. 2012; 29: e1078-85.

6) Fox M. R. and Bredenoord A. J.：Oesophageal high-resolution manometry: moving from research into clinical practice. Gut. 2008; 57: 405-23.

7) Takasaki K., Umeki H., Enatsu K., Tanaka F., Sakihama N., Kumagami H. and Takahashi H.: Investigation of pharyngeal swallowing function using high-resolution manometry. Laryngoscope. 2008; 118: 1729-32.

8) McCulloch T. M., Hoffman M. R. and Ciucci M. R.: High-resolution manometry of pharyngeal swallow pressure events associated with head turn and chin tuck. Ann Otol Rhinol Laryngol. 2010; 119: 369-76.

9) Aida S., Takeishi R., Magara J., Watanabe M., Ito K., Nakamura Y., Tsujimura T., Hayashi H. and Inoue M.: Peripheral and central control of swallowing initiation in healthy humans. Physiol Behav. 2015; 151: 401-11.

10) Jean A.: Brain stem control of swallowing: neuronal network and cellular mechanisms. Physiol Rev. 2001; 81: 929-69.

11) Yoneyama T., Yoshida M., Matsui T. and Sasaki H.: Oral care and pneumonia. Oral Care Working Group. Lancet. 1999; 354: 515.

12) Yoshino A., Ebihara T., Ebihara S., Fuji H. and Sasaki H.: Daily oral care and risk factors for pneumonia among elderly nursing home patients. JAMA. 2001; 286: 2235-6.

13) Watando A., Ebihara S., Ebihara T., Okazaki T., Takahashi H., Asada M. and Sasaki H.: Daily oral care and cough reflex sensitivity in elderly nursing home patients. Chest. 2004; 126: 1066-70.

14) Eilers J. and Epstein J. B.: Assessment and measurement of oral mucositis. Semin Oncol Nurs. 2004; 20: 22-9.

15) Freed M. L., Freed L., Chatburn R. L. and Christian M.: Electrical stimulation for swallowing disorders caused by stroke. Respir Care. 2001; 46: 466-74.

16) Leelamanit V., Limsakul C. and Geater A.: Synchronized electrical stimulation in treating pharyngeal dysphagia. Laryngoscope. 2002; 112: 2204-10.

17) Ludlow C. L., Humbert I., Saxon K., Poletto C., Sonies B. and Crujido L.: Effects of surface electrical stimulation both at rest and during swallowing in chronic pharyngeal Dysphagia. Dysphagia. 2007; 22: 1-10.

18) Fraser C., Rothwell J., Power M., Hobson A., Thompson D. and Hamdy S.: Differential changes in human pharyngoesophageal motor excitability induced by swallowing, pharyngeal stimulation, and anesthesia. Am J Physiol Gastrointest Liver Physiol. 2003; 285: G137-44.

19) Power M., Fraser C., Hobson A., Rothwell J. C., Mistry S., Nicholson D. A., Thompson D. G. and Hamdy S.：Changes in pharyngeal corticobulbar excitability and swallowing behavior after oral stimulation. Am J Physiol Gastrointest Liver Physiol. 2004; 286: G45-50.

20) Furuta T., Takemura M., Tsujita J. and Oku Y.：Interferential electric stimulation applied to the neck increases swallowing frequency. Dysphagia. 2012; 27: 94-100.

21) Tsukano H., Taniguchi H., Hori K., Tsujimura T., Nakamura Y. and Inoue M.：Individual-dependent effects of pharyngeal electrical stimulation on swallowing in healthy humans. Physiol Behav. 2012; 106: 218-23.

22) Steele C. M., Alsanei W. A., Ayanikalath S., Barbon C. E., Chen J., Cichero J. A., Coutts K., Dantas R. O., Duivestein J., Giosa L., Hanson B., Lam P., Lecko C., Leigh C., Nagy A., Namasivayam A. M., Nascimento W. V., odendaal I., Smith C. H. and Wang H.：The influence of food texture and liquid consistency modification on swallowing physiology and function: a systematic review. Dysphagia. 2016; 30: 2-26.

第3章 脊髄損傷のリハビリテーション

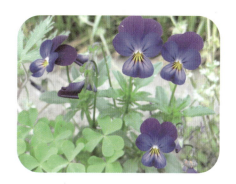

第3章 脊髄損傷のリハビリテーション

　脊髄損傷は、交通事故や転倒・転落、スポーツなどの外傷によるさまざまな原因で発現する。一方腫瘍、血管障害、感染症など非外傷性の原因によっても脊髄には障害が発症する。脊髄損傷は多発外傷を伴うことも多く、障害も重度であることが多いために、リハビリテーション（以下リハ）に技術を要する疾患のひとつである。脊髄損傷患者のリハを進めるうえで最も重要なことは、残存機能を適切に評価し、合併症の診断と適切な医学的管理を行うことである。麻痺の高位と完全麻痺なのか不全麻痺であるのかを診断し、機能や構造、活動上の能力を評価してその予後を予測することは、在宅や社会生活での人的なサポートや必要な支援および治療機器を見極めるうえで非常に重要である。また、受傷後に発生するさまざまな合併症に対する評価と管理が適切に行われることは、患者の社会復帰へのカギとなる。それ以外にも、年齢、全身状態、体格、既往歴、脊椎の治療方法に加え、リハへの理解や動機がリハの進行やゴールに影響する。

1 脊髄損傷の評価と予後予測

1.1 機能障害の評価

　麻痺高位は、画像診断のみで正確に評価するのは困難であり、従来の神経学的診察法に加えて ASIA（American Spinal Injury Association：アメリカ脊髄損傷協会）機能障害尺度による評価を行い、機能障害の予後評価などにも活用できる（表3.1 英語版は巻末資料 参照）。

　麻痺の程度の判定には AIS（American Spinal Injury Association Impairment Scale）が用いられるようになっている。

　完全麻痺とは、肛門感覚脱失と定義される。麻痺が重度となれば、最後に残存するのは肛門周囲の触覚である。仙髄領域の感覚が残っていれば不全麻痺とされ、その後の機能予後の変化に大きく影響を与えることが知られている。

1.2 脊髄損傷の予後予測

　不全麻痺においては残存機能が一様でなく、受傷後数カ月以降も神経症状が変化することがあり、急性期の時点で予後能力を判断することは困難なことが多い。一方、完全麻痺では残存機能高位を評価することで早期に能力的予後を予測することができる場合が多い（表3.2）。

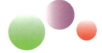

1 脊髄損傷の評価と予後予測

表 3.1 ASIA/ISCoS 分類表

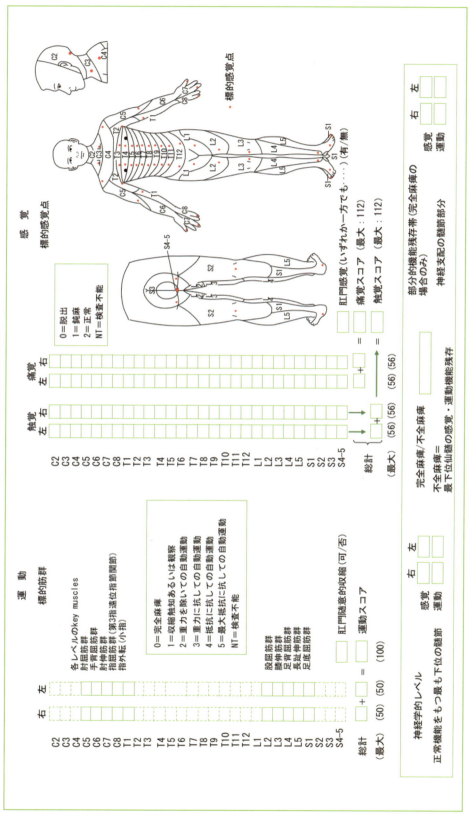

表3.2 脊髄損傷完全麻痺において予測される獲得可能な能力

残存高位	主な残存筋	可能な自動運動	獲得可能な日常生活動作	移動手段
C1-C3	胸鎖乳突筋、僧帽筋	頸の屈曲	全介助、呼吸補助装置が必要	全介助
C4	横隔膜	頸の伸展	基本的には全介助、舌・息・声などでのコンピューター操作、マウススティック操作、電動のティルト式車いすでの体重移動	電動車いすの、舌・顎・ブレスコントローラーでの操作
C5	三角筋、上腕二頭筋	肩の屈曲・外転肘の屈曲	コップからの水飲み、手関節固定装具での食事動作、歯磨き、装具を利用しての洗顔・書字・タイピングなど、改良した上着の着衣が可能な例もある、側方への重心移動	自走用車いすの平坦な場所での短距離駆動、ハンドコントローラーでの電動車いす操作
C6	撓側手根伸筋	手関節の伸展（背屈）	セッティングにより食事・上位着衣・改良した下位着衣可能となる例もある、前方への重心移動	器具を使用してベッド移乗、介助下での水平移動、屋内の車いす駆動
C7	上腕三頭筋、手指伸筋、撓側手根屈筋	肘の伸展、手関節の屈曲（掌屈）	食事動作・着衣の自立、家庭用の用具を利用しての入浴	水平移動でのベッド移乗自立、屋外の車いす駆動
C8	浅・深指屈筋、長・短母指伸筋	指の屈曲・伸展	食事、着衣、セッティングによる排泄管理	段差やカーブを含む車いす駆動、車いすと車の移乗
T1	骨間筋	指の外転	すべてのADL自立	床から車いすへの移動
T2-L1	肋間筋、広背筋、腹筋			装具を利用しての立位保持
L2	腸腰筋			杖と長下肢装具での屋内交互歩行の可能性
L3	大腿四頭筋			屋外での歩行の装具歩行の可能性、短下肢装具での歩行の可能性
L4	前脛骨筋			補助具なしでの歩行の可能性

また、頸髄損傷では、Zancolli 分類（表 3.3）による上肢機能評価が用いられることが多く、これにより機能レベル別の諸動作の達成の可能性を求めることができる。この分類は、特に C6 を中心としたグループの中でも幅広い機能差を持つクラスを表現するのに適した分類方法である。

不全麻痺の中には、上肢の麻痺が優位な中心性脊髄損傷、Brown-Sequard 症候群（脊髄半側傷害）など特徴的な症状を呈す症例もある。Brown-Sequard 症候群では、比較的予後が良好とされている。

表 3.3 Zancolli 分類

臨床上の グループ	頸髄髄節 （下限）	基本となる 機能筋	分類群			
1 肘関節屈曲	C5	上腕二頭筋、上腕筋	A	腕橈骨筋は作用しない。		
			B	腕橈骨筋は作用する。		
2 手関節背屈	C6	長橈側手根屈筋	A	手関節背屈が弱い。		
			B	手関節背屈が強い	I	円回内筋と橈側手根屈筋は作用しない。
					II	円回内筋は作用するが、橈側手根屈筋は作用しない。
					III	円回内筋・橈側手根屈筋・上腕三頭筋とも作用する。
3 手外筋による手指伸展	C7	総指伸筋 小指伸筋 尺側手根伸筋	A	尺側の手指の伸展は完全であるが、母指と橈側の手指は麻痺している。		
			B	手指の伸展は完全だが、母指の伸展は弱い。		
4 手外筋による手指屈曲と母指伸展	C8	深指屈筋 固有示指伸筋 長母指伸筋	A	尺側の手指の屈曲は完全で、橈側の手指と母指の屈曲は麻痺している。 母指の伸展は完全である。		
			B	手指の屈曲は完全だが、母指の屈曲は弱い。手掌の筋は弱く手指の手内筋は麻痺している。浅指屈筋は作用しているか、あるいはしていない。		

出典）神奈川リハビリテーション病院　脊髄損傷リハビリテーションマニュアルより

2 急性期の合併症とその医学的管理について

脊髄損傷発症直後は、さまざまな合併症が発生し、しばしば致命的となるような重篤な合併症も起こり得る。急性期の病態を十分に評価・把握しながら、医学的管理と並行して早期にベッドサイドからのリハを開始していく必要がある。

頸髄損傷患者では、各髄節から分岐する交感神経路が遮断され、延髄から分岐す

る副交感神経路が保たれることで、副交感神経優位となる。このことが、合併症の発生と大きく関連している（表3.4）。

2.1 呼吸器合併症とその管理について

　最も問題となるのは、頸髄損傷患者に発生する呼吸器合併症であり、気管切開や人工呼吸器などの必要性の判断とともに、排痰訓練、排痰介助、腹式呼吸、胸郭可動域改善、リラクゼーションなどの呼吸リハが非常に重要である。

　脊髄損傷、特に頸髄損傷における合併症でその頻度が多く、リスクの大きいものは呼吸器合併症である。横隔膜の機能が残っていても、咳嗽時に作用する肋間筋や腹筋群（表3.5）が麻痺しているため、痰の貯留による無気肺や肺炎が生じやすくなる（図3.1）。また、急性期は交感神経が遮断され、副交感神経が優位な状況となるので、気管内分泌物の増加や気道の狭小化が起こりやすく、痰が増加し排出しにくい状態となる。これに加え、長時間の臥床、輸液による肺水腫なども痰の貯留を加速する。

　頸髄損傷患者では、呼気・吸気両相での障害が起こり、胸髄以下の麻痺では呼気筋に麻痺が起こることになる。

　吸気筋力が低下することで、1回換気量が低下し、浅く早い呼吸となり、胸郭の弾性の消失、微小無気肺が発生する。結果的に呼吸筋仕事量が増加し、低酸素血症、高二酸化炭素血症を引き起こす。特に夜間は低換気となりやすい。

　呼気筋筋力の低下により、咳が弱くなるため、無気肺や肺炎が発生する（表3.6）。

〈発症後早期の呼吸管理〉

　頸髄損傷発症後は、数時間～数日単位で呼吸状態の変化を来す可能性があるので、注意が必要である。肺合併症は予防することが最も大切である。体位ドレナージ、集中的な呼吸理学療法（排痰介助、呼気にあわせた胸腹部圧迫）、適切な吸引、吸入や去痰薬、カフアシスト、NPPV（非侵襲的陽圧換気）の利用などが検討されるべきであり、肺活量が少ない（500 ml 以下）の患者では、痰の管理のためにも気管切開を考慮すべきとされる。呼吸補助筋を利用していくために、頸部筋や肩甲帯筋の筋力を保ち、拘縮を起こさないことも大切である。

2.2 循環器合併症とその管理について

　副交感神経優位となることで心臓も抑制的に働き、徐脈傾向となり、また全身の血管の拡張により血圧も低下する。徐脈や血圧低下は、体内のホメオスタシスによ

2 急性期の合併症とその医学的管理について

表3.4 自律神経の各臓器への作用

交感神経の作用	臓 器	副交感神経の作用
弛　　　緩	気管支平滑筋	収　　　縮
抑　　　制	気管支分泌腺	促　　　進
心拍数増加	洞房結節	心拍数減少
弛　　　緩	消化管の平滑筋	収　　　縮
抑　　　制	消化管の分泌腺	促　　　進
収縮（血圧上昇）	体幹・四肢の血管	弛緩（血圧低下）
分泌（発汗促進）	体幹・四肢の汗腺	抑制（発汗減少）

表3.5 呼気時・吸気時に働く筋

呼気時・吸気時	働く筋
安静時吸気	■横隔膜（安静時の吸気の65%） 　→第3～5頸髄節支配 　その他、外肋間筋、内肋間筋 　（補助筋-僧帽筋、胸鎖乳突筋）
努力吸気時	■胸鎖乳突筋、前・中・後斜角筋、僧帽筋
安静時呼気	■横隔膜の弛緩で起こり、筋は働かないことが多い。
努力呼気時 （咳嗽など）	■腹筋群（腹直筋、内・外腹斜筋、腹横筋）、内肋間筋→胸腰髄節支配）

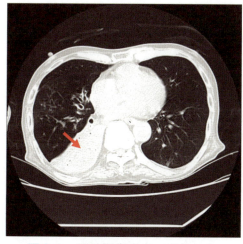

図3.1 脊髄損傷患者で発生した右下葉無気肺

表3.6 脊髄損傷のレベルと肺活量[2]

受傷高位	肺活量の目安
C4	約40%
C5	約50%
C6	約50%
C7	約70%

り徐々に改善していくが、循環動態の維持の目的で、一時的にカテコラミンなどの投薬を行うこともある。体位変換や吸痰などの刺激で、容易に迷走神経反射を誘発し、突然の低血圧・徐脈を起こし得るので、注意が必要である。

2.3 その他の合併症とその管理について

急性期から適切なリハを行うことで、関節拘縮や異所性骨化、褥瘡などをある程度予防することが可能である。麻痺域の知覚は低下しており、また、自己での体動も困難なため、わずか数十分で褥瘡は発生する。エアマットの利用や2～3時間ごとの定期的な体位交換が必要である。また、リハスタッフのみで行うリハは時間の制約があるため、病棟スタッフや介護者との協力のなかで進めていく必要がある。

3 慢性期にかけての合併症とその医学的管理について

脊髄損傷受傷後、患者の状態が安定したら、関節可動域訓練、抵抗運動や良肢位でのポジショニング、移乗動作など機能回復に向けてリハを開始する。リハが必要な期間には、理学療法士や作業療法士が患者への筋力強化、関節可動域訓練、代償的な動作の獲得訓練を実施する。その際には、適切な装具や日常生活用具、環境制御装置などの活用が勧められる。リハの方法について、どの進め方がよいのかというエビデンスは少なく今後の検討課題である。

3.1 循環系の合併症
(1) 自律神経過反射
1) 原因

第5胸髄節残存以上の損傷では、自律神経過反射(autonomic dysreflexia)とよばれる現象が起こり得る。痛みや不快な刺激の結果起こる脈拍上昇や血管収縮や拡張といった自律神経の反応が失われたことによるものである。第6胸髄節残存以下の患者では、正常な自律神経反応が起こり、自律神経過反射は起こらない。

2) 機序

麻痺レベル以下への不快な刺激により全身の血管収縮とそれに伴う血圧上昇が起こる。そのため、中枢(脳)からの信号で代償的な徐脈や麻痺レベルより上部での血管拡張が起こるが、血圧を下降させるには不十分なため高血圧・発汗・徐脈などが起こる。

3) 発症時期

発症後1カ月以内では起こりにくいが、1年以内には出現する。

4) 頻度
第5胸髄節以上の脊髄損傷患者の20〜70%で起こり得る。

5) 典型的症状
頭痛、発汗、顔面紅潮、血圧上昇、徐脈、視力障害（かすみ眼）、不安、吐気などを伴い、重度の過反射では、脳出血、痙攣、心停止にまで至ることもある。

6) 誘発刺激因子
膀胱への尿の貯留が最も多く、便秘、褥瘡、骨折、内蔵器障害、性行為、痛み刺激を伴う医療行為や分娩などがある。

7) 対策
①血圧の測定、持続観察　②頭部を挙上　③衣類を緩める　④原因除去（膀胱内尿の導尿、直腸内の便の排出）　⑤降圧薬の投与などを行う。

(2) 冠動脈疾患
脊髄損傷により筋肉量が減少し脂肪が増えることや、受傷後の運動不足により、健常者よりも脂質代謝異常や糖尿病の罹患が多く、冠動脈疾患が健常人の3〜10倍とされる[3]。手動式エルゴや手動サイクリング、水泳、筋肉への電気刺激など勧められるが、自律神経反応の低下や筋肉量減少により、慢性期には運動能力が低下しやすい。

(3) 起立性低血圧 (Orthostatic hypotension)
末梢血管の拡張により、急性期から数カ月間で起こりやすいが、下肢の筋緊張の変化などにより改善することが多い。慢性期の起立性低血圧は、ベッド上安静が長い場合や、飲水摂取量が不十分な時に起こりやすい。

対策として、ゆっくり姿勢を変えたり、弾性ストッキングや腹帯で血液の静脈プールを減少させることで軽減される。時として、塩分摂取を強化し、アドレナリン作動薬や鉱質コルチコイドの内服を行うこともある。

(4) 深部静脈血栓症 (Deep vein thrombosis：DVT)
脊髄損傷患者では、外傷や急性期の手術、下肢の麻痺などにより、全患者で中等度以上の血栓発生のリスクを持つことになる。特に下肢麻痺が重度な症例においては、急性期の段階で高頻度に深部静脈血栓が発生するため、予防（薬物治療、弾性ストッキング、関節可動域訓練）とともに、局所の継続的な診察や血管エコーなどによる検査を行うことが重要である。感覚障害が重度な患者においてフットポンプを使用する場合は、皮膚障害を発症する場合があるので、その使用には十分注意が必要である。

DVTによる肺塞栓は、検査や治療が進んだ現在でも、早期の呼吸器合併症のひとつである。予防的に約3カ月程度の抗凝固療法を行うという考え方もある。診断や治療については、日本循環器病学会らがまとめた「肺塞栓症および深部静脈血栓症の診断、治療、予防に関するガイドライン[4)7)]」を参照されたい。

3.2 呼吸器系の合併症

頸髄や上位胸髄の損傷患者では、呼吸筋麻痺のために、咳嗽による気道分泌物の喀出力が低下し、肺炎や無気肺の発生の危険性が高くなる。急性期以降の呼吸筋麻痺や人工呼吸器の必要性などは脊髄損傷のレベルと重症度に関係する。肺炎や無気肺の発生は、受傷後1年以内が最も多いが、生涯にわたって肺炎のリスクは続くため、肺理学療法やワクチン接種などで肺炎発生を予防することが必要である。また、排痰介助を介護者に指導していく必要もある。

3.3 尿路系の合併症

神経因性膀胱からの膀胱機能障害が起こり、感染症や膀胱尿管逆流症（vesicoureteral reflux：VUR）、尿路結石や腎不全などが発生する。かつては脊髄損傷患者の合併症・死因の多数を占めていたが、現在では適切な評価と管理により、その頻度は減少している。例え歩行可能であっても、膀胱直腸障害を呈することがあるため、注意が必要である。

膀胱機能不全とは、尿の貯留と排出の障害である。通常は橋にある排尿中枢が排尿筋と括約筋との間の協調関係（尿道括約筋が弛緩した後に排尿筋が収縮する）をつかさどっているが、脊髄障害では橋の排尿中枢と仙髄にある脊髄排尿中枢との間の情報伝達に支障が生じる。その結果、この協調関係が崩れ、排尿筋収縮時に尿道括約筋が不随意収縮を来す病態が生じる。脊髄損傷では主に尿意の喪失と、膀胱括約筋と排尿筋の協調不全が生じ、過活動膀胱、排尿筋括約筋協調不全、尿閉などの状態が起こり得る。

脊髄損傷患者の場合、損傷のレベルや程度に関わらず、膀胱機能の評価は必ず行われる必要がある。

脊髄損傷患者での排尿管理の目標は、膀胱内圧の上昇や尿閉、失禁、感染を防ぎ、腎不全を予防することである。膀胱検査に基づいた適切な排尿管理は、受傷後なるべく早く検討していく必要がある。膀胱の緊張を軽減するため抗コリン薬、膀胱容量増大のためにβ_3受容体刺激薬が使用され、膀胱収縮力が低下している患者には、α受容体遮断薬などが選択される場合がある。

(1) 主な排尿管理方法

1) 清潔間欠的導尿 (clean intermittent catheterization：CIC)

本人もしくは介護者が消毒されているカテーテルを尿道から膀胱へ入れて尿を排出させる方法である。膀胱留置カテーテルに比べて感染症の発生が少ない。飲水量と1回排尿量の関係から導尿時間を検討し、尿量500 ml以下で行う必要がある。

第6頸髄節残存より下位の脊髄損傷の患者では、可能な限り自己導尿を目指せるとよいが、習得までには訓練や器具などの工夫が必要である。

2) 膀胱留置カテーテル

本人もしくは介護者によるCICを行えない患者は、膀胱留置カテーテルを使用することになる。感染症やカテーテルの閉塞の発生予防に、カテーテルの固定場所の調整や定期的な交換を行う必要がある。カテーテルを留置していても、膀胱の過活動による自律神経過反射や尿失禁の軽減のために、抗コリン薬が必要な場合もある。

(2) 尿路系の主な合併症

1) 感染症

脊髄損傷患者の尿路感染症や敗血症からの死亡率も多く報告されている。導尿回数が少ないこと、1回の導尿量が多いこと、留置カテーテルの利用がリスクとなる。尿路感染症を繰り返す症例には、膀胱機能評価やそれをもとにした排尿管理方法の検討が必要である。

2) 結石

腎、尿管、膀胱などに発生する結石は、しばしば再発する。痛みを感じにくいが、痙縮の増加や自律神経過反射の増加は、結石などの発生と関連することがある。

3) 膀胱尿管逆流症 (vesicoureteral reflux：VUR)

尿は腎臓でつくられ、尿管・膀胱・尿道へと流れ、通常は逆流防止弁の作用もありその流れは一方通行である。膀胱に貯留した尿が、尿管、そして腎臓へと逆流する現象を膀胱尿管逆流症とよび、脊髄損傷患者では、膀胱内圧の上昇や尿路感染症の再発を繰り返すことの結果、全体の約15％にVURが出現しているという報告もある[5]。VURの持続により水腎症や腎不全を来す。抗コリン薬の使用や導尿回数を増加してもVURが持続する場合には、留置カテーテルや外科的治療の必要性を検討する必要がある（図3.2）。

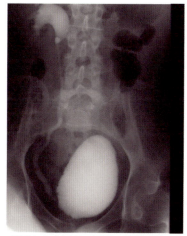

膀胱から右尿管・腎盂へ逆流を認める

図3.2　VUR

4) 腎不全

脊髄損傷発症からの時間が長くなるほど腎不全の発生率は高くなっており、20年で25％と報告されている。膀胱留置カテーテルの使用、VUR、加齢が腎不全のリスクである[7)9)]。

3.4 性機能障害

脊髄損傷後に、性欲減退、勃起不能や不妊などが出現する場合がある。男性の勃起障害は75％で発生、薬剤や補助的道具、人工補てん物の挿入などが試みられる[6)]。男性の不妊の原因となる勃起、射精の障害と精子の質の低下が高頻度に起こり、人工授精などが必要となることが多い。

女性の性的反応も障害されるが、排卵や妊娠については障害されにくい。健常人に比べて出産率が低いのは、個人の選択の影響と考えられる。感染や自律神経過反射などの関与もあり、脊髄損傷患者の出産は高リスクとされている。

3.5 消化器系の合併症

(1) 腸管機能不全

腸管機能不全は脊髄損傷患者では多くの患者で出現し、生活の質に大きく影響する。この問題に対して、よい結果を導くには、多面的なアプローチが必要である。主に2パターンの腸管障害が起こり得る。

1) 円錐部（胸腰椎移行部）以上の障害

脊髄と腸管の神経系の関係は保たれるが、その結果骨盤筋群の反射性亢進が起こり、自発的に肛門括約筋を弛緩させることが難しくなる。結果的に便の排出ができないことによる便秘に陥る。

2) 円錐部以下の障害

無反射腸管では、便の移送がゆっくりとなり、肛門括約筋筋緊張の低下により頻回な失便を伴う便秘となる。

排便管理についての研究報告は少なく、経験者や臨床家の意見が参考にされる場合が多い。脊髄損傷発症後早期に、便秘と失便を予防するため、病前の排便パターンなどをもとにして、計画的・定期的な便の排出を組み立てていくべきである。

一般的には、隔日、食後などに坐薬などを使用して行われる。その後数分おいて、肛門への刺激（摘便）を排便があるまで繰り返す。深呼吸、バルサルバ法、前傾姿勢などが排便の助けになるかも知れない。

排便管理のパターンが確立されるまで、何種類かの下剤を使用していく場合があ

るが、これらの下剤は長期的な使用により副作用もあるので、徐々に減量していくことが望ましい。

便の問題の解決のために通常の食事も大切で、食物繊維分を多めに摂り（30ｇ以上）、乳製品や脂肪製品は控えるべきである。膀胱の問題で水分制限を行うことはあるが、排便コントロールのためには、1日2～3ℓ程度の尿排泄があること望ましい。

高度な便秘には浣腸などの使用も検討を要するが、レントゲンやときには大腸カメラなどで便秘の状態や原因を評価していく必要がある。定期的な洗腸により、便秘と失便が減ったという報告もある。

(2) その他の消化器系合併症

頻回な摘便、坐薬、浣腸などの使用により、痔核も頻繁にみられる。便を柔らかくしたり、肛門への刺激を少なくしたり、軟膏などの塗布で対応する。出血を繰り返したり、過反射を誘発したりする際には、外科的な処置について検討する必要もある。脊髄損傷患者での胆嚢炎、上部消化管出血、膵炎や虫垂炎、上腸間膜動脈症候群なども度々発生するが、症状が乏しいため発見が遅れることも多く、注意が必要である。

3.6 骨代謝系の合併症

(1) 異所性骨化（Heterotopic ossification）

麻痺域の関節の周辺の軟部組織への骨の堆積である。これは、発症12週までの脊髄損傷患者の約半数近くに起こるといわれている。しかし、関節可動域制限や局所の腫れなどの症状があるのは10～20％程度である。典型的には麻痺レベル以下の大関節に起こり、最も多いのは股関節である（図3.3、図3.4）。メカニズムは分かっ

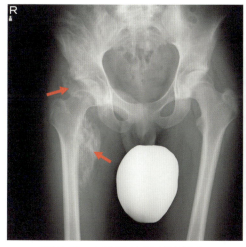

図3.3　右股関節異所性骨化

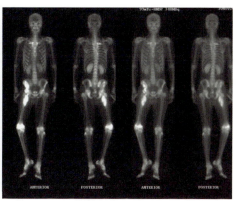

図3.4　異所性骨化　骨シンチ画像

ていないが、軟部組織にある活動休止中の骨芽前駆細胞の働きが関連していると考えられている。股関節手術、脊髄損傷、脳卒中などの何らかの刺激により、骨芽前駆細胞が骨芽細胞へ分化し、骨化すると考えられている。

　ある研究では異所性骨化は、完全麻痺患者、損傷レベルが高位の患者、胸部外傷を伴う患者でより発生が多かったと報告されている[6]。

　発症から数週間の間、石灰化はレントゲン上はっきりしないため、初期の診断では限界がある。血清アルカリフォスファターゼ（ALP）の上昇は、鑑別に有用で、骨シンチが最も信頼性のある検査である。

　異所性骨化の初期治療には、関節可動域の維持のための積極的可動域訓練と非ステロイド抗炎症薬（NSAIDs）の投与である。ビスフォスフォネート製剤も同様に有効である。一般的に早期に治療が開始されるほど、効果が高い。

(2) その他の骨代謝疾患

　脊髄損傷後は、損傷レベル以下での骨粗鬆症が発生しやすく、下肢の骨折のリスクが高まる。主に廃用と神経因子があると考えられている。まれに、受傷後初期の数カ月の間、骨量の再吸収の亢進により症候性の高カルシウム血症、カルシウム尿症が起こることがある。高カルシウム血症の症状として、吐き気・嘔吐・食欲不振・傾眠・多尿が起こり、腎結石も起こりやすくなる。

3.7 褥瘡 (Pressure ulcer)

　褥瘡は、一般的に骨突出部の除圧不足により発生し得る（表3.7、図3.5）。摩擦、拘縮、栄養状態、麻痺レベル以下の生理学的変化も褥瘡発生に関与する。数時間から数日で褥瘡は発生し、再発例、多発例も多く、放置すると致命的な状況となることもある。

　褥瘡は予防が最も重要であり、毎日の皮膚確認、定期的な好発部位の除圧と過度の加湿の除去、体圧分散クッションやマットレスの使用、適切な栄養補充と体重維持が必要である。褥瘡が発生した際には、その後のリハや生活の大きな阻害因子となり、社会復帰が遅滞する要因となる。

3.8 痙縮 (Spasticity)

　α運動神経の下行抑制線維の障害により起こるといわれており、筋の緊張亢進が起こる。痛み、可動域の低下、拘縮、筋スパズムなどで、睡眠や生活に支障を来すこともあるが、一方で移乗や起立などの一定の動作を行いやすくしたり、静脈還流量を促進したり、DVTを抑制したり、低血圧を予防するようなよい効果もある。痙

表 3.7 脊髄損傷患者の褥瘡発生部位[7]

坐　骨	31%
大転子	26%
仙　骨	18%
踵　骨	5%
外　踝	4%
足	2%

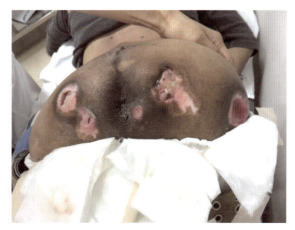

図 3.5　慢性期脊髄損傷患者の多発褥瘡

縮を完全に止めるのは困難であり、その必要性も低い。

(1) 治療

治療は、機能を阻害するような痙縮を軽減することを目標とし、非侵襲的な治療から行われるべきである。リハでのストレッチや装具を使用することは、可動域を保ち拘縮を予防するのに重要である。

(2) 主な治療方法

1) 内服薬による治療

バクロフェン、塩酸チザニジン、塩酸エペリゾン、ダントロレン、マイナートランキライザー、ジアゼパムなどが処方される。

2) 神経ブロックによる治療

ボツリヌス毒素、フェノールにより筋選択的に行われる。治療効果が継続しにくいことや、周辺組織への損傷の可能性がある。

3) 外科手術

選択的末梢神経縮小術、選択的脊髄後根切断術、脊髄後根進入部遮断術などがある。術後の痙縮の再発なども報告がある。

4) バクロフェン持続髄注療法（ITB療法）

手術によって体内に植え込んだポンプから、持続的に少量ずつバクロフェンを投与していく方法であるが、局所の感染や入れ替えの必要性などが問題となる。

3.9 疼痛

脊髄損傷患者の半数以上が、慢性の疼痛・しびれを感じることになる。部位は漠然とすることが多く、焼けるような・刺すような・電気の走るような感覚と表現さ

れ、筋骨格系の痛みとは違いがある。神経の興奮性亢進と関連しているといわれており、神経根や麻痺高位での灰白質由来の麻痺境界領域と、脊髄視床路由来の麻痺域以下の疼痛に分けられることが多い。抗てんかん薬、抗うつ薬などの薬剤で治療されることが多い。ときに生活の大きな阻害となることもあるので、薬物以外に、物理療法や心理療法など多面的なアプローチが必要と考えられる。

3.10 脊髄空洞症（syringomyelia）

外傷性頸髄損傷後、3～4％において脊髄空洞症が発生する（図3.6）。発生時期は、受傷後数カ月～数年の報告があり、麻痺や感覚障害、痛み、膀胱直腸障害を含む脊髄症の進行を認める。シャント術を含む外科的な治療が行われるが、長期的な治療予後については不十分な事例が多いことも報告されている[8]。手術により多くの場合、運動機能の改善より、痛みの緩和が得られやすい。

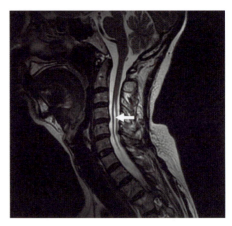

図3.6　脊髄空洞症　MRI

3.11 心理・精神の合併症

脊髄損傷受傷後は、その重症度と関係なく、20～45％の患者がうつ状態に陥るといわれている。受傷後早期から1カ月以内での症状出現が多く、自殺率は同年代の健常人と比較して4～5倍ともいわれている。もちろん、うつ状態はリハビリの進行や在宅復帰の阻害にもなり得る。脊髄損傷患者では、定期的にうつ傾向についてのスクリーニングを行うべきである[10]。

脊髄損傷受傷後の抑うつ状態を、当然の反応として扱わず、心理カウンセリングや向精神薬などでの治療、ピアサポートグループによる介入を行うべきである。

3.12 体温調節障害

自律神経経路の障害により、感覚障害の領域においては、血管運動や発汗運動が障害され、体温調節効果器が減少し、麻痺肢からの筋骨格ポンプの活動の減少が起こる。そのため、運動時や気温上昇に対しての高体温や、気温低下時に低体温となることがある。また、感染症時などに発熱反応が鈍かったり低体温となったりする。それとは反対に、外気温によって、感染症などの誘因なしに低体温や高体温となっ

たりすることも報告されている。

　脊髄損傷を負った患者が、急性期から社会復帰するまでは、長い治療とリハ期間が必要である。その間に、適切な合併症の予防と管理がなされ、患者や家族自身が障害について正しく理解し、今後の生活で起こり得るトラブルやその対策について知識を得ることが大切である。脊髄損傷患者のリハを進める際には、患者の身体的能力を適切に評価し、その能力を最大に生かせるように支援し、また心理や社会的問題にもともに向きあい、家庭復帰・社会復帰に向けてチームでの取り組みを行っていきたいものである。

問　題

1　ASIAによる脊髄損傷の神経学的・機能的国際評価表の感覚機能の髄節領域を図に示す。番号の標的感覚を含む領域と脊髄レベルの組み合わせで正しいものはどれか。

a. ①—C4
b. ②—C7
c. ③—TH10
d. ④—L1
e. ⑤—S1

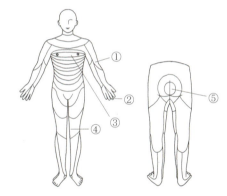

2　脊髄残存髄節と図に示す可能な動作の組み合わせで誤っているのはどれか。

a. 第5頸髄節—車いす駆動
b. 第6頸髄節—起き上がり
c. 第7頸髄節—起き上がり
d. 第1胸髄節—装具歩行
e. 第2腰髄節—装具歩行

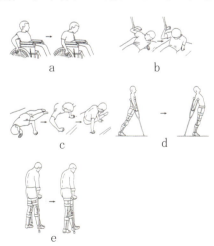

第3章 脊髄損傷のリハビリテーション

3 20歳の女性。頸髄完全損傷、Zancolli の四肢麻痺上肢機能分類で C6A。洗顔動作を図に示す。左上肢を用いて体幹を前傾し洗面台に顔を近づけることができる。この動作の力源となる筋はどれか。

a. 三角筋
b. 腕橈骨筋
c. 上腕二頭筋
d. 橈側手根屈筋
e. 橈側手根伸筋

4 70歳女性。頸髄完全損傷で第4頸髄節機能残存。認知機能は正常である。受傷後6カ月で在宅生活となり、訪問リハビリテーション時に踵部の発赤を認めた。原因として最も考えられるのはどれか。

a. 痙縮
b. 褥瘡
c. 骨萎縮
d. 静脈血栓
e. 異所性骨化

5 排尿・畜尿機構で正しいのはどれか。

a. 排尿筋は平滑筋である。
b. 排尿の一次中枢は腰髄にある。
c. 外尿道括約筋は陰部神経活動で弛緩する。
d. 副交感神経を刺激すると排尿筋は弛緩する。
e. 排尿を我慢する時、副交感神経が優位となる。

6 排便機構で正しいのはどれいか。

a. 排便中枢は第10〜12胸髄に存在する。
b. 排便反射では、外肛門括約筋が収縮する。
c. 下行結腸に便が貯留すると便意を感じる。
d. 胃結腸反射により、結腸の蠕動が亢進する。
e. 副交感神経系は消化管運動に抑制的に作用する。

7 脊髄損傷患者の機能残存レベルと車いすの処方の組み合わせで適切でないのはどれか。
 a. C4—チンコントロール電動車いす
 b. C5—水平ノブ付きハンドリム
 c. C6—取り外し式肘当て
 d. C7—長いブレーキレバー
 e. TH10—低いバックレスト

8 Zancolli の四肢麻痺上肢機能分類で C6BⅢ3 で機能が残存している筋はどれか。2つ選べ。
 A. 円回内筋
 b. 総指伸筋
 c. 深指屈筋
 d. 上腕三頭筋
 e. 尺側手根伸筋

9 脊髄損傷の自律神経過反射でみられるのはどれか。2つ選べ。
 a. 頻脈
 b. 高血圧
 c. 低血糖
 d. 顔面紅潮
 e. 損傷レベルより下の発汗

10 わが国の脊髄損傷の疫学について正しいのはどれか。
 a. 男性よりも女性が多い。
 b. 不全損傷よりも完全損傷が多い。
 c. 頸髄損傷よりも胸腰髄損傷が多い。
 d. 原因はスポーツ事故よりも転倒が多い。
 e. 受傷年齢は 20 代をピークとした 1 峰性を示す。

引用文献

1) http://asia-spinalinjury.org/wp-content/uploads/2016/02/International_Stds_Dia-gram_Worksheet.pdf（平成28年11月13日閲覧）
2) Scand J Rehabil Med. 1993 Jun;25(2):73-7.Lung volumes in tetraplegic patients according to cervical spinal cord injury level.Anke A Scand J Rehabil Med. 1993 Jun;25(2):73-7.
3) Cardiovascular disease in spinal cord injury：an overview of prevalence, risk, evaluation, and management.Myers J, Lee M, Kiratli J SO Am J Phys Med Rehabil.2007;86(2):142.
4) 循環器病の診断と治療に関するガイドライン（2008年度合同研究班報告）肺血栓塞栓症および深部静脈血栓症の診断、治療、予防に関するガイドライン（2009年改訂版）
5) Complications of the upper urinary tract in patients with spinal cord injury：a long-term follow-up study.Ku JH, Choi WJ, Lee KY, Jung TY, Lee JK, Park WH, Shim HB SO Urol Res.2005;33(6):435.
6) Risk factors for heterotopic ossification in patients with spinal cord injury:a case-control study of 264 patients.Citak M, Suero EM, Backhaus M, Aach M, Godry H, Meindl R, Schildhauer TA Spine (Phila Pa 1976).2012 Nov;37(23):1953-7.
7) Long-term medical complications after traumatic spinal cord injury:a regional model systems analysis.McKinley WO, Jackson AB, Cardenas DD, DeVivo MJ SO Arch Phys Med Rehabil.1999;80(11):1402.
8) A critical appraisal of syrinx cavity shunting procedures.Batzdorf U, Kle-Kamp J, Johnson JP SO J Neurosurg.1998;89(3):382.
9) Influences on renal function in chronic spinal cord injured patients.Weld KJ, Wall BM, Mangold TA, Steere EL, Dmochowski RR J Urol.2000;164(5):1490.
10) Mortality after traumatic spinal cord injury: 50 years of follow-up.Hagen EM, Lie SA, Rekand T, Gilhus NE, Gronning M J Neurol Neurosurg Psychiatry.2010;81(4):368.

第4章

障がい者スポーツ

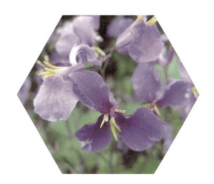

第4章 障がい者スポーツ

スポーツは世界各国で、子どもから高齢者まで幅広い年代の人々の間で親しまれている。2011年に施行された「スポーツ基本法」の冒頭には「スポーツは、世界共通の人類の文化である」と記述されており、スポーツはただ単に成績を競うだけでなく、また人種や性別や年齢により対象を限定するものではない。わが国においてはすべての国民にスポーツの権利が保障されており、障がい者もスポーツの権利を有している。

2016年4月より施行された「障害者差別解消法」では、障がい者に対する不当な差別的取り扱いのみならず、合理的配慮の不提供も差別にあたると規定されている。特に、障がい者のスポーツプログラムの普及、スポーツ指導者の養成、スポーツの環境整備は必要である。

現在、障がい者のさまざまなスポーツが国内外で開催されているが、リハビリテーション関連領域において障がい者のスポーツを学習する機会は少ない。本章では障がい者のスポーツについての基礎知識と脊髄損傷者のスポーツについて解説する。

1 障がい者のスポーツ

1.1 障がい者スポーツは特別ではない（障がい者のスポーツという言葉について）

障害者基本法において、障がい者とは「身体障害、知的障害、精神障害（発達障害を含む。）その他の心身の機能の障害（以下「障害」と総称する。）がある者であって、障害及び社会的障壁により継続的に日常生活又は社会生活に相当な制限を受ける状態にあるものをいう」と定義している。これら障害者基本法の対象となる人々が取り組むスポーツ全般を障がい者のスポーツと位置付けることもあるが、パラリンピック（Paralympic Games）に精神障がい者の出場は認められていない。

わが国では1960年代から障がい者の社会参加促進と国民に対する障がい者の理解のためにスポーツを導入していたが、身体障がい者に次いで知的障がい者、精神障がい者の順に全国障害者スポーツ大会に参加機会が整備されてきた。

パラリンピックで実施されているスポーツをパラリンピック スポーツ（Paralympic Sports）（表4.1）とよんでいる。近年、障がい者のスポーツを一般のスポーツと分けてパラスポーツ（Para Sports 例；パラ陸上競技 パラトライアスロン）とも表現することがある。

障がい者のスポーツは特別なものでもなく、障害特性を考慮して一般のスポーツの規則や用器具などを変更し、スポーツを安全に実施できるよう工夫している（例：車いすテニスの場合、ツーバウンドまで返球可能）。

表 4.1　パラリンピックスポーツ一覧

パラリンピック夏季競技種目					
アーチェリー	★	●	ヨット	★	
陸上競技	★	●	射撃	★	●
バドミントン		●	シッティングバレー	★	●
ボッチャ	★	●	競泳	★	●
カヌー	★	●	卓球	★	●
サイクリング	★	●	テコンドー		●
乗馬	★	●	トライアスロン	★	●
サッカー（5人制　脳性マヒ）	★		車いすバスケットボール	★	●
サッカー（7人制　視覚障害）	★	●	車いすダンス		
ゴールボール	★	●	車いすフェンシング	★	●
柔道	★	●	車いすラクビー	★	●
パワーリフティング	★	●	車いすテニス	★	●
ボート	★	●			

★　リオ2016パラリンピック大会実施競技
● 　東京2020パラリンピック大会実施競技

パラリンピック冬季競技種目
アルペンスキー、バイアスロン、クロスカントリースキー、アイススレッジホッケー、スノーボード、車いすカーリング

1.2 脊髄損傷のリハビリテーションとスポーツ（トータルリハビリテーションから国際大会）

　第二次世界大戦（1939年～1945年）では多くの兵士が脊髄損傷者となった。当時脊髄損傷者の生存期間は受傷後約3年といわれていた。第二次世界大戦以降、イギリスのロンドン郊外 Aylesbury にある Stoke Mandeville 病院の脊髄損傷ユニットに1943年9月、Ludwig Guttmann 医師（図4.1）が就任した。Guttmann 医師は脊髄損傷者のリハビリテーションプログラムにトータルリハビリテーションとしてスポーツを導入した。導入当時は、ダーツやパンチボールやスヌーカーが実施されたが、後に車いすポロが導入され

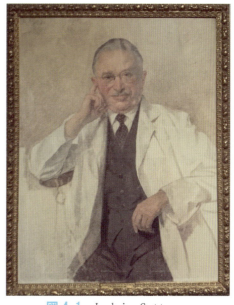

図 4.1　Ludwig Guttmann

車いすネットボール（今日でいう車いすバスケットボールの前進）へと変更された。また上肢の筋力強化や座位バランス強化の目的に、座位でのアーチェリー（図4.2）も実施された。

　1948年7月29日にはロンドンオリンピックの開会式にあわせてStoke Mandeville病院内で2チーム16名（男子14名・女子2名）の脊髄損傷者によるアーチェリー大会 Stoke Mandeville games（以下SMG）が初めて開催された。それ以来SMGは毎年開催されたが、1952年にはオランダが参加し国際大会となりInternational Stoke Mandeville games（以下ISMG）となっている。ISMGは1952年以降毎年開催され、1960年以降のオリンピック年はオリンピック開催国で開催されるようになった。1964年の東京オリンピックでは、終了後の11月に東京で開催されている。また、1960年ローマ大会を第1回パラリンピック大会としている。

1.3 パラリンピックとは

　1960年以降のParalympicはParaplegia Olympic（脊髄損傷者のオリンピック）であった（表4.2）。

　1989年にはパラリンピックを運営する団体として、国際パラリンピック委員会（International Paralympic Committee：IPC）が設立され、各国際障がい者スポーツ団体と各国パラリンピック委員会を統括した。

　2000年にシドニーで開催されたパラリンピック大会期間中に、国際オリンピック委員会とIPCにて、「オリンピック開催地はオリンピック終了後にパラリンピックを開催する」ことに合意し、2008年の北京オリンピック大会以降、オリンピック開催地の組織委員会は正式にパラリンピックも開催し、"もうひとつのオリンピック"（パラレル オリンピック（Parallel Olympic））となった。それまでは異なる組織委員会による運営であった。

　パラリンピック大会で実施される競技は夏冬大会ごとに異なる。夏期大会には車いす使用者だけでなく切断者や視覚障がい者、知的障がい者あわせて約4,000人以上の選手が世界各国から参加している。

　わが国の夏期大会の金メダル獲得数は2004年アテネパラリンピック大会以降、減少しており（表4.3）、今後障がい者のスポーツの普及啓発とともに国際的競技力を備えた多くの競技者の育成が急務である。

1.4 障がい者にとってのスポーツの効果

　Ludwig Guttmann医師の言葉、「It's ability, not disability, that counts.（失

1 障がい者のスポーツ

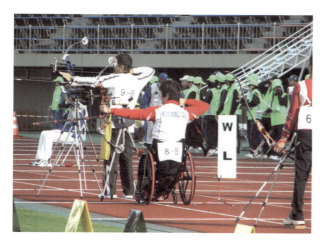

図 4.2
車いすアーチェリー

表 4.2　パラリンピック競技大会

夏季			
回	年	開催都市	開催国
1	1960	ローマ	イタリア
2	1964	東京	日本
3	1968	テルアビブ	イスラエル
4	1972	ハイデルベルク	西ドイツ
5	1976	トロント	カナダ
6	1980	アーネム	オランダ
7	1984	ニューヨーク アイレスベリー	アメリカ合衆国 イギリス
8	1988	ソウル	大韓民国
9	1992	バルセロナ	スペイン
10	1996	アトランタ	アメリカ合衆国
11	2000	シドニー	オーストラリア
12	2004	アテネ	ギリシャ
13	2008	北京	中華人民共和国
14	2012	ロンドン	イギリス
15	2016	リオデジャネイロ	ブラジル
16	2020	東京	日本

冬季			
回	年	開催都市	開催国
1	1976	エーンシェルドスヴィーク	スウェーデン
2	1980	ヤイロ	ノルウェー
3	1984	インスブルック	オーストリア
4	1988	インスブルック	オーストリア
5	1992	アルベールビル	フランス
6	1994	リレハンメル	ノルウェー
7	1998	長野	日本
8	2002	ソルトレークシティ	アメリカ合衆国
9	2006	トリノ	イタリア
10	2010	バンクーバー	カナダ
11	2014	ソチ	ロシア
12	2018	平昌	大韓民国
13	2022	北京	中華人民共和国

1984 年夏季パラリンピックは車いす競技のみ
アイレスベリーで開催

表 4.3　パラリンピック獲得メダル数

	年	開催都市	実施競技数	総種目数	日本獲得メダル数			金メダルランキング(位)
					金	銀	銅	
夏期パラリンピック大会	2000	シドニー	18	561	13	17	11	12
	2004	アテネ	19	519	17	15	20	10
	2008	北京	20	472	5	14	8	5
	2012	ロンドン	20	503	5	5	6	24
	2016	リオデジャネイロ	22	528	0	10	14	64
冬期パラリンピック大会	2002	ソルトレークシティ	4	92	0	0	3	22
	2006	トリノ	5	58	2	5	2	8
	2010	バンクーバー	5	64	3	3	5	8
	2014	ソチ	5	72	3	1	2	7

ったものを数えるな。残っているものを生かせ。）」は障がい者の機能障害と活動制限にのみ目を向けるのではなく、残存機能や活動性に目を向ける必要性を伝えるものである。障がい者にとってのスポーツは身体の運動機能の維持や強化の他に、参加についても多様な影響を与える（図4.3）。

　頸髄損傷の場合は四肢麻痺に、胸髄損傷の場合は体幹と両下肢麻痺に、腰髄損傷の場合は両下肢麻痺となるが、受傷高位や完全麻痺あるいは不全麻痺により残存機能は異なる。

　脊髄損傷者のみならず中枢神経障害の場合は、発生する随伴症状と合併症の管理に留意する必要がある。

　42.195 km（フルマラソン）をレース用車いす（図4.4）にて1時間20分14秒で完走するHeinz Frei（スイス）は「健常者はスポーツを楽しめばよいが、障がい者はスポーツをしなければ生きていけない」とコメントしている。これは、障がい者は日常生活活動やスポーツ活動も制限され、身体活動は低下傾向にあり、かつ車いす使用者はエネルギー消費が低いため、スポーツを通じての積極的な身体活動により、最大筋力や血液循環および呼吸機能、代謝機能、体温調整機能などを高めることが、健康維持に不可欠であることを意味している。

　脊髄損傷者の運動の効果について、Tajimaらの報告によると、就労脊髄損傷者を対象に生活習慣病に焦点を絞った検討では、Bモードエコーを用いた総頸動脈の内膜中膜厚は、壮年群が若年群よりも有位に高い値を示し、運動を習慣化していない脊髄損傷者では、加齢による動脈硬化易発生が示された。また、週3回程度の運動習慣のある脊髄損傷者と運動習慣のない脊髄損傷者の比較では、運動習慣のある脊髄損傷者の最大酸素摂取量は高かった。最大酸素摂取量は持久力の指標として用いられ、心拍出量と動静脈酸素較差で規定される。

　頸髄損傷者では呼吸筋群である肋間筋群の麻痺により換気障害を有し、かつ、自律神経障害により運動時に対応でき得る心拍数反応上昇はみられないことがある。頸髄損傷者が最大酸素摂取量を維持するためには、1回心拍出量の増加、酸素運搬能の改善が必要である。

　動脈硬化による血管径低下や血管弾力性低下は高血圧症となる。また降圧薬であるβ遮断薬は心拍数を低下させ、心拍出量低下となる。

　頸髄損傷者が運動やスポーツにおいて十分に循環血液量を確保するためには、心拍数反応の他に、1回心拍出量を増加させる必要がある。そのためには定期的なトレーニングによる心肥大が重要となる。

　オーストラリアでは"運動のガイドライン"として、脊髄損傷者の健康維持増進

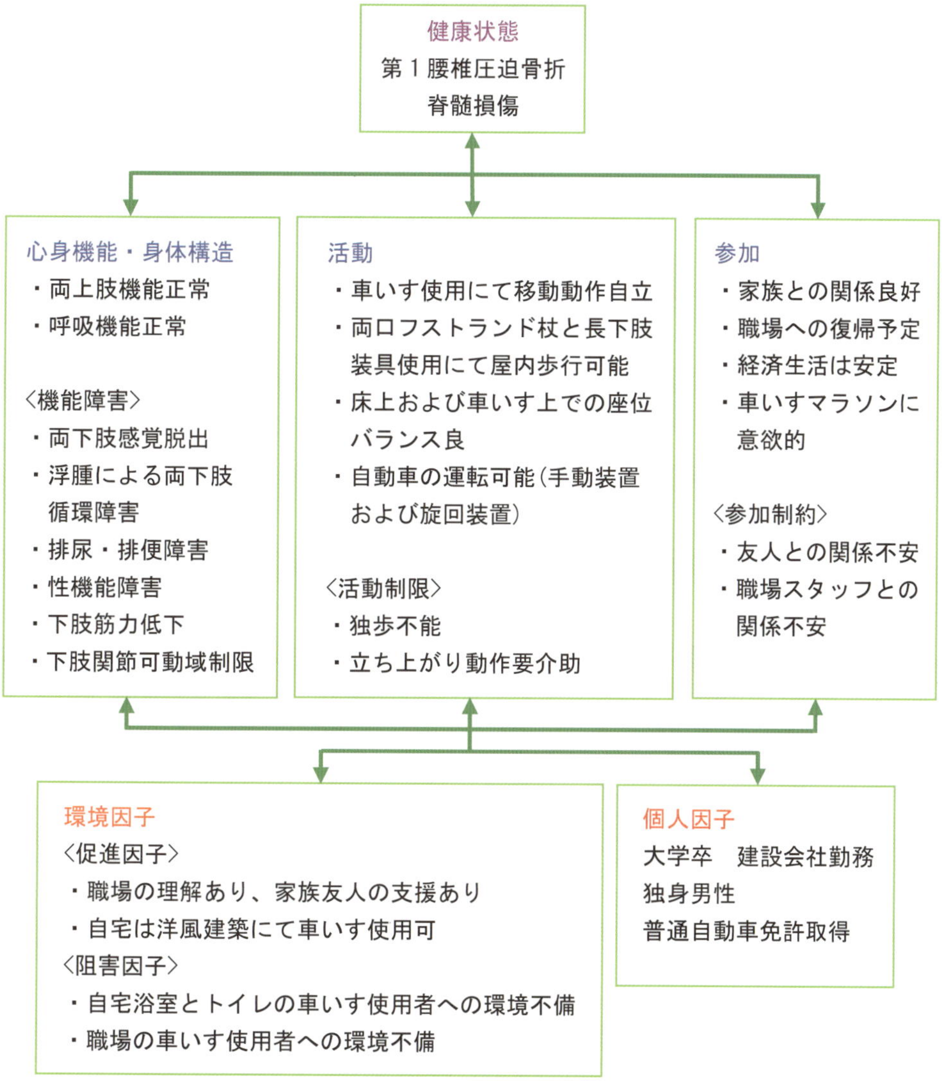

1 障がい者のスポーツ

健康状態
- 第1腰椎圧迫骨折
- 脊髄損傷

心身機能・身体構造
- 両上肢機能正常
- 呼吸機能正常

〈機能障害〉
- 両下肢感覚脱出
- 浮腫による両下肢循環障害
- 排尿・排便障害
- 性機能障害
- 下肢筋力低下
- 下肢関節可動域制限

活動
- 車いす使用にて移動動作自立
- 両ロフストランド杖と長下肢装具使用にて屋内歩行可能
- 床上および車いす上での座位バランス良
- 自動車の運転可能（手動装置および旋回装置）

〈活動制限〉
- 独歩不能
- 立ち上がり動作要介助

参加
- 家族との関係良好
- 職場への復帰予定
- 経済生活は安定
- 車いすマラソンに意欲的

〈参加制約〉
- 友人との関係不安
- 職場スタッフとの関係不安

環境因子
〈促進因子〉
- 職場の理解あり、家族友人の支援あり
- 自宅は洋風建築にて車いす使用可

〈阻害因子〉
- 自宅浴室とトイレの車いす使用者への環境不備
- 職場の車いす使用者への環境不備

個人因子
- 大学卒　建設会社勤務
- 独身男性
- 普通自動車免許取得

図4.3　第1腰椎圧迫骨折による脊髄損傷者のICFに基づく障害の整理（例）

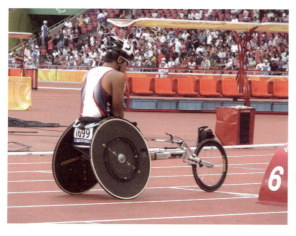

図4.4　レース用車いす

のためには、中程度の有酸素運動を1回30分以上で週5回以上、肩周囲筋を含む上肢の筋力増強を週2日以上、頸部、上肢、体幹、下肢の柔軟性トレーニングを週2日以上としている。

1.5 脊髄損傷者のスポーツにおける特異的留意点とスポーツ外傷

脊髄損傷の随伴症状と合併症（表4.4）は日常生活のみならずスポーツ活動でも増悪させてはならない。特に合併症は予防できるものであり、予防に関する脊髄損傷者自身の意識も必要である。

脊髄損傷者の残存機能は損傷高位に影響されるが、上位損傷になれば両下肢のみならず腹壁および腰部の筋群の麻痺も生じる。

表4.4 脊髄損傷の随伴症状と合併症

随伴症状	合併症
・運動麻痺	・褥瘡
・知覚麻痺	・関節拘縮
・呼吸障害	・疼痛
・循環器障害	・骨萎縮
・消化器障害	・異所性骨化
・自律神経過反射	・静脈血栓
・起立性低血圧	・外傷性脊髄空洞症
・体温調節障害	・肺炎
・膀胱・直腸障害	・麻痺性イレウス
・性機能障害	・陥入爪

コラム　パラリンピック

障がい者が普段の生活から余暇時間を利用して、地域でスポーツに親しむためには、地域でのスポーツ施設での受け入れや指導者の確保、スポーツ団体の整備が必要となる。障がい者の地域におけるスポーツ振興は医療機関や障がい者の教育機関（特別支援学校等）が今後さらに連帯する必要がある。

英国での脊髄損傷者のリハビリテーションの一環として始まったスポーツが、パラリンピックのルーツで、オリンピックと同じ会場で大会が開催されるようになった。当初、オリンピックとパラリンピックの2つの大会を開催する組織委員

会は別々であったが、2008年以降、パラリンピックは正式にオリンピックと続けて開催されるようになった。また、パラリンピックの注目度が高まるにつれ、選手の競技レベルも次第に高まり、世界各国のパラリンピック選手に対する強化対策も進み、オリンピックと同じ強化体制で取り組んでいる国も少なくない。今後わが国も、障がい者のスポーツ振興と国際的な競技力向上のための本格的な取り組みが必要となっている。

スポーツ競技場面に用いられる車いすの選択肢は、①スポーツ用車いす、②生活用車いす、③車いすなしがあげられる。例えば、競泳やカヌーでは車いすを使用しない。日常生活で使用する車いすは快適な座位姿勢の他に、操作性や自動車への移乗動作後の収納性を考慮する必要があるが、スポーツ用車いすは競技成績に直結するために、適合性や安定性や操作性、直進性あるいは回転性が求められる。例えば、車いすテニスはテニスラケットを使用しながら車いすを操作するため操作性が重要であり、コンタクトスポーツである車いすラグビーで使用する車いすは強固でなくてはならない。

スポーツを継続するためには、感覚麻痺部位での褥瘡、スポーツ中の接触や日常生活における移乗動作中に不意に起こる創傷に注意する必要がある。パラリンピック大会での車いすスポーツ選手の外傷は、肩関節と肘関節に多く発生しており、競技と日常生活活動のためにも、上肢のスポーツ障害予防に取り組む必要がある。

2 障がい者のスポーツの実際

わが国における障がい者のスポーツは厚生労働省の障がい者の社会参加促進の一環として位置付けられてきた経緯があるため、国内での障がい者のスポーツは「身体障害・知的障害・精神障害」の「3障害」を対象にしている。また、国民体育大会の後には同じ会場を使用して「全国障害者スポーツ大会」が開催されている。

一方、国際的な障がい者のスポーツ大会ではパラリンピックやデフリンピックがある。パラリンピックはオリンピックの後に開催されているが、デフリンピックは別に開催されている。

2.1 全国障害者スポーツ大会

全国障害者スポーツ大会は全国身体障害者スポーツ大会として1964年に第1回山口県大会が初めて開催されて以来、平成13年に知的障がい者の全国スポーツ大会で

ある「ゆうあいピック」と合同開催になり、名称を全国障害者スポーツ大会と変更し、毎年国民体育大会の終了した後に、同じ会場を使用して開催されている。

　全国障害者スポーツ大会は全身体障害者スポーツ大会開催以来「障害のある選手が、障害者スポーツの全国的な祭典であるこの大会に参加し、スポーツ等を通じ、スポーツの楽しさを体験するとともに、国民の障害に対する理解を深め、障害者の社会参加の促進に寄与することを目的とする」としている。この大会は国民体育大会とは異なり、都道府県の総合順位付けは導入しておらず、競技力向上のための大会ではない。また大会は開閉会式を含み3日間で13競技（表4.5）を運営している。

2.2 パラリンピックスポーツ

　パラリンピック大会は夏期大会と冬季大会がそれぞれオリンピックの後に開催されているが、2016年9月に開催されたリオパラリンピック大会には22スポーツ（表4.1）に世界170カ国と地域より約4,300人が出場した。

　パラリンピック大会で実施されているスポーツはさまざまな特色があるが、オリンピック実施競技の規則を一部変更したものや、独自の競技規則で実施しているものもある。

　脊髄損傷者が参加する団体競技のひとつに車いすバスケットボールがあるが、車いすバスケットボールはコートの大きさやゴールの高さは一般の規則に準じて競技する。頸髄損傷者が競技する団体競技には車いすラグビー（図4.5）があるが、一般のラグビーとは異なり、屋内で、バスケットボールと同じ広さのコートを使用し、ボールはバレーボール用ボールを使用し、前方へのパスが認められており、1チーム4人で競技する。

　個人競技では陸上、水泳、車いすテニス、アーチェリー、卓球、パワーリフティング、トライアスロンなどのさまざまなスポーツに脊髄損傷や頸髄損傷の競技者が出場する。

　両下肢のみでなく、両上肢に機能障害のある頸髄損傷者はルールの中で認められている範囲内でさまざまな工夫により競技に取り組んでいる。

　競技規則の他には、アンチ・ドーピング規定やパラリンピックスポーツの特徴であるクラス分け規定が採用されている。また医学的禁止行為としてブースティング（Boosting）がある。ブースティングは、自律神経障害を伴う頸髄損傷者や脊髄損傷者が意図的に自律神経過反射を誘発し、一過性に血圧を上昇させる行為で、非常に危険である。

表 4.5　全国障害者スポーツ大会実施競技（公式競技 2016 年）

競技種目		身体障がい者	知的障がい者	精神障がい者
個人競技	陸上競技	○	○	
	水泳	○	○	
	アーチェリー	○		
	卓球	○	○	
	フライングディスク	○	○	
	ボーリング		○	
団体競技	バスケットボール		○	
	車いすバスケットボール	○（車いす使用者）		
	ソフトボール		○	
	グランドソフトボール	○（視覚障がい者）		
	バレーボール	○（視覚障がい者）	○	○
	サッカー		○	
	フットベースボール		○	

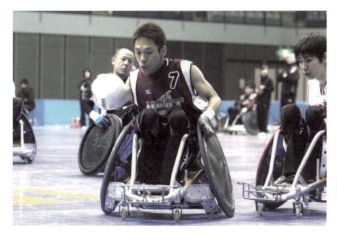

図 4.5
車いすラグビー

2.3 Classification

　一般のスポーツは男女別、年齢別（世代別）に競技される。また柔道やボクシングやレスリングは男女別、体重による階級別に分かれて競う。一方、パラリンピックスポーツを始めとする障がい者のスポーツには、さまざまな機能障害を伴う競技者のために「クラス分け」が導入されている。

　例えば、車いす使用者の競技において、四肢麻痺者と対麻痺者が 100 m を全力で競争した場合、後者は車いす駆動動作のための両上肢筋力や関節可動域も保たれている。四肢麻痺者と対麻痺者が競う場合、四肢麻痺者自身の努力や工夫では

解決できない競技力が存在する。

　国際パラリンピック委員会は、パラリンピックスポーツの競技者がより公平に競争するシステムとして、クラス分けの導入を各国際スポーツ団体に義務付けている。クラス分けの原則は「第一に、誰がパラリンピックスポーツに参加する資格を有しているか、誰がパラリンピック競技者になり得るかを明らかにすること。第二に、機能障害の程度が軽いので有利ということでなく、最も競技力の優れた競技者やチームが勝利するよう公平にグループ分けすること」である。出場選手は、国際パラリンピック委員会の定める、機能障害（表4.6）を伴うこと、またその機能障害は永続であること、機能障害ごとの基準を満たしていることが条件となっている。

　クラス分けは競技会の前に実施され、一度競技クラスが認定されると、それ以降障害程度の変化が生じない限り、クラス分けを受ける必要はない。クラス分けはクラシファイヤーとよばれる医師や理学療法士、スポーツ科学者などにより構成される複数の競技役員により実施される。

表4.6　出場資格となる機能障害（国際基準）

1	筋緊張亢進	6	他動関節可動域制限
2	運動失調症	7	小人症
3	アテトーゼ	8	脚長差
4	四肢欠損	9	視覚障害
5	筋力低下	10	知的障害

（各機能障害ごとに別に定める基準を満たす必要がある）

　パラリンピックでの陸上スポーツにおいては、トラック種目は24、投てき種目は26種類のクラスがある（表4.7）。車いすバスケットボールでは、各々障害レベルの重い順から1.0～4.5の持ち点があり、試合中コート上の5人の持ち点の合計が14.0以内となっている（表4.8）。

　クラス分けはアンチ・ドーピングとあわせて競技者が公平に競技するためのシステムでもあり、公平なクラス分けのためには競技者と指導者の協力も必要となる。

2.4　スポーツ用車いすとスポーツ用義肢装具

　障がい者のスポーツでは生活用の車いすをそのままスポーツで使用する場合と、競技専用の車いすあるいは椅子を使用する場合に分かれる。

　スポーツ用車いすの形状やサイズは競技規則で定められているが、スポーツ用義肢装具についての形状や素材については詳細に規定されていない。また、水泳では

2 障がい者のスポーツの実際

表 4.7 パラ陸上競技のクラス一覧（簡易版）

	トラック・跳躍（24区分）			投てき（26区分）	
視覚障害	T11		視覚障害	F11	
	T12			F12	
	T13			F13	
知的障害	T20		知的障害	F20	
脳原性麻痺で車いす使用	T31	車いす使用	脳原性麻痺で車いす使用	F31	車いす使用
	T32			F32	
	T33			F33	
	T34			F34	
脳原性麻痺で走可能	T35	立位者	脳原性麻痺で走可能	F35	立位者
	T36			F36	
	T37			F37	
	T38			F38	
低身長	T40		低身長	F40	
	T41			F41	
下肢切断	T42	片大腿切断	下肢切断	F42	
	T43	両下腿切断		F43	
	T44	片下腿切断		F44	
上肢切断	T45	両上腕切断	上肢切断	F45	
	T46	片上腕切断		F46	
	T47	片前腕切断			
頸髄損傷で車いす使用	T51	C6 レベル	頸髄損傷で車いす使用	F51	C6 レベル
	T52	C7・C8 レベル		F52	C7 レベル
対麻痺者で車いす使用	T53	Th7 レベル		F53	C8 レベル
	T54	Th8 レベル以下		F54	Th7 レベル
			対麻痺者で車いす使用	F55	Th12
				F56	L4 レベル
				F57	L4 レベル以下

表 4.8 車いすバスケットボールのクラス分け

ポイント	概　要
1.0	腹筋・背筋の機能がなく座位バランスがとれないため、背もたれから離れたプレイはできない。体幹の保持やバランスを崩してもとの位置に戻す時、上肢（手）を使う。脊髄損傷では第7胸髄損傷以上の選手で、基本的に体幹を回旋することがない。
2.0	腹筋・背筋の機能がある程度残存しているため、前傾姿勢がとれる。体幹を回旋することができるため、ボールを受けたりパスしたりする方向に体幹の上部を向けることができる。脊髄損傷では第10胸髄から第1腰髄損傷までの選手。
3.0	下肢にわずかな筋力の残存があり、足を閉じることができる。骨盤固定が可能となるため深い前傾から手を使わずにすばやく上体を起こすことができる。第2腰髄から第4腰髄損傷の選手および両大腿切断者で断端長が2分の1以下の選手。
4.0	股関節の外転を使って、少なくとも片側への体幹の側屈運動が可能。第5腰髄以下の選手および両大腿切断で断端長が3分の2以上の選手、また片大腿切断で断端長が3分の2以下の選手。
4.5	片大腿切断で断端長が3分の2以上の選手や、ごく軽度の下肢障害を持つ選手。両側への体幹の側屈運動が可能。

選手には各々障害レベルの重い順から 1.0–4.5 の持ち点があり、試合中コート上の5人の持ち点合計が 14.0 以内で競技する。

身体に義肢装具を装着しての競技は認められていない。

近年は義足使用のスポーツ愛好者も増加しており、ランニング用義足はカーボンファイバー製の足部を使用しているため（図4.6）、生活用の義足よりも弾力を利用して活動しやすい。またパラリンピックだけでなくオリンピック出場を目指す義足使用の陸上競技選手も現われて、義足使用時の有利性について議論されるが、両下肢切断者の義足については、ランニング用義足を装着しての最大身長のみ規則で設定されているだけである。

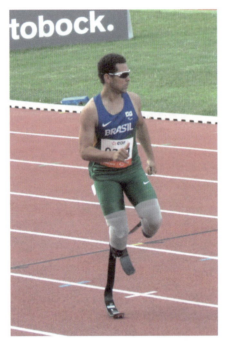

図4.6　義足使用の陸上競技選手

問 題

1 全国障害者スポーツ大会の実施競技で誤っているのはどれか。
a. 陸上
b. 水泳
c. 卓球
d. 車いすバスケットボール
e. 車いすラグビー

2 脊髄損傷者の随伴症状により生じる合併症として不適切なのはどれか。
a. 褥瘡
b. 尿路感染症
c. 浮腫
d. 糖尿病
e. 異所性骨化

3 国際パラリンピック委員会が禁止しているブースティングの症状はどれか。
a. 一過性の高血圧
b. 貧血
c. 禁止薬物の摂取
d. スポーツ用車いす使用
e. スポーツ用義足使用

4 国際パラリンピック委員会の定めるクラス分けの対象でない機能障害はどれか。
a. 関節可動域制限
b. 筋力低下
c. 脚長差
d. 運動失調
e. 低筋緊張

第4章　障がい者スポーツ

5 夏期パラリンピック大会で実施されていない競技はどれか。
  a. 陸上
  b. 野球
  c. 車いすテニス
  d. バレー
  e. トライアスロン

6 リハビリテーションプログラムの一環として Stoke Mandeville 病院で入院患者にスポーツが導入されていたが対象の疾患名は次のうちどれか。
  a. 脳血管障害
  b. 脳性マヒ
  c. 下肢切断
  d. 脊髄損傷
  e. 視覚障害

7 パラリンピックに出場できない障がい者はどれか。2つ選べ。
  a. 知的障がい者
  b. 精神障がい者
  c. 聴覚障がい者
  d. 視覚障がい者
  e. 脳性マヒによる痙直型片麻痺

引用文献

1) 文部科学省　スポーツ基本法　Retrieved. 4 2017.
   URL:http://www.mext.go.jp/a_menu/sports/kihonhou/attach/1307658.htm
2) 内閣府　障害者差別解消法　Retrieved. 4 2017.
   URL:http://www8.cao.go.jp/shougai/suishin/law_h25-65.html
3) 内閣府　障害者基本法　Retrieved. 4 2017.
   URL: http://www8.cao.go.jp/shougai/suishin/kihonhou/s45-84.html#chap1
4) Sean Tweedy and P. David Howe. Introduction to the Paralympic movement. Handbook of Sports Medicine and Science .The Paralympic Athlete JAN 2011, 3-30 Wiley-Blackwell

5) Brittain, I. 2014. From Stoke Mandeville to Sochi: A history of the summer and winter Paralympic Games, Champaign, Il: Common Ground Publishing April, 2014

6) Sean M Tweedy, Emma M Beckman, Timothy J Geraghty, et al: Review Exercise and sports science Australia (ESSA) position statement on exercise and spinal cord injury. JSAMS 2017 Feb; 20(2):108-115

7) Blauwet CA, Cushman D, Emery C et al: Risk of Injuries in Paralympic Track and Field Differs by Impairment and Event Discipline A Prospective Cohort Study at the London 2012 Paralympic Games. The American Journal of Sports Medicine, 2016 Jun; 44(6):1455-62.

8) Tajima F., Ogata H., Mizuhima T., Nakamura T., Nagano A.: Age related-medical issues in workers with physical disabilities. In Physical fitness and health promotion in active aging. ed. K. Shiraki, S. Sagawa and M.K. Yousef. 201-212, Backhuys Publishers, Leiden, Netherland, 2001

9) 山田登志夫 全国障害者スポーツ大会競技規則集 平成29年度:公益財団法人日本障がい者スポーツ協会編

10) 指宿立他:パラリンピック最前線 パラリンピックスポーツにおけるクラス分けの動向. 日本義肢装具学会誌 2016 10：32（4）:220-225

第5章

中枢性疾患のリハビリテーション

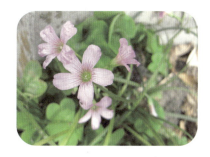

難病はまれであり、原因不明の疾患とされている。治療では効果的な治療法が確立されておらず、研究段階であるものも少なくはない。特に脳神経系の難病のことを、神経難病とよんでいる。昭和47年に策定された「難病対策要綱」において、難病とは、①原因不明、治療方法未確立であり、かつ、後遺症を残す恐れが少なくない疾患、②経過が慢性にわたり、単に経済的な問題にのみならず介護などに著しく人手を要するために家庭の負担が重く、また精神的にも負担の大きい疾病と定義されている。図5.1のように年々難病患者は増加し、神経難病疾患の中ではパーキンソン病が最も多い。

わが国の難病対策事業は希少難治性疾患に対する政策で、疾患の原因、病態、治療法の研究や調査、医療や社会保障における患者の救済を目的としてきた。厚生労働省による特定疾患の認定は、かつては56疾患を対象としたものであったが、平成27年7月から306疾患へと拡大され、さらに平成29年4月から24疾患が追加され、総計330疾患へと拡大された。現在は指定難病と表現されている。

神経難病の特徴として、①経過が進行性であること、②当初は運動症状で発症したとしても、非運動症状の合併があることが多いこと、③経過が長い疾患の場合、加齢の影響を受けることがあげられる。難病は、治療法未確立であるため、リハビリテーションの介入によりADLやQOLの向上を図ることが重要となる。

パーキンソン病患者を対象とし、「普段困っていること」についてアンケート調査を行ったところ、図5.2のように、手足のふるえ、歩行や姿勢に関すること、小声、食事でのむせ、排泄のこと、睡眠、幻覚、疼痛など多岐にわたり、ADLにおいて介助の必要性の有無により、結果に差があることが理解できるかと思う。つまり、経過により患者のニーズは変化し、そのことを理解しながらリハビリテーションを行う必要がある。

1 パーキンソン病[2]

1.1 疾患の概要

パーキンソン病は神経変性疾患の中で最も多く、日本の有病率は人口10万人当たり100〜150名といわれ、高齢になるにつれて罹患率は増加し、今後もますます患者数は増えると推測されている。病因は中脳黒質変性症のドパミン作動性神経の変性で、病変の細胞にはレヴィ小体といわれる蛋白質封入体を認める。この蛋白質分解の経路においての障害が病態機序に関わる。原因遺伝子の中にはα-synucleinがあり、その産物のαシヌクレインが異常凝集し、神経変性が生じるといわれている。

1　パーキンソン病

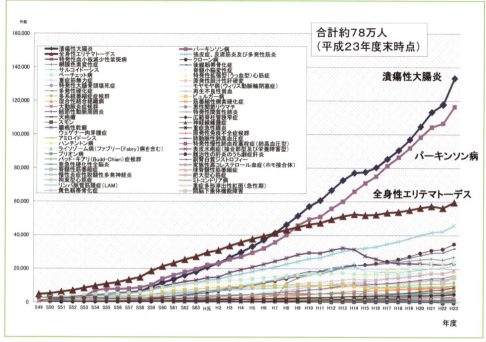

出典）難病情報センターHP より

図 5.1　特定疾患治療研究事業疾患別受給者件数の推移

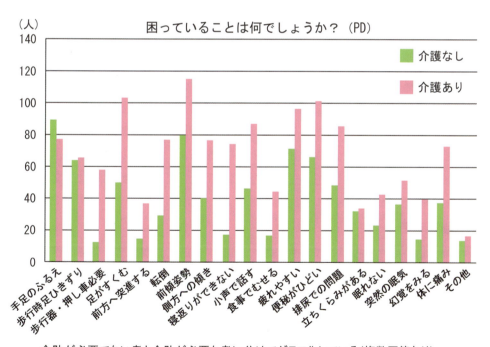

介助が必要でない者と介助が必要な者に分けてグラフ化している（複数回答あり）。

出典）中馬孝容：神経難病のリハビリテーション、（神経難病領域のリハビリテーションアプローチ、監修：小森哲夫）、
　　　メジカルビュー社、2015、pp2-15

図 5.2　パーキンソン病患者に対する普段困っていることについてのアンケート調査

その他、酸化ストレスやミトコンドリアの異常が原因ともいわれている。

症状は振戦、固縮、無動、姿勢反射障害の四大徴候があり、これら運動症候以外に、自律神経障害、精神症状、疼痛、疲労などの非運動症候がある。進行とともに、前傾姿勢やすくみ足が出現し、転倒のリスクが増える。抗パーキンソン病薬による薬物治療による効果は数年間の安定を認めるが、経過とともに、薬の効果が短くなるwearing-off現象や、内服した時間に関係なく症状がよくなったり悪くなったりするon-off現象がみられるようになる。

1.2 症候 [2]

図5.3に患者の症状およびGowersによるスケッチを載せる[3]。表情、姿勢は見事に特徴を表現している。以下、各疾患について記載する。

(1) 振戦

安静時の4～6 Hzの規則的な不随意運動で、睡眠中には消失する。丸薬を丸める動作に似ていることから、丸薬丸め運動（pill-rolling movement）とよばれる。

(2) 固縮

患者の筋を他動的に伸展する際に感じる抵抗で、断続的な歯車様固縮（cogwheel rigidity）と持続性の抵抗を感じる鉛管様固縮とがある。

(3) 無動・動作緩慢

動作が緩慢で自発運動の減少として観察され、寝返りや起き上がりが困難となり、小声で表情は乏しく仮面様顔貌を呈する。

(4) 姿勢反射障害

立ち上がりや方向転換時バランスを崩すことが進行とともに出現する。
評価としてはpull testがよく用いられる。これは、患者の背部に立ち、検者が患者の肩を持って後方へ引くもので、姿勢反射障害がある場合は姿勢を支えきれずに後方へバランスを崩し、突進してしまう（retropulsion）。

(5) 歩行障害

歩幅が小さい小刻み歩行で、腕ふりの振幅は小さく、進行とともに歩行開始の一歩目の足が出しづらいすくみ足や歩行途中で加速歩行となり突進現象が観察されるようになる。すくみ足のため歩行困難の状態であっても、障害物をまたぐことは可能で、この現象をkinesie paradoxale（矛盾運動）とよぶ。このような外発性合図（external cue）を利用した歩行や動作練習が効果的であるとの報告が多い。

(6) 姿勢異常

前傾姿勢はよく認めるが、胸椎下部で体幹が前屈する腰曲り（camptcormia）を認

パーキンソン病の症状

- 安静時振戦
- 固縮
- 無動
- 姿勢反射障害
- 歩行障害：突進現象・すくみ足
- 不随意運動
- 自律神経障害
    便秘・排尿障害・起立性低血圧・発汗障害
- 精神症状
    うつ・幻覚・認知障害
- 睡眠障害
- 疼痛

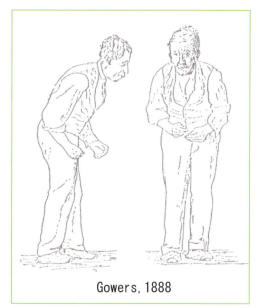

出典）Goets CG：Charcot on Parkinson's disease. Mov Disord 1986;1:27-32.

図 5.3　パーキンソン病の症状と患者の像

めることがある。ドパミンアゴニストの使用により生じることがある。また、体幹側屈するピサ症候群（Pisa syndrome）や頸部が前屈する首下がり（dropped head syndrome）がある。これらは薬物治療で効果が出にくいといわれている。

(7) 自律神経症状

起立性低血圧や食事性低血圧がみられることがある。後者は食後30〜60分に認められる。排尿障害は過活動膀胱による頻尿を訴えることが多い。便秘はほとんどの患者において認められ、薬物治療などが必要になる。脂顔（oily face）は発汗障害で、発汗の分布が頸部より上に偏るために生じる。

(8) 嚥下障害

流涎や嚥下障害を来すことがあり、食事中の湿性嗄声や、食後に疲労、食事時間の延長、体重減少を認める時は嚥下障害を疑い、誤嚥性肺炎のリスクは高くなる。

(9) 睡眠障害

レム期に悪夢の中で大声を出したり、手足をばたばたと動かしたりする異常行動のレム期睡眠行動異常症（REM sleep behavior disorder）は高頻度に認められる。また、足に異常知覚の生じるむずむず脚症候群を認めることがある。

(10) 精神症状

抑うつ症状をよく認め、意欲の低下や不安感を伴う。また、アパシー（無感情）

やアンヘドニア（無快感）などを認めることがある。幻覚や妄想を認めることがあり、幻視（人物や小動物などがみえる）の訴えが多い。

(11) 認知機能の低下
思考の緩慢さ、単語想起の困難さ、問題処理能力の低下などを呈するようになる。

(12) 疼痛
ジストニアによる疼痛、運動制限に伴う筋肉痛や関節痛、頸椎や腰椎の変形に伴う神経根痛や末梢神経障害によるもの、中枢性疼痛、アカシジアに伴うものなどがある。

(13) その他
嗅覚異常を早期より認めることがある。また、易疲労性があることも特徴のひとつで、リハビリテーションを行う際には、運動の合間に休憩を設ける工夫などの指導も必要である。

1.3 診断

診断は振戦や動作のやりづらさの自覚的所見、特徴的な神経学的所見（振戦・固縮・無動・歩行障害）から判定される。初期は片側の症状から始まり、右手の振戦より発症した場合、右足→左手→左足へと進行がみられ、N 字型もしくは逆 N 字型と表現される。他のパーキンソン症候群とは異なり、抗パーキンソン病薬の効果を認める。

採血や頭部 MRI などの画像検査により他の鑑別すべき疾患を除外する。頭部 MRI 画像では特徴的な所見はない。また、^{123}I-MIBG 心筋シンチグラムの心筋支配交感神経終末への取り込みの低下を認め、他のパーキンソン症候群との鑑別に役立つ。鑑別すべき疾患については、薬剤性、脳血管性、中毒性、他の中枢神経変性疾患、脳炎後、正常圧水頭症などがある。表 5.1 に、鑑別の必要な他の中枢神経変性疾患を示す。

1.4 評価

Hoehn-Yahr の重症度分類や UPDRS（Unified Parkinson's Disease Rating Scale）がある。前者については、modified Hoehn & Yahr の重症度分類（表 5.2）があり、1.5 度、2.5 度が追加されている。

運動機能の評価として、TUG（Time up and go test）や Berg Balance Test、Functional Reach、10 m 歩行速度・歩数などがある。必要に応じて、認知機能、前頭葉機能評価、うつに関する評価や、定期的に ADL および IADL の評価が必要となる。

表5.1　パーキンソン病と鑑別の必要な主な中枢神経変性疾患

多系統萎縮症 (MSA：multiple system atrophy)	パーキンソニズム、小脳失調症状、自律神経障害を呈する。パーキンソニズムで発症するMSA-Pと小脳失調症状で発症するMSA-Cがある。前者では発症早期はパーキンソン病との鑑別が難しい。抗パーキンソン病薬の効果は少ない。
進行性核上性麻痺 (PSP：progressive supranuclear palsy)	眼球運動制限、筋固縮、高度な姿勢反射障害、嚥下障害、認知機能低下を呈する。頸部は後屈位となる。比較的初期より転倒の危険性が高く、手や足で支えられず、棒のように倒れてしまうことが多い。
大脳皮質基底核変性症 (CBS：corticobasal syndrome)	固縮、無動、失行を認め、顕著な左右差が特徴である。発症経過においてさまざまなタイプがある。
レビー小体型認知症 (DLB：dementia with Lewy bodies)	認知症とパーキンソニズムを呈する。幻視の訴えが多い。

表5.2　modified Hoehn & Yahrの重症度分類

0度	パーキンソニズムなし
1度	一側性パーキンソニズム
1.5度	一側性パーキンソニズム＋体幹障害
2度	両側性パーキンソニズムだが平衡障害なし
2.5度	軽度両側性パーキンソニズム＋後方障害があるが自分で立ち直れる
3度	軽〜中等度パーキンソニズム＋平衡障害、身体的には介助不要
4度	高度のパーキンソニズム、歩行は介助なしでどうにか可能
5度	介助なしでは、車いすまたはベッドに寝たきり（介助でも歩行は困難）

1.5　治療

　治療法としては、薬物療法、リハビリテーション、脳外科的手術療法がある。薬物はレボドパ（L-ドパ）、ドパミンアゴニスト、MAO－B阻害薬、COMT阻害薬、塩酸アマンタジン、抗コリン薬、ドロキシドパ、ゾニサミド、アデノシンA2A受容体拮抗薬などがある。治療ガイドラインにより発症時に高齢であるかどうかで治療薬の

選択は変わる。進行とともに、これらの薬剤を組み合わせて治療にあたることが多い。脳外科的手術療法は、視床破壊術・視床深部電気刺激療法、淡蒼球破壊術・淡蒼球深部電気刺激療法、視床下核深部電気刺激療法がある。対象となる症状は、振戦、固縮、無動、薬剤誘発性ジスキネジアなどがある。

リハビリテーションは病期の進行とともに、内容は変化する。表5.3に病期にあわせた目標と介入について示す[4]。早期の段階では、教育的な指導や運動の習慣化を目標とし、進行するにつれて課題となっていることに対するアプローチが追加される。

リハビリテーションでは、四肢・体幹の関節可動域練習、筋力練習、基本動作・歩行練習、外部刺激（external cue）を利用した練習、さらに、呼吸リハビリテーション、構音や嚥下練習、認知機能や注意力に対するリハビリテーション、日常生活動作練習、生活指導や環境調整などある。

外部刺激を利用した報告はよくみられ、その効果の機序としては、内発性ネットワークの基底核―補足運動野の低活動を補うよう、cerebello-parieto-premotor loops外発性ネットワークを活性化させると説明されている[5]。外部刺激としてよく用いられているものは、音楽やリズム音などの聴覚からの外部刺激を利用して運動を行ったり、すくみ足の対策として、廊下に線を引いたり、目印を付けるような視覚からの外部刺激を利用したりしている。

なお、パーキンソン病治療ガイドライン2011において、1) 運動療法が身体機能、健康関連QOL、筋力、バランス、歩行速度の改善に有効である（グレードA）、2) 外部刺激、特に音刺激（音楽療法）による歩行訓練で歩行は改善する（グレードA）、3) 運動療法により転倒の頻度が減少する（グレードB）、と推奨されている[6]。

姿勢の問題は必ず生じるため、早期より良姿勢の保持や体幹筋筋力低下の予防は重要である。ホームプログラムの指導は必要であるが、早期より運動学習が低下しており、分かりやすい適切な指導を心がける必要がある。

2 脊髄小脳変性症[2]

2.1 疾患の概要

脊髄小脳変性症（spinocerebellar degeneration：SCD）は主として運動失調を呈する中枢神経変性疾患で、遺伝性と孤発性があり、運動失調症状が主体なものと、それに加えて、錐体路症候、錐体外路症候、自律神経症候、末梢神経症状などが伴うものがある。

表5.3 パーキンソン病の病期にあわせた目標と介入

H-Y 1-2.5	H-Y 2-4	H-Y 5
治療目標 ・活動性低下予防 ・動作や転倒への不安予防 ・身体機能の維持・向上	追加治療目標 ・転倒予防 ・コア領域の制限の減少 　→移乗 　→姿勢 　→リーチと把持 　→バランス 　→歩行	追加治療目標 ・生命機能維持 ・褥瘡予防 ・関節拘縮予防
介入 ・活動的なライフスタイルの奨励 ・身体機能の向上と活動性低下予防のための情報提供 ・バランス、筋力、関節可動域、有酸素容量を改善する積極的訓練 ・配偶者、介助者への指導	追加介入 ・自宅での動作を含んだ機能課題運動 ・一般的な戦略 ・パーキンソン病特有の戦略 　→認知運動戦略 　→キューを取り入れた戦略 ・複数の課題を同時に処理するための情報提供	追加介入 ・ベッド、車いすでの姿勢調整 ・介助下での動作訓練 ・関節拘縮と褥瘡予防のための情報提供

わが国では約3万人の患者がいるとされ、孤発性は2/3を占め、多系統萎縮症 (multiple system atrophy：MSA) と皮質小脳萎縮症 (cortical cerebellar atrophy：CCA) に分かれ、MSAは孤発性の中でも2/3を占めている。遺伝性については、およそ9割は常染色体優性遺伝といわれている。優性遺伝性脊髄小脳失調症 (spinocerebellar ataxia：SCA) において、SCA1、2、3、6、7、17、DRPLA (歯状核赤核淡蒼球ルイ体萎縮症) は、各々の原因遺伝子内のグルタミンをコードするCAGリピート配列の異常伸長が原因で発病する。CAGリピート数と発症年齢および重症度は相関する。また、わが国で頻度の高いSCA31は、TGGAAリピート伸長がある。劣性遺伝性の一部で後索性の運動失調症状を示すものがある。わが国での遺伝性SCDでは、SCA3 (マシャド・ジョセフ病：MCD)、SCA6、DRPLA、SCA31の4つのタイプが多く、その他SCA1、2、7、8、14、15、17、36なども知られる。

2.2 症候

(1) 小脳性運動失調症

明らかな筋力低下はないが、多関節の協調的な運動が障害される。

1) 巧緻動作の障害

物をつかもうとする際に手が目的のところに円滑に持っていけず、いき過ぎてしまう測定障害 (dysmetria) や、左右上下に揺れてしまう decomposition を認め、指鼻指試験や踵膝試験などで検出できる。

2) 歩行障害

立位時に歩隔を拡大し、重心を下げるようにして安定感を高め、歩行時は、体幹がふらつき、左右へ動揺する。閉眼時の立位において動揺に変化はない (Romberg 徴候陰性)。なお、脊髄性運動失調では閉眼にて動揺は増強する (Romberg 徴候陽性)。

3) 構音障害

とぎれとぎれの話し方の断綴性言語 (scanning speech)、円滑がなくなり音節がつながった話し方の不明瞭言語 (slurred speech)、音節の開始が唐突な爆発性言語 (explosive speech) などがみられる。

(2) その他

前述以外の小脳障害として、筋緊張の低下や企図振戦が生じ、姿勢保持を難しくさせる。

筋力低下、深部腱反射の出現など錐体路症候やパーキンソニズムなどの錐体外路症候の合併がみられるタイプがある。自律神経障害は、MSA で認めるが、発汗減少、起立性低血圧、食事性低血圧、便秘や排尿障害などの膀胱・直腸障害を認め、経過とともに嚥下障害を認め、誤嚥のリスクは高まる。

2.3 診断

病歴および家族歴を含め前述の臨床的特徴を診察し、MRI などの頭部画像所見において小脳や脳幹部の萎縮を認め、脳血管障害、脳腫瘍、感染症、自己免疫疾患、栄養素欠乏、中毒などの二次性の運動失調症を否定できた場合、脊髄小脳変性症の疑いが強くなる。

2.4 評価

経過は進行性で、適宜評価を行いながら治療効果を判定することが必要となる。小脳失調の評価として、International Cooperative Ataxia Rating Scale (ICARS) や Scale for the Assessment and Rating of Ataxia (SARA)[7] がある。前者は、信頼性は高いものの 19 項目と多く、そこから 8 項目にしぼられたという評価法が後者である。適宜、ADL や IADL についての評価を行い、適切なリハビリテーション、生活指導を行う必要がある。

2.5 治療

　根治的な治療となるものはなく、後述する薬物治療に加えて、リハビリテーションが必要となる。薬物治療としては、甲状腺刺激ホルモン放出ホルモン（TRH）製剤が認可され、注射剤としてはヒルトニン®、内服薬としてはセレジスト®が使用できる。

　リハビリテーションとしては、足関節や足底への錘負荷や体幹や下肢への弾性包帯装着で立位や歩行時の動揺を軽減でき、この効果を利用したトレーニングを、日常に応用している。これは求心性感覚入力の増強を期待できるとされている。また、単純な運動から複雑な運動へと反復練習を行うフレンケル体操や固有感覚入力を増強させて運動失調症状の改善を図る固有受容覚性神経筋促通法（proprioceptive neuromuscular facilitation：PNF）などがある。静的バランス（四つ這い・閉脚立位・片脚立位）、動的バランス（重心移動やステップ練習など）、四つ這いで片側上肢と対側下肢の屈伸運動、転倒防止のためのステップ、関節拘縮の予防のリハビリテーションもよく行われる[8]。

　自律神経症状の対応はリハビリテーションを行う上でも重要である。起立性低血圧に対して、下肢への弾性包帯や弾性ストッキングの装着、薬物治療として昇圧薬（ドロキシドパ、α刺激薬など）の投与がある。神経因性膀胱が認められる場合には、蓄尿障害や排出障害の評価の上で、副交感神経刺激剤、α交感神経遮断薬、抗コリン薬、交感神経作動薬などの投薬の検討や、残尿に対する間歇的導尿の検討が必要となる。

　進行とともに、独歩から歩行器歩行、車いすによる移動レベルへと移行する。病期にあわせた歩行補助具の指導、環境調整を適切に行う。

　Miyaiらは、4週間の入院リハを行い、失調症状の改善を12週間にわたり認めたと報告している[9]。短期集中リハビリテーションによりバランスや歩行能力の向上および運動能力の維持を図り、適宜、運動学習を繰り返すことで小脳の可塑性の増強が期待できる。

　自主練習として体幹筋のストレッチや筋力強化練習を指導することは多く、その一例を図5.4に示す[10]。

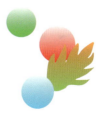

第5章　中枢性疾患のリハビリテーション

いつでも、どこでもできるように、座ってできる体操を紹介します。

筋力を維持・向上する体操

その1　ストレッチ体操（筋肉の柔軟性を高めましょう。）

① 胸の筋肉（大胸筋）をストレッチしてみましょう。

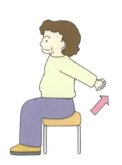

手を腰の後ろで組みます。
（肘はまっすぐに）
↓
少しずつ、腰から離していきましょう。

ポイント
あごはあげないようにしましょう。
姿勢を意識しましょう。

② 背中の筋肉（菱形筋群）をストレッチしてみましょう。

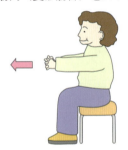

肘を伸ばして手を組みます。
↓
組んだ両手をさらに前に突き出しましょう。

ポイント
前かがみにならないようにしましょう。
息を吐きながら行いましょう。

③ 体をひねってみましょう。

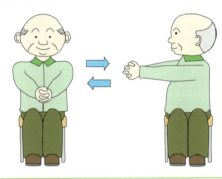

肘を伸ばして手を組みます。
↓
顔ごと体をひねりましょう。
↓
そこで、1回深呼吸。
↓
ゆっくりと正面に戻ります。

☆反対側へも同じように行いましょう。

出典）中馬孝容、二村直伸、松村隆介、高柳哲也：脊髄小脳変性症に対するホームエクササイズ用パンフレットの検討、厚生労働科学研究補助金　難治性疾患克服研究事業　運動失調症の病態解明と治療法開発に関する研究　平成24年度　総括・分担研究報告書　平成25年3月、68-78、2013　一部改変
※このパンフレットは滋賀県立リハビリテーションセンターHPからダウンロード可能である。

図5.4　SCDの自主練習用のパンフレット

④ 背中と、太ももの後ろの筋肉（ハムストリングス）をストレッチしてみましょう。

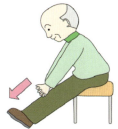

両足を少し前に出します。
⬇
両手を組んで、3秒数えながら足先まで手を伸ばしましょう。
⬇
その姿勢のまま10秒数えます。
⬇
3秒で元の姿勢に戻しましょう。

これが楽にできたら、さらに片足で挑戦！

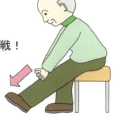

その2　筋力トレーニング（足と体幹の筋力を高めましょう。）

① 腹筋（腹斜筋）を動かしてみましょう。

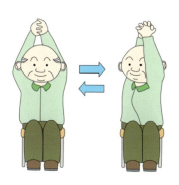

頭の上で手を組みます。
⬇
3秒数えながら体をひねりましょう。
⬇
体をひねった姿勢で5秒数えます。
⬇
3秒数えながら体を正面に戻しましょう。

☆反対側も同じように行いましょう。

② 体幹と股関節を連動して動かしてみましょう。

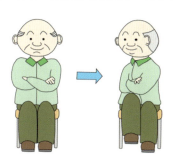

腕を組みます。
⬇
右へ体をひねり、左肘と右膝があたるように足を持ち上げましょう。

☆反対側も同じように行いましょう。

図5.4　SCDの自主練習用のパンフレット（つづき）

③ 腹筋（腹直筋）と股関節屈筋を動かしてみましょう。

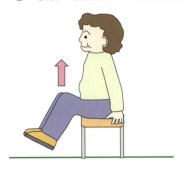

手で椅子の横をしっかり持ちます。

両足をゆっくり持ち上げてみましょう。

その姿勢で 5 秒数えます。

⬇

ゆっくりと戻しましょう。

- ポイント
  背筋がそらないようにしましょう。
  息を吐きながら、足を持ち上げましょう。

番外編　寝てできる体操

座って行う体操が苦手な時は、寝て行いましょう。

まず、膝を立てます。

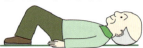

おしりの筋肉を意識し、腰を上げてみましょう。

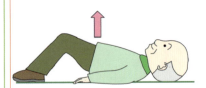

腹筋を意識し、頭を上げてみましょう。

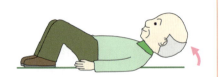

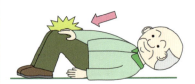

右手が左膝を触るように体を起こしましょう。
☆反対側も同じように行いましょう。

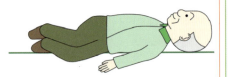

膝を閉じたまま、横に倒しましょう。
☆反対側も同じように行いましょう。

- ポイント
  膝を倒す側と反対の肩が、浮かないように気を付けましょう。

図 5.4　SCD の自主練習用のパンフレット（つづき）

体のバランスを保つ・高める体操

① 左右の重心を動かしてみましょう。

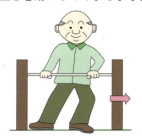

肩幅に足を広げます。
↓
左側の足に体重を乗せましょう。
↓
☆反対側も同じように行いましょう。

② スクワットをしてみましょう。

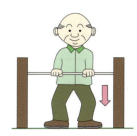

肩幅に足を広げます。
↓
体はまっすぐのまま、
膝を軽く曲げてみましょう。
↓
5秒間そのままの姿勢をとってみましょう。

☆この動作を3～5回繰り返してみましょう。

③ 膝立ちをしてみましょう。

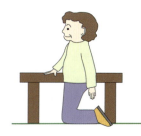

手をついて膝立ちになります。
↓
体をまっすぐにして、10秒間このまま姿勢を保ってみましょう。

これができたら、さらに挑戦！

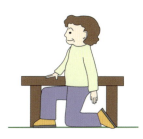

片方の足を前に出してみましょう。
↓
5秒間そのままの姿勢をとりましょう。

☆左右交互に3～5回づつ、繰り返しましょう。
※片手での膝立ちが不安定な場合は、両手で支えて行いましょう。

図 5.4　SCD の自主練習用のパンフレット（つづき）

3 筋萎縮性側索硬化症 [11]

3.1 疾患の概要

　筋萎縮性側索硬化症（amyotrophic lateral sclerosis：ALS）は運動ニューロン疾患で、進行とともに、上位運動ニューロン症状と下位運動ニューロン症状による運動症状、球麻痺による嚥下障害と構音障害、呼吸筋麻痺を認める。発病率は、人口10万人につき1.1～2.5人で、50歳代から発症率が上昇し、60歳代から70歳代での発症が高い。有病率は人口10万人につき7～11人である。また、ALSのうち約5％は家族性といわれている。予後については、自然経過では2～4年といわれているが、10年以上生存することもある。また、呼吸筋麻痺の合併や嚥下困難の合併は経過の中で生じていくため、人工呼吸管理法や経管栄養などについて検討は必要となる。診断と同時に、起こり得る症状の経過や治療法について患者、家族へ告知を行い、その上で、治療の選択がなされる。

3.2 症候

　上位運動ニューロン症状、下位運動ニューロン症状、球症状が経過において徐々に合併する。また、認知障害を呈する症例も認められることがある。表5.4に症候について示す。

3.3 診断

　経過および神経学的所見、筋電図などの検査を行い、他の疾患と鑑別を行った上で診断を行う。症状では、上位運動ニューロン症状や下位運動ニューロン症状を認めることが多い。感覚障害はみられず、鑑別疾患においては重要で、早期では四肢や体幹などに線維束性収縮（fasciculation）が観察される。

　電気生理学的検査では、神経伝導検査と針筋電図を行う。前者においては、ALSに特異的な所見はないとされており、仮に運動誘発電位の振幅は著明に低下している場合であっても、運動神経伝導速度の低下は正常加減の70％未満にはならないとされている。また、多巣性運動性ニューロパチー（multifocal motor neuropathy：MMN）など末梢神経障害との鑑別が必要である。針筋電図の所見はALSの診断において重要であり、上肢下肢含め複数個所行うことが多い。運動神経軸索の障害にて、安静時の異常放電である脱神経電位を認めることが多く、線維自発電位（fibrillation potential）や陽性棘波（positive sharp wave）がある。また、神経再生の所

見として、随意収縮時の運動単位電位の振幅の増加、持続時間の延長、多相波を認める。運動単位の動員は低下している。

一般的な画像検査では特異的な所見はみられないが、頭部や頸部 MRI は鑑別疾患として用いられる。

表5.4 ALSの主な症候

症候	特徴
上位運動ニューロン症状	四肢深部腱反射の亢進、病的反射（ホフマン徴候陽性・バビンスキー徴候陽性など）、下顎反射亢進、頭後屈反射、クローヌス、痙縮、痙性麻痺
下位運動ニューロン症状	筋緊張の低下、深部腱反射の減弱、線維束性収縮、筋萎縮、弛緩性麻痺、呼吸筋麻痺（末期には呼吸不全）
球症状	第Ⅸ、Ⅹ、Ⅻ脳神経の障害、咽頭喉頭の筋萎縮、舌の筋萎縮および線維束性収縮、嚥下障害、構音障害
認知障害	経過中にて、前頭側頭葉変性症が合併することがある。脱抑制、自発性低下、注意機能低下、遂行機能障害など

3.4 評価

評価として、ALSFRS-R（ALS functional rating scale-revised）を用いる。これは、日常生活機能を把握するために用いる臨床評価尺度で、言語、唾液分泌、嚥下、書字、摂食動作（胃瘻の設置の有無により）、着衣・身の回りの動作、寝床での動作、歩行、階段をのぼる、呼吸困難、起座呼吸、呼吸不全の12項目で、4点から0点の5段階で評価する。正常は4点である。また、運動障害の尺度として、Modified Norris Sacle がある。

3.5 治療

(1) 告知と薬物治療

診断後に患者、家族への告知が必要である。十分に時間をとって、診断に至った経過、疾患のために今後生じる障害について、現時点における治療と研究の状況などについて説明する。現時点で使用できる薬物治療としては、リルゾールの内服とエダラボンの点滴がある。これらは、神経を保護し、疾患の進行を遅らせるとされて

いるものの、根治治療とはならない。経過中に痙縮や疼痛、うつ症状、便秘などがみられ、対症療法を行う。

(2) リハビリテーション[11,12]

リハビリテーションとしては、早期より介入を行い、関節可動域制限の予防、廃用に伴う筋力低下の予防を行い、移動能力やADLの維持を目的とする。頸部屈筋の筋力低下が高度になった場合は頸椎装具を検討し、下肢遠位筋の脱力による下垂足を認める場合は、プラスチック短下肢装具の処方を検討する。車いすの導入や環境調整は適切に行う必要がある。

呼吸筋麻痺が生じれば、呼吸機能が低下し、低酸素血症、高炭酸ガス血症を引き起こす。自覚的症状としては、息切れ、不安、不眠、日中の眠気、頭痛、食欲低下、注意の低下などがある。呼吸機能評価としては、努力性肺活量（FVC）、動脈血酸素飽和度（SpO_2）、呼気終末炭酸ガス分圧（$EtCO_2$）、咳ピークフロー（CPF）、最大強制吸気量（MIC）、鼻腔吸気圧（SNIP）、最大吸気圧（MIP）などがある。また、FVCは生命予後と強く相関する。SpO_2における夜間測定時の平均値は予後予測に有用といわれている[13]。また、CPFは270 1/分より低下すると、有効な咳を行うことができない。

筋萎縮性側索硬化症診療ガイドライン2013（監修：日本神経学会）における呼吸機能障害に対するリハビリテーションの推奨について表5.5に示す[11]。呼吸理学療法には、呼吸筋の訓練、胸郭や呼吸補助筋の可動域を維持するための訓練、徒手的呼吸介助、肺の弾性を維持するための訓練、体位排痰法などがある。さらに、呼吸不全に対しては気管挿管の前に非侵襲的陽圧換気療法（noninvasive positive pressure ventilation：NPPV）の導入を検討する。NPPVは気管挿管や気管切開がなく、マウスピース、鼻マスク、フェイスマスクなどのインターフェイスを介して、非侵襲的に陽圧換気補助を行うものである。長期的な使用において、ガス交換の改善、症状の軽減、生存期間の延長の効果についての報告がある[13]。排痰能力を維持するために、徒手による咳介助、機械による咳介助、トリフローⅡ、ピークレックス、スーフルなどによる呼吸筋トレーニングなどを行う。

栄養障害や体重過多は呼吸機能を低下させるため[14]、体重やBMIなどの定期的な評価を継続する。嚥下障害の評価および指導を行いながら、経口からの栄養摂取が難しくなり、胃瘻増設を行う際には、努力性肺活量（forced vital capacity：FVC）が50％以下になる前に行うことが望ましい[11]。

表 5.5 呼吸機能障害に対するリハビリテーションはどのように行うか
（筋萎縮性側索硬化症診療ガイドライン 2013）

> ① 呼吸筋麻痺は、生命予後に直結するため呼吸不全症状出現前より呼吸理学療法を開始する（グレードＣ１）。
> ② 一方、過剰な運動負荷は、筋力低下を悪化させる可能性があり、やりすぎないよう十分注意する（グレードＣ１）。

4 多発性硬化症 [2, 15)]

4.1 疾患の概要と経過

多発性硬化症（multiple sclerosis）は、中枢神経細胞に時間的空間的に多発性の脱髄を生じ、臨床症状としては視力障害、片麻痺、対麻痺、運動失調、感覚障害、膀胱直腸障害、高次脳機能障害、有痛性強直性痙攣などさまざまある。

寛解と再発を繰り返し、再発寛解型（relapsing MS）、二次性進行型（secondary progressive MS）、一次性進行型（primary progressive MS）に分類されている。再発寛解型は急性増悪と寛解を繰り返し、日本人では約 85% を占める。二次性進行型は、初期は再発寛解型を呈し、その後進行性となるタイプで、一次性進行型は発症時から持続的に進行していくタイプである。

4.2 原因と症状

MS 発症の原因は明らかではない。抗原特異的ヘルパーＴ細胞を中心とした細胞性免疫の関与が推定されている。感染、過労、ストレスなどが発症や再発の誘因となることが多い。脱髄疾患のため、体温の上昇に伴って神経症状が悪化するという Uhthoff（ウートフ）徴候がある。わが国の有病率は人口 10 万人当たり 8〜9 人で、女性に多く、発症年齢は 25 歳前後といわれている。病巣部位にもよるが、視力障害（中心暗点）、片側の感覚障害や運動障害、小脳失調、眼振、姿勢時振戦、記憶障害など高次脳機能障害、疲労などの症状を認める。

4.3 視神経脊髄炎とは

わが国では、視神経炎と脊髄病変を呈する視神経脊髄型 MS が多くみられる。その多くは視神経脊髄炎（neuromyelitis optica：NMO）が含まれていると考えられてい

る。NMOはMSの亜型と考えられていたが、自己抗体が発見され（NMO-IgGと命名された）、MSとは異なる病態と考えられている。その後、NMO-IgGが認識する蛋白質がアストロサイトの足突起に高密度に発現する水チャンネルの分子のひとつであるアクアポリン4（aquaporin-4：AQP4）であることが発見された。女性に多く、発症年齢は35歳前後が多い。初発症状としては、視神経炎が多いといわれ、脊髄炎としては横断性障害で強いしびれや痛み、時に有痛性筋痙攣を認める。

4.4 診断

MSでは、MRI画像において脱髄病変が空間的多発性に認め、また、Gd造影効果のある病巣とない病変が同時に存在することで時間的多発性の評価が可能となる。また、MSでは髄液中のオリゴクローナルバンドの陽性、IgG indexの上昇が、NMOでは抗AQP4抗体の陽性を認めることが多い。

4.5 評価

EDSS（Expanded Disability Status Scale）が用いられることが多い。厚生労働省の指定難病の臨床調査個人票において、総合障害度EDSSで評価され、EDSSを判定するために機能別障害度（Functional Systems：FS）による判定を行う。

また、症状は片麻痺や運動失調、高次脳機能障害など、病巣の部位によりさまざまな病態を呈するため、各々の症状にあった評価とADL、IADLの評価が必要である。

4.6 治療 [15]

急性期治療はMSおよびNMOともに、ステロイドパルス療法が有効とされ、無効例には血漿浄化療法を検討する。再発予防に対して、MSはインターフェロンβが有効とされているが、NMOでは少量のステロイドや免疫抑制薬の内服を用いる。

リハビリテーションでは、片麻痺や運動失調、対麻痺など病巣部位により臨床症状は異なり、感覚障害、異常知覚を合併する。視覚障害の有無について確認し、易疲労性を認めるため、適宜休憩が必要となる。関節可動域練習、筋力強化練習、基本動作練習を段階的に行い、歩行練習では短下肢装具の検討が必要となることもある。痙縮が高度である場合には、筋弛緩薬の内服やボツリヌス療法の適応を検討する。運動失調症状の場合は、弾性ストッキングや重錘バンドの装着での歩行練習や歩行器歩行を考慮する。有酸素運動の有効性の報告もあり、EDSSが7点以下において、中等度までの持久性の運動を行い、耐用能の向上、心理面への効果を認めたとの報告がある。

対麻痺を呈する場合、異常知覚や体幹を締め付けられるようなgirdle sensationが生じることがあり、疼痛コントロールが重要で、薬物治療としてはカルバマゼピン、プレガバリン、三環系抗うつ薬などを検討する。膀胱直腸障害の対策も必要となる場合が多い。

長期間のステロイドの内服の場合、ステロイドミオパチーの合併や感染徴候の有無などに注意が必要となる。若くして発症するため、ADLだけでなく、家事や社会復帰などに向けての指導が必要となる。また、高次脳機能障害を合併することもあり、対策が必要となる。個々において症状やリハビリテーションの課題が、異なることがあることを念頭に置いてリハビリテーションを検討する必要がある。

問 題

1　神経難病リハビリテーションで誤っていることはどれか。
 a. 加齢の影響を考慮する必要はない。
 b. 運動症状と非運動症状を認める。
 c. 非運動症状には自律神経障害、精神症状を認めることが多い。
 d. わが国の難病対策事業は希少難治性疾患に対する政策である。
 e. わが国の難病対策事業のひとつに治療法の研究や調査がある。

2　パーキンソン病の姿勢や歩行について正しいのはどれか。
 a. 腰椎前彎になる。
 b. 体幹が片側へ傾くことはない。
 c. waddling gait を認める。
 d. 歩行時、腕振りの振幅において左右差を認める。
 e. すくみ足がある場合、自分のペースでの歩行が最も安定する。

3　パーキンソン病の非運動症状において、ほぼ認めることがないのはどれか。
 a. 幻覚
 b. 脂顔
 c. 便秘
 d. 体重増加
 e. 起立性低血圧

第5章　中枢性疾患のリハビリテーション

4 パーキンソン病のリハビリテーションで誤っているのはどれか。
a. 体幹筋の筋力強化では屈筋側を主体に行う。
b. リズム音にあわせた歩行練習は効果的である。
c. 体操では大きく体を動かすように指導する。
d. 自転車エルゴメーターではリズムよく行うように指導する。
e. 屋内でのすくみ足の対策として、廊下に横線を引くよう指導する。

5 脊髄小脳変性症について正しいのはどれか。
a. 会話では小声になる。
b. Romberg徴候は陽性である。
c. 歩隔の拡大を認める。
d. 歩幅は一定である。
e. リズムにあわせての歩行は安定する。

6 脊髄小脳変性症のリハビリテーションで誤っているのはどれか。
a. ゆっくりと単語を切って、構音練習を行う。
b. 会話では、自分の声（音）を聞くように意識させる。
c. スクワットを指導する。
d. 下肢に重錘を装着し、歩行練習を行う。
e. 歩行障害を認めた場合、車いすを導入する。

7 筋萎縮性側索硬化症について正しいのはどれか。
a. 自然経過における罹病期間は10年以上である。
b. 感覚神経の障害の合併がある。
c. 認知症の合併はない。
d. 球麻痺症状より発症することがある。
e. 嚥下障害を認めた場合、すみやかに胃瘻を造設する。

8 筋萎縮性側索硬化症のリハビリテーションで正しいのはどれか。
a. 筋力強化訓練は禁忌である。
b. 早期より呼吸筋や胸郭の伸張を指導する。
c. 頸部前屈位となった場合、ソーミー装具を検討する。
d. 下垂足に対して金属支柱付き短下肢装具を処方する。

e. 経口から摂食が可能な場合、栄養状態は安定している。

9 多発性硬化症について正しいのはどれか。
a. 男性に多い。
b. 50歳代に発症する。
c. 突然の視力障害を認めることがある。
d. 温度にて症状に影響を来すことはない。
e. 寛解後の再発はない。

10 多発性硬化症のリハビリテーションで正しいのはどれか。
a. 疲労しやすいことを念頭において取り組む。
b. インターフェロンβ投与期間中、運動負荷は行わない。
c. 高度な痙縮はみられず、ストレッチは必要ない。
d. 体幹の締め付けられるような疼痛に対して温熱療法を行う。
e. 高次脳機能障害の合併は認めないため、評価は必要ない。

引用文献

1) 中馬孝容：神経難病のリハビリテーション、(神経難病領域のリハビリテーションアプローチ、監修：小森哲夫)、メジカルビュー社、2015、pp2－15
2) 中馬孝容：6. 神経疾患1) パーキンソン病、脊髄小脳変性症、多発性硬化症、(最新リハビリテーション医学 第3版、監修：江藤文夫、里宇明元) 医歯薬出版 2016
3) Goets CG：Charcot on Parkinson's disease. Mov Disord 1986;1:27-32.
4) Keus SH, et al：Evidence-based analysis of physical therapy in Parkinson's disease with recommendations for practice and research. Mov Disord 22:451-460, 2007
5) Nieuwboer A, Kwakkel G, Rochester L, et al：Cueing training in the home improves gait-related mobility in Parkinson's disease: the RESCUE trial. J Neurol Neurosurg Psychiatry 2007;78:134-140.
6) パーキンソン病治療ガイドライン2011、監修：日本神経学会、編集「パーキンソン病治療ガイドライン」作成委員会、医学書院、2011年
7) Schmitz HT, et al：Scale for the assessment and rating of ataxia:develop-

ment of a new clinical scale. Neurology 66 :1717-1720, 2006

8) Ilg A, et al: Consensus paper: Management of degenerative cerebellar disorders. Cerebellum 13(2):248-268, 2014

9) Miyai I, et al: Cerebellar Ataxia Rehabilitation randomized trial in Degenerative cerebellar disease. Neurorehabil Neural Repair 2012:26:515-522.

10) 中馬孝容、二村直伸、松村隆介、高栁哲也：脊髄小脳変性症に対するホームエクササイズ用パンフレットの検討、厚生労働科学研究補助金　難治性疾患克服研究事業　運動失調症の病態解明と治療法開発に関する研究　平成24年度総括・分担研究報告書　平成25年3月、68-78、2013

11) 筋萎縮性側索硬化症診療ガイドライン2013（監修：日本神経学会、編集：筋萎縮性側索硬化症診療ガイドライン作成委員会）、東京、南江堂、2013

12) 中馬孝容：Ⅴ．神経難病のリハビリテーション、呼吸リハビリテーション（総編集：辻省次、専門編集：西澤正豊）、pp219－225、中山書店、東京、2015年

13) Pinto A, de Carvalho M, Evangelista T, et al: Noctumal pulse oximetry: a new approach to establish the appropriate time for non-invasive ventilation in ALS patients. Amyotroph Lateral Scler Other Motor Neuron Disord 2003；4:31-35.

14) Desport JC, Preux PM, Truong TC, et al: Nutritional status is a prognostic factor for survival in ALS patients. Neurology 1999；53:1059-1063.

15) 多発性硬化症治療ガイドライン2010:監修　日本神経学会、日本神経免疫学会、日本神経治療学会、編集「多発性硬化症治療ガイドライン」作成委員会、医学書院、2010

第6章

末梢神経疾患のリハビリテーション

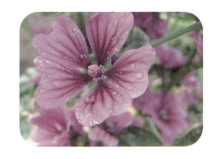

末梢神経障害では障害された神経の部位や障害の程度に応じて運動麻痺や感覚障害、自律神経障害を起こす。原因は、代謝性、外傷性、炎症性、血管性、遺伝性などさまざまである。末梢神経障害の病態を理解するためには、末梢神経の構造、末梢神経の走行や支配筋などの解剖、末梢神経損傷の分類や回復過程について知ることが大切である。末梢神経障害では、中枢性の麻痺と異なり、筋緊張は低下し、腱反射は低下あるいは消失する。末梢神経障害に対するリハビリでは、二次的障害である過用性筋力低下に注意する必要がある。

リハビリを行う代表的な末梢神経障害として、絞扼性末梢神経障害、腕神経叢麻痺、ギラン・バレー症候群、シャルコー・マリー・トゥース病、ポストポリオ症候群について、その病態や特徴、対処法についてここで説明する。

1 末梢神経障害とは

1.1 末梢神経の構造

末梢神経は脳と脊髄からなる中枢神経から身体の各部を連絡するもので、脳神経、脊髄神経、自律神経に分けられる。神経線維は伝導方向によって、感覚情報を末梢から中枢に伝える求心性線維と、運動情報を中枢から末梢に伝える遠心性線維に分けられる。個々の神経線維は束ねられ、結合組織の被膜で包まれて神経束を形成する。個々の神経線維を包む神経内膜、神経線維が集まった神経束を包む神経周膜、複数の神経束を包む神経上膜で構成されている（図 6.1）[1]。

また、末梢神経は電気信号を伝える導線の役割がある軸索を絶縁体である髄鞘が取り囲んでおり、髄鞘のある神経線維を有髄線維とよぶ。自律神経や感覚の一部の線維では髄鞘のない無髄線維もある。髄鞘の切れ目のランビエ絞輪を電気信号が跳躍伝導するために有髄線維では伝導速度が速い。

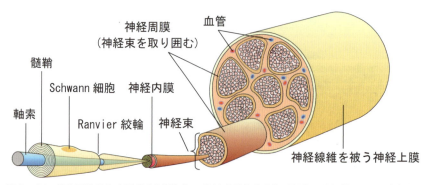

出典）山下敏彦：痛みに基礎科学と臨床, 標準整形外科学 第13版（中村利孝・他監修, 井樋栄二・他編集）, p.82 医学書院, 2017

図 6.1　末梢神経の構造

1.2 末梢神経障害のタイプ

末梢神経障害は障害のされ方によって大きく脱髄型と軸索型に分類される。脱髄型は神経の髄鞘が障害されるもので、神経伝導検査では伝導速度の低下を認める。軸索型は軸索が障害されるもので、神経伝導検査では活動電位の振幅の低下を、針筋電図検査では脱神経所見や神経再支配の所見を認める。

また、神経障害の分布によって、ひとつの神経が障害される単神経障害、四肢の末梢に左右対称性に手袋・靴下状に症状が出現する多発神経障害、いくつかの末梢神経に限局した多発性単神経障害に分けられる。

1.3 末梢神経損傷の分類

末梢神経損傷をその程度により、神経遮断、軸索切断、神経断裂の3つに分類したSeddonの分類が簡便で広く用いられている[2]（図6.2）。

(1) 神経遮断（ニューラプラキシア：neurapraxia）

最も軽度なもので、長時間正座した後の下肢のしびれのように、一過性に伝導障害を起こしているものである。軸索の変性は起こらず、時間がたてば回復する。

(2) 軸索切断（アクソノトメーシス：axonotmesis）

髄鞘は保たれているが、軸索の途絶が起こっているものである。障害部位より末梢の軸索にワーラー変性が起こり、神経周膜に沿って1日1～3mmの割合で神経は再生する。

(3) 神経断裂（ニューロトメーシス：neurotmesis）

軸索だけでなく、髄鞘も切断された状態である。自然再生は難しく、外科的修復を必要とする。

Seddonの分類の神経断裂をさらに3つに分類したSunderlandの分類もある。

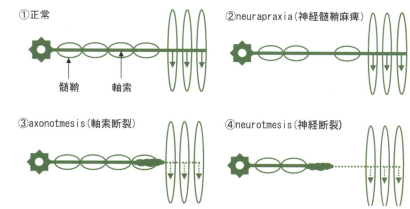

出典）笠原隆・他：末梢神経障害, 今日のリハビリテーション指針（伊藤利之・他編集）, P129, 医学書院, 2013

図6.2　末梢神経損傷の分類

1.4 末梢神経の再生、再支配

脊髄の前角細胞から出た運動神経は多数の筋線維を支配する。ひとつの運動神経とそれに支配される筋線維群を運動単位（motor unit）とよぶ。外傷や変性によって末梢神経の軸索による伝導が障害されると、支配を断たれた筋線維は筋力を発揮できなくなる。障害の回復過程で、支配を断たれた筋線維が、別の障害されていない神経の軸索から再支配される（図 6.3）。再支配されることで筋線維は再び筋力を発揮できるようになる。この再支配の状態は、針筋電図上で運動単位電位が増大し、多相性になる変化によって確認することができる。

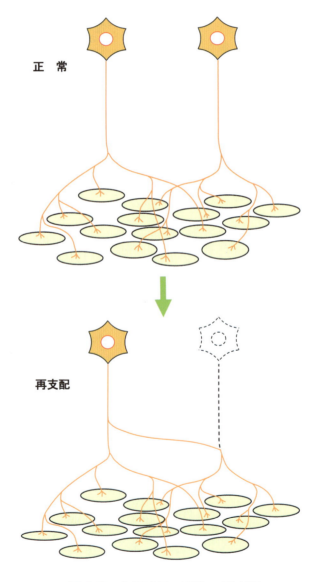

図 6.3　末梢神経の再生、再支配

1.5 末梢神経障害の評価

末梢神経障害では、障害された神経が支配する筋力の低下、筋萎縮、感覚障害、腱反射の低下・消失が起こる。筋力低下、筋萎縮、感覚障害の程度と分布を評価することが大切であり、分布によってどの神経が障害されているか知ることができる。また、末梢神経損傷の際に、軸索の再生部位では、局所を軽く叩打することで末梢に放散痛が起こるTinel徴候を認める。Tinel徴候は、神経損傷の部位や神経再生の状況を知る目安となる。

詳細な評価として、神経伝導検査、針筋電図などの電気生理学的検査があり、末梢神経障害の程度、範囲を知ることができる。また、MRIや超音波検査によって末梢神経の形態的な異常を診断できる。

1.6 過用性筋力低下

末梢神経障害や神経筋疾患では過用性筋力低下を起こすことがあり、注意が必要である。過用性筋力低下は過度の身体的活動に起因する筋力低下の病態の総称であり、overwork weaknessやoveruse weaknessと称される[3]。そのメカニズムは、脱神経支配または再神経支配された筋線維や末梢神経終末部が、過剰な運動負荷のために二次的障害を生ずるものと考えられている。単なる疲労とは異なり、筋力低下が一定期間持続し、筋力強化訓練によって改善しない点が廃用性筋力低下と異なる。

廃用であれば運動量を増やし、過用であれば運動量を減らす必要があり、その鑑別を行うことは大切である。病歴で過度の運動負荷が疑われる場合や、筋肉痛や疲労感が強い時には過用の可能性を考える。また、過度の運動負荷の目安のひとつとして、筋肉が破壊された時に上昇する血中クレアチンキナーゼ値が上昇することも指標となる。過用性筋力低下がある場合には、筋力強化訓練において、過度の負荷とならないように遠心性筋収縮は避けた方がよい。

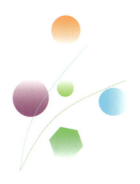

2 代表的な末梢神経障害

2.1 絞扼性末梢神経障害
(1) 正中神経（図 6.4）
1) 手根管症候群

　正中神経が手関節部の手根管で圧迫されることで起こる、最も頻度の高い絞扼性末梢神経障害である。手根管には正中神経とともに浅指屈筋腱、深指屈筋腱、長母指屈筋腱が通過しており、腱鞘炎などで腫脹すると神経が圧迫されやすい。中年女性に多く、手の使い過ぎ、関節リウマチや種々の炎症、ガングリオンなどが原因としてあげられる。

　症状は、手掌の母指から環指橈側のしびれ、手のこわばり、夜間に増強する手の痛み、母指球筋の筋力低下や筋萎縮である。手関節掌側部での Tinel 徴候陽性や、手関節を掌屈することによって感覚障害が増強する Phalen テスト陽性、神経伝導検査で正中神経の遠位潜時の延長（手根管部での伝導速度の低下）を認める。母指球筋が萎縮すると、母指が屈曲・外転できず示指に沿って伸展位となる猿手（図 6.5）を起こす。

　保存的治療として、手関節の安静を保つためのスプリントの使用や、使い過ぎを是正する生活習慣の修正、抗炎症薬の投与などを行う。手術として、横手根靱帯を切離し除圧する手根管開放術が行われる。

2) 前骨間神経麻痺

　正中神経が前腕部で損傷を受けたことで起こる。長母指屈筋、橈側（示指の）深指屈筋、方形回内筋の麻痺を呈し、感覚障害は起こらない。母指と示指で完全な円をつくる perfect O テストを行うと母指の IP 関節と示指の DIP 関節が伸展したままで、完全な円をつくることができない特徴的な tear drop サイン[*1]を呈する。

3) 円回内筋症候群

　正中神経は前腕に入る前に円回内筋の二頭の間に入り、この部分で絞扼されることで起こり、絞扼部以下の麻痺を生じる。

[*1] **tear drop サイン**：前骨間神経麻痺では、母指と示指で丸をつくらせると母指 IP 関節と示指 DIP 関節の屈曲が不可能なため、涙のしずく（tear drop）に似た形となり、"涙のしずくサイン"陽性になる。

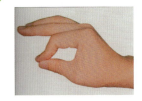

2 代表的な末梢神経障害

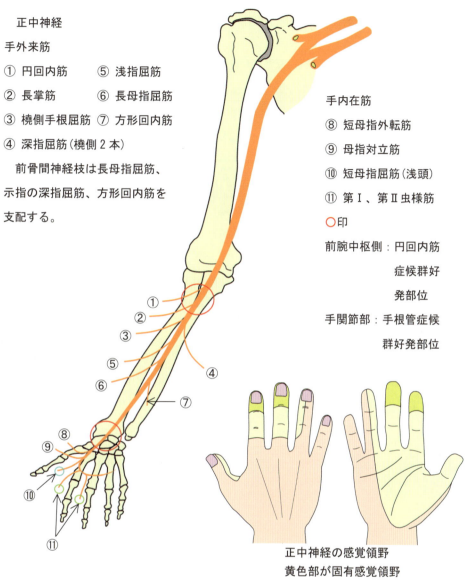

図 6.4　正中神経の支配

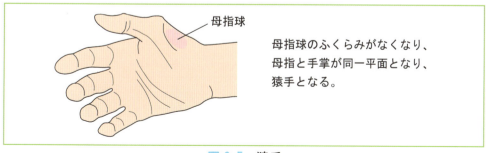

図 6.5　猿手

(2) 尺骨神経（図6.6）

1) 肘部管症候群

尺骨神経が肘の内側にある肘部管で圧迫されることで起こる。絞扼の原因は外反肘や変形性肘関節症、神経の反復性亜脱臼、脱臼などがあげられる。小指と環指尺側の感覚障害、手内在筋の筋力低下、筋萎縮を起こす。筋萎縮が強くなると、MP関節過伸展、IP関節屈曲位（手内筋マイナス位　intrinsic minus position）をとる鷲手変形となる（図6.7）。

また、母指と示指で紙をはさませ、引き抜かれないように指示し検者がひっぱると、母指内転筋の筋力低下のため正中神経支配の長母指屈筋が代償的に屈曲するFroment徴候[*2]が陽性となる。神経伝導検査では、肘部管での伝導速度の低下を認める。

保存的治療として、局所の安静や抗炎症薬の投与を行う。手術として尺骨神経の前方移行術や内側上顆切除術などが行われる。

2) 尺骨管症候群

尺骨神経が、手関節部で豆状骨と有鉤骨の鉤で形成される尺骨管（ギヨン（Guyon）管）で圧迫されることで起こる。症状は尺骨管より遠位の運動感覚障害であり、肘部管症候群とは背側の感覚障害がないことで区別できる。

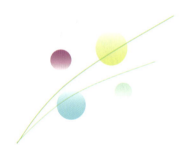

[*2] **Froment徴候**：母指IP関節伸展位で示指の間で紙を把持させ、紙を引っ張ると母指内転筋、第I背側骨間筋麻痺のため紙が抜ける、または、把持力を強めようと母指IP関節を屈曲する。母指内転筋の筋力低下を長母指屈筋が代償する。

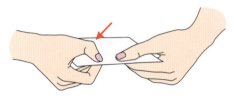

両手で紙を引っ張ると患側の母指IP関節（矢印）が屈曲する。

2 代表的な末梢神経障害

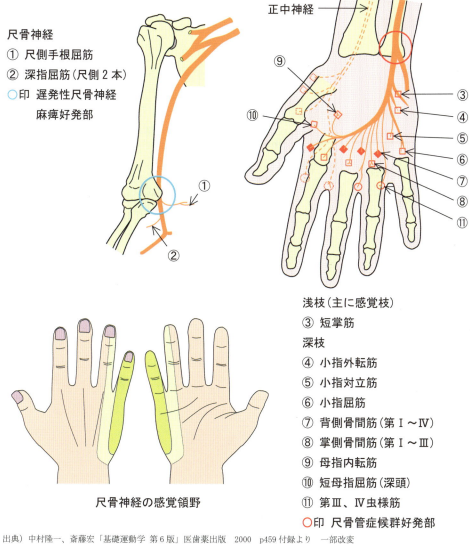

図 6.6 尺骨神経の支配

出典）中村隆一、斎藤宏「基礎運動学 第6版」医歯薬出版　2000　p459 付録より　一部改変

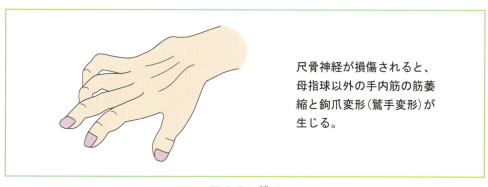

尺骨神経が損傷されると、母指球以外の手内筋の筋萎縮と鉤爪変形（鷲手変形）が生じる。

図 6.7　鷲手

(3) 橈骨神経（図6.8）
1) 橈骨神経麻痺

　橈骨神経は上腕部で圧迫されやすい。睡眠時に不良姿位で上腕部が長時間圧迫されることで起こる。土曜日の夜に泥酔して起こる土曜の夜の麻痺（Saturday night palsy）、新婚旅行で腕枕をすることで起こる新婚旅行麻痺（honey moon palsy）とよばれることもある。橈骨神経は上腕、前腕のすべての伸筋を支配するので、手、手指の伸筋が麻痺すると下垂手を呈する（図6.9）。また、松葉杖使用時に腋窩で橈骨神経が圧迫され麻痺を起こすこともある。

　保存的治療としてコックアップスプリント[*3]などを用いる。筋力低下に対する筋力強化訓練、関節拘縮を予防するためのROM訓練、巧緻動作訓練などを行う。

2) 後骨間神経麻痺

　回外筋の起始部での絞扼で起こる。手の伸筋群と尺側手根伸筋の筋力低下を呈する。運動障害のみで、感覚障害は起こらない。

(4) 総腓骨神経

　総腓骨神経は膝外側の腓骨頭部で絞扼されやすい。意識障害やギプス、手術時の不良姿位での長時間の圧迫などで起こる。ギプスや装具を作成、使用する際には腓骨頭部で腓骨神経が圧迫されていないか注意する。足・足趾の背屈障害による下垂足、足背のしびれや感覚障害を認める。圧迫部でTinel徴候が陽性になる。

　下垂足に対して短下肢装具を作成する。足関節の尖足変形を予防するためのROM訓練、筋力強化訓練などを行う。

(5) 外側大腿皮神経

・**異常感覚性大腿神経痛**（meralgia paresthetica）

　純粋な感覚神経である外側大腿皮神経が鼠径靭帯付近で絞扼されることで起こる。大腿前外側部に異常感覚、表在感覚低下を呈する。ベルトやコルセットによる圧迫が原因となることがあり、注意が必要である。

(6) 脛骨神経

・**足根管症候群**

　脛骨神経が、足関節の内果と伸筋支帯に囲まれた足根管で絞扼されることで起こる。足底の感覚障害、短趾屈筋の筋力低下を呈する。

[*3] **コックアップスプリント**：手関節を軽度背屈位（機能肢位）に保持し、痛みや炎症が起きている部位を安静に保つことを目的に装着する。

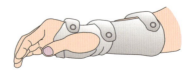

2 代表的な末梢神経障害

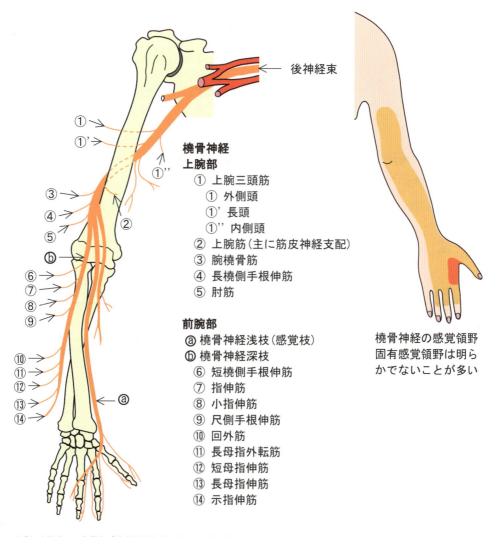

図6.8 橈骨神経の支配

出典）中村隆一、斎藤宏「基礎運動学 第6版」医歯薬出版 2000 p459 付録より 一部改変

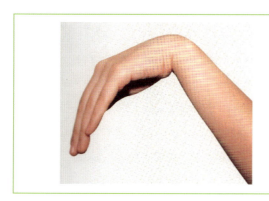

肘より上位の損傷で長橈側手根伸筋の麻痺がある場合は下垂手を呈する。

図6.9 下垂手

2.2 腕神経叢麻痺

腕神経叢は第5〜8頸神経（C5〜C8）と第1胸神経（T1）によって形成され、中枢側から根、幹、束に分けられる。幹は上神経幹、中神経幹、下神経幹の3本があり、束は外側神経束、内側神経束、後神経束の3本がある。腕神経叢のどこからどの神経の枝が起こるか、神経が支配している筋がどれか理解することが大切である（図6.10）。

腕神経叢麻痺は外傷や腫瘍などさまざまな原因で起こり、オートバイによる交通事故での頻度が多い。腕神経叢損傷の損傷レベルではZone分類が用いられ、Zone1：脊柱管内損傷で、前根、後根損傷で、いわゆる節前損傷、Zone2：神経根損傷で、神経修復不可能なⅡA（椎間孔内）と可能なⅡB（椎間孔外）、Zone3：神経幹部損傷、Zone4：神経束部損傷と分類される[5]（図6.10）。

また、障害部位によって全型、上位型、下位型、鎖骨下型に分けられる。全型はC5〜T1根支配下のすべての運動・知覚麻痺を生じる。上位型はC5〜C8の神経根の損傷で、主として肩、肘の運動障害が起こる。下位型はC8〜T1あるいはC7〜T1の損傷で、肩、肘機能は保たれるが、手指の運動障害が起こる。鎖骨下型は、神経根より末梢の鎖骨下で損傷される。

腕神経叢損傷の治療として、保存的治療で回復が見込めない場合に機能再建手術が行われる。機能再建手術は、神経修復術、筋肉移植術、筋腱移行術などがある。リハビリとして、関節拘縮予防のためのROM訓練、麻痺の程度に応じた筋力強化訓練、筋再教育、筋電図バイオフィードバック、手のスプリント（図6.11）などの装具療法などを行う。機能再建手術後もリハビリが必要である。また、神経障害性疼痛を生じることもあり、疼痛に対して薬物療法、神経ブロック、物理療法などを行う。

・分娩麻痺

分娩の際に、胎児の腕神経叢が牽引されて生じる麻痺である。巨大児での頭位分娩や体重に関わらず骨盤位分娩で起こる。頭位分娩では、肩幅が頭位より大きく、産道狭窄部から肩を引き出す際に頸部を側屈することによって腕神経叢が牽引され、上位型が多い。骨盤位分娩では、産道狭窄部から頭部を引き出すために両肩を下に引くことで腕神経叢が牽引される。両側障害例は骨盤位分娩で多い。

保存的治療が原則であるが、機能回復困難例では機能再建手術も検討される。リハビリでは関節拘縮予防のためのROM訓練、家族への指導を行う。麻痺の回復過程で過誤神経支配を生じることに注意する。

2 代表的な末梢神経障害

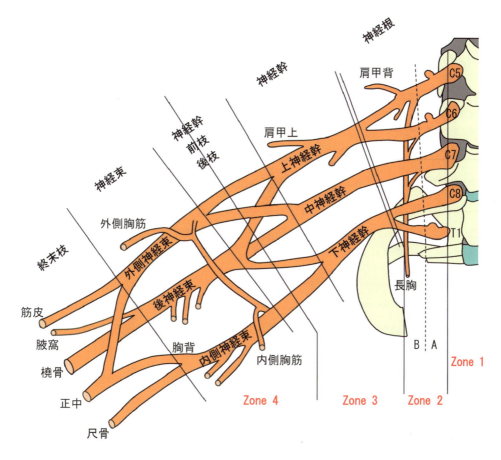

出典）土井一輝．腕神経叢の損傷（外傷）－放射線障害も含めて－．神経内科 70：529-538，科学評論社 2009 一部改変

図 6.10 腕神経叢

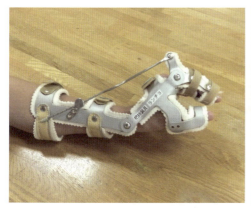
テノデーシススプリント

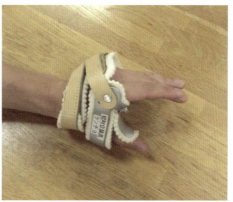
短対立装具

図 6.11 手のスプリント

2.3 ギラン・バレー症候群

　ギラン・バレー症候群（Guillan-Barrésyndrome：GBS）は、急性に発症して四肢の筋力低下と腱反射の消失を来し、その後回復を認める多発神経障害で、脱髄型が主といわれていたが、近年では脱髄型と軸索型の両者を含む症候群と捉えられている。発症には1～2週間前のウイルスの先行感染が関与していると考えており、病原体として *Campylobacter jejuni*、cytomegalovirus、EBウイルス、マイコプラズマとの関連が明らかになっている。

　麻痺は下肢から始まることが多いが、上肢からの発症や、まれには顔面から始まることもある。ときに顔面神経麻痺、眼球運動障害、球麻痺などの脳神経麻痺もみられる。重症の場合は呼吸筋麻痺を生じ、気管切開術や人工呼吸器が必要となる場合がある。

　発症からピークまでの期間は4週間以内で、多くは2週間以内にピークに達する。予後は良好で、大部分は6カ月以内に治癒するとされるが、20～30％が何らかの後遺症を残すといわれている[6]。高齢、人工呼吸器装着、急速な進行、軸索型などで予後が不良である。回復遅延例でも非常に緩徐ではあるが改善がみられ、症状の回復がプラトーに達するのはほぼ2～3年とされている。急性期の治療として有効性が証明されているものは、血漿交換療法と免疫グロブリン大量静注療法である。

　GBSのリハビリでは、筋力強化訓練、ROM訓練、起立歩行訓練、ADL訓練などを障害に応じて行う。筋力強化訓練は過負荷に注意し、低負荷高頻度で行う。起立歩行能力を高めるための下肢装具、手指の変形に対してスプリントなどを適宜使用する。嚥下障害がある場合には嚥下訓練や適切な食事の選択が必要となる。

2.4 慢性炎症性脱髄性多発根神経炎

　慢性炎症性脱髄性多発根神経炎（Chronic inflammatory demyelinating polyradiculoneuropathy：CIDP）は慢性進行性あるいは再発性に末梢神経に脱髄を生じる自己免疫性の末梢神経疾患である。四肢末梢の運動感覚障害を呈するが臨床経過や症状は多岐にわたる。典型的な臨床症状は左右対称性の筋力低下、しびれであり、遠位筋だけでなく近位筋にも筋力低下を生じる。脳神経障害や呼吸筋障害を合併することもある。神経伝導検査で脱髄所見を確認する。小児から高齢者まで幅広く発症し、やや男性に多い。

　治療として免疫グロブリン大量静注療法、副腎皮質ステロイド療法、血漿交換療法が有効である。再発した際には筋力低下や歩行の悪化が起こり、機能評価と症状に応じたリハビリが必要である。

2.5 シャルコー・マリー・トゥース病

シャルコー・マリー・トゥース病（Charcot-Marie-Tooth 病：CMT）は遺伝性の末梢神経疾患であり、左右対称性に下肢遠位筋優位に筋萎縮や筋力低下が徐々に進行する。致死的な疾患でなく寿命には影響しないが、歩行や巧緻動作など日常生活動作に障害を生じる。多くは青年期から中年期にかけて症状が進行するが、杖歩行を継続できる人から電動車いすが必要となる人まで障害の程度は一様でない[7]。脱髄型か軸索型か、遺伝形式（常染色体性優性、常染色体性劣性、X染色体性）、遺伝子座および原因遺伝子によって分類される[8]。CMTは遺伝的多様性があり、家系内でも症状や重症度が異なることもある。

CMTの診断は、病歴、家族歴、身体所見から本疾患を疑い、神経伝導検査と遺伝子検査によって確定診断される。四肢末梢の筋萎縮を生じ、四肢遠位筋ほど早期から障害されやすい。下肢では大腿1/3以下の遠位部ほど筋萎縮が目立つ逆シャンペンボトル型の筋萎縮が特徴的であり（図6.12）、下垂足や凹足、槌趾（つちゆび）を認める[7]（図6.13）。上肢では手内筋の筋萎縮を認め、鷲手や猿手を呈することがあり、巧緻動作障害を認める。

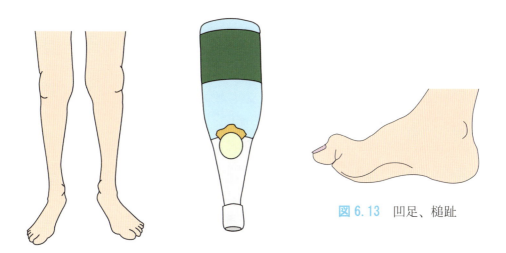

図 6.13 凹足、槌趾

出典）松嶋康之：シャルコー・マリー・トゥース病，慢性炎症性脱髄性多発根神経炎. 蜂須賀研二編. 服部リハビリテーション技術全書第3版. pp791, 医学書院, 2014

図 6.12 逆シャンペンボトル型の筋萎縮

有効な治療法が確立されておらず、症状に応じて適切なリハビリを行うことが大切である。発症早期から手足の変形や拘縮の予防のためROM訓練やストレッチを行

う。リハビリを十分量実施しても拘縮が改善しなければ、足部変形に対して腱延長術や骨切り術などの手術も検討する。

歩行障害に対しては、筋力に応じて適切な装具を選択することが大切であり、下垂足に対しては軟性装具やプラスチック製短下肢装具が用いられる。また、歩行が困難な症例には電動車いすの適応がある。手内筋の萎縮がある場合、手で把持するT字杖などは使用しにくく、松葉杖やロフストランド杖、プラットホーム型クラッチの使用が勧められる。

2.6 ポストポリオ症候群

ポリオ（急性灰白髄炎）は、脊髄前角細胞や脳幹がポリオウイルスによって侵される疾患であり、運動神経が選択的に障害され、弛緩性運動麻痺や球麻痺をもたらす。後遺症として下肢の麻痺が多い。

ポリオワクチンの導入により、わが国では1960年代より新規のポリオ発症をほとんどみなくなった。しかし、ポリオ罹患後10〜50年後の症状安定期を経て、新たな筋力低下、筋・関節痛、易疲労性、嚥下障害、呼吸機能障害などさまざまな症状が出現する病態が確認され、これをポストポリオ症候群（post-polio syndrome：PPS）とよんでいる[9]。PPSはポリオ罹患者に生じる遅発性二次障害であり、過用性筋力低下により症状が進行し、歩行やADLの低下をもたらし、職業生活や社会生活を大きく阻害する。

PPSに関連する障害は、新たな、あるいは、進行する筋力低下が中心である。PPS患者の筋力低下には、正反対の状態である廃用と過用が併存しているため、その誘因が廃用か過用かを判別することが重要となる。PPSの診断基準を表6.1に示すが、類似症状を示すニューロパチー、ミオパチーや脊柱管狭窄症などの疾患を鑑別することが重要である[10]。

PPS発症の誘因として、加齢、過重労働、廃用、過用、体重増加などが考えられており、これらの誘因に対する対策がPPS発症予防につながる。リハビリは、低負荷高頻度の筋力増強訓練、補装具の調整、生活指導を行う。PPS患者は、残存能力や膝関節のロッキング機能を上手に利用して歩行しており、麻痺の程度に比べ歩行能力が高いことが多い。装具は、不足する機能を補助するのみでなく、残存する動きを妨げないように注意する。軽量化したカーボン製の下肢装具が開発され用いられている[11]。杖と装具での短距離歩行は可能であっても長距離移動が困難である場合には、実用移動手段として車いすを検討する。

表 6.1 ポストポリオ症候群の診断基準 the March of Dimes（小児麻痺救済募金活動）の診断基準[9]

1. 運動ニューロンの消失を伴う麻痺性ポリオの既往があり、急性発症の麻痺性疾患の病歴、残存する筋力低下や筋萎縮の徴候、筋電図での脱神経所見を確認できる。
2. 急性ポリオ発症後、部分的あるいは完全に機能回復して神経学的に安定している期間が一定期間（通常 15 年以上）持続する。
3. 進行性で持続する新たな筋力低下または易疲労性（耐久性低下）が、徐々にあるいは突然出現する。全身疲労、筋萎縮、筋または関節の痛みを伴うこともあり、まれに呼吸や嚥下に関する障害を生じることもある。
4. これらの症状は、1 年以上持続する。
5. 同様の症状を呈する他の神経疾患、内科疾患、整形外科疾患を除外できる。

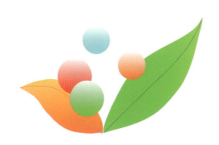

第6章　末梢神経疾患のリハビリテーション

問　題

1　末梢神経損傷で誤っているのはどれか。
  a. 筋萎縮
  b. 異常感覚
  c. 発汗異常
  d. 腱反射亢進
  e. 筋線維束攣縮

2　末梢神経損傷で予後が最もよいのはどれか。
  a. ワーラー変性
  b. 放射線ニューロパチー
  c. ニューロトメーシス
  d. アクソノトメーシス
  e. ニューラプラキシア

3　絞扼性神経障害と障害される神経の組み合わせで正しいのはどれか。
  a. 肘部管症候群・・・・・橈骨神経
  b. 円回内筋症候群・・・・・尺骨神経
  c. 手根管症候群・・・・・正中神経
  d. 梨状筋症候群・・・・・外側大腿皮神経
  e. 足根管症候群・・・・・総腓骨神経

4　肘部管症候群の所見で正しいのはどれか。2つ選べ。
  a. 小指球の筋萎縮
  b. 示指のしびれ感
  c. Tinel徴候陰性
  d. Froment徴候陽性
  e. Phalenテスト陽性

5　正中神経障害で麻痺を生じる筋はどれか。2つ選べ。
  a. 母指内転筋

b. 長母指屈筋

c. 背側骨間筋

d. 橈側手根屈筋

e. 尺側手根屈筋

6 腕神経叢麻痺について正しいのはどれか。2つ選べ。

a. 分娩麻痺は低出生体重児に多い。

b. 腕神経叢は第3〜7頸神経からなる。

c. 外傷性腕神経叢損傷はオートバイ事故で多い。

d. 腕神経損傷の回復困難例では機能再建手術が行われる。

e. 分娩麻痺の両側例は骨盤位分娩よりも頭位分娩に多い。

7 Guillan-Barré症候群について正しいのはどれか。2つ選べ。

a. 罹患した部位に痙縮がみられる。

b. ウイルス感染が先行することが多い。

c. 軸索変性型が脱髄型よりも予後がよい。

d. 蛋白が高値で細胞増加がない髄液所見を伴う。

e. 症状は数カ月かけて徐々に進行することが多い。

8 慢性炎症性多発根神経炎について誤っているのはどれか。

a. 症状は進行する。

b. 近位筋の筋力低下はない。

c. 左右対称性の筋力低下がある。

d. 治療として免疫グロブリン療法を行う。

e. 神経伝導検査で伝導速度の低下を認める。

9 シャルコー・マリー・トゥース病について誤っているのはどれか。

a. 凹足を認める。

b. 感覚障害はない。

c. 症状は緩徐に進行する。

d. 遺伝性ニューロパチーである。

e. 逆シャンペンボトル型の筋萎縮を認める。

10 ポストポリオ症候群について正しいのはどれか。
  a. 嚥下障害は起こらない。
  b. 装具療法の適応はない。
  c. 訓練では過負荷を避ける。
  d. ポリオ罹患直後に発症する。
  e. 新たな感覚障害が主症状である。

引用文献

1) 山下敏彦．神経組織の構造と機能．井樋栄二，吉川秀樹，津村弘編．標準整形外科学第13版．pp80-83, 医学書院, 2017

2) 笠原隆, 正門由久．末梢神経障害．伊藤利之，江藤文夫，木村彰男編．今日のリハビリテーション指針．P127-131, 医学書院, 2013

3) 佐伯 覚、松嶋康之、蜂須賀研二：神経筋疾患における overwork weakness. Jpn J Rehabil Med 50: 795-798, 2013

4) 中村隆一・斎藤宏：基礎運動学第5版．医歯薬出版, 2000

5) 土井一輝．腕神経叢の損傷（外傷）－放射線障害も含めて－．神経内科 70: 529-538, 2009

6) 濱口勝彦：Ⅲ．主要疾患の歴史、6．ギラン・バレー症候群．日内会誌 91: 2562-2566, 2002

7) 松嶋康之．シャルコー・マリー・トゥース病, 慢性炎症性脱髄性多発根神経炎．蜂須賀研二編．服部リハビリテーション技術全書第3版．pp790-792, 医学書院, 2014

8) CMT診療マニュアル編集委員会編．シャルコー・マリー・トゥース病診療マニュアル改訂2版, 金芳堂, 東京, 2015

9) Gonzalez H, Olsson T, Borg K: Management of postpolio syndrome. Lancet Neurol 9: 634-42, 2010

10) 佐伯 覚：ポリオ、今日のリハビリテーション指針（伊藤利之、江藤文夫、木村彰男編）、医学書院、pp141-144, 2013

11) 蜂須賀研二：ポリオ後症候群の装具療法．リハビリテーション医学 41：292-295, 2004

第7章
筋疾患のリハビリテーション

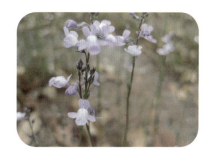

ミオパチーとは骨格筋を障害する疾患の総称で、一般に筋力低下や筋萎縮を主症状とする。筋ジストロフィー、先天性ミオパチー、重症筋無力症、多発性筋炎（皮膚筋炎）、ステロイドミオパチー、低カリウム血清ミオパチーなどが存在する。本章では、この中の最も重要な疾患である筋ジストロフィーについて解説したのち、患者数も多くリハビリテーション関与が必須であるDuchenne型筋ジストロフィーのリハビリテーション（以下、リハ）について述べる。

1 筋疾患（ミオパチー）

1.1 筋ジストロフィー

　筋ジストロフィーとは、臨床的に進行性の筋力低下を来し、筋線維の変性・壊死および再生が認められる遺伝性のミオパチーである。分類法にはいくつか存在するが、遺伝形式による分類を表7.1に示す。

(1) Duchenne型筋ジストロフィー

　Duchenne型筋ジストロフィーは伴性劣性遺伝で、遺伝子の異常によりジストロフィン*が欠失（一部に欠損）したために発症する、主に男児にみられる疾患である。ジストロフィンは筋細胞膜直下に存在し、筋細胞膜を基底膜や細胞骨格と連結して補強している。この蛋白の欠如により、筋細胞膜に脆弱化が生じ、筋壊死を引き起こすと考えられている。2/3は伴性劣性遺伝であるが、1/3は遺伝子の突然変異により発症する。罹患率は男児出生100万人当たり140〜390人である。

　一般に1歳6カ月までに歩行可能となるが、3〜5歳頃に走れない、転倒しやすい、階段の昇降が困難などの症状が出現する。筋力低下と筋萎縮が進行するが、近位筋（体幹に近い部位）に優位であり、筋力低下は体幹筋、下肢筋、上肢筋の順に認められる。顔面筋は通常侵されない。一般に伸筋のほうが屈筋よりも早期に侵されるが、頸伸筋は遅くまで温存される。筋力低下に伴い、移動能力は階段昇降、立ち上がり、歩行、四つ這い、いざりへと低下する。筋の短縮は下腿三頭筋、ハムストリングス、腸脛靱帯に早期に認められ、関節拘縮（尖足、股・膝関節の屈曲拘縮など）を引き起こす。ROM制限は筋短縮だけでなく、拮抗筋の筋力の不均衡や日常動作や異常姿勢の習慣により生じる。下腿三頭筋（ふくらはぎ）には仮性肥大（図7.1）がみられる。

　血液検査では筋からの逸脱酵素である血清クレアチンキナーゼ（CK）やアルドラーゼなどが高値を示し、CTでは筋の脂肪化、筋電図検査では筋原性変化（低振幅で持続時間が短い活動電位）がみられる。筋生検で筋細胞の壊死と再生、免疫組織染

表7.1 遺伝子からみた筋ジストロフィーの分類

性染色体劣性遺伝	Duchenne 型 Becker 型 Emery-Dreifuss 型
常染色体劣性遺伝	肢体型 先天性筋ジストロフィー ・福山型 ・非福山型 遠位型
常染色体優性遺伝	顔面肩甲上腕型 肢体型 遠位型 筋強直性ジストロフィー 眼筋咽頭型

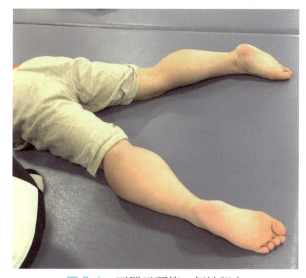

図7.1 下腿三頭筋の仮性肥大

＊**ジストロフィン**：ジストロフィン細胞質蛋白質複合体は細胞膜を越えて、筋線維の細胞骨格とその周囲の細胞外マトリックスを接続して筋肉細胞が破壊されないようにしている。

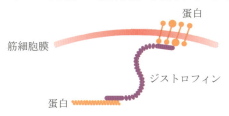

色で筋細胞膜のジストロフィンの欠損がみられる。

　立位姿勢は特徴的で、腰椎前彎の増強、骨盤前傾、股・膝関節の伸展、尖足であり、歩行はアヒルのようにお尻を振って歩く動揺歩行（waddling gait）となる。床から立ち上がる時は自分の大腿に手で支えながら、徐々に起立する登攀性起立（Gowers 徴候、図7.2）がみられる。7〜11歳（平均9歳）で歩行困難となり、車いす生活となる。平均15歳になると座位保持も困難となり、電動車いすとなる。

　進行の目安としては、わが国では厚生労働省の分類（表7.2）がよく用いられる。歩行困難となる頃より側彎症が認められる患者が出現する。側彎はADLを低下させるだけでなく、胸郭の変形による呼吸機能の低下をも生じさせる。側彎症が早期に進行する患者と進行しづらい患者が存在する。知的機能は健常者に比べやや低い患者が多い。

　呼吸障害や心筋障害も進行すると認められる。呼吸障害として、呼吸筋の筋力低下や胸郭の変形により肺活量の低下、肺胞低換気、去痰困難が生じる。呼吸不全末期には人工呼吸器（多くは非侵襲的陽圧換気療法（noninvasive positive pressure ventilation：NPPV））が必要となる。心筋にも障害が生じ、心不全となる。不整脈として洞性頻脈や心室性期外収縮が多く認められる。

　以前は20歳頃には亡くなる患者が多かったが、呼吸器の進歩や心不全に対する治療などにより30歳以上の患者も存在する。現在でも根本的な治療法はない。ステロイド投与により進行を遅らせる効果があり、歩行期間の延長、咳の最大流量の増加、心機能維持、側彎の減少などの報告も存在する。将来は遺伝子治療が期待されている。

(2) Becker型筋ジストロフィー

　Becker型筋ジストロフィーは、ジストロフィンの欠失ではなく、異常なジストロフィンが形成されるために発症する。罹患率はDuchenne型筋ジストロフィーの1/5〜1/10である。

　進行は緩徐であり、15歳以下で歩行不能となることはない。40歳より前に歩けなくなる患者は、全体の10%程度にすぎない。生命予後も、Duchenne型筋ジストロフィーより良好である。ふくらはぎなどに筋肉痛を訴える患者が多い。手足の筋力低下がそれほど進行していない早期の段階から心筋症が現れる場合があり、左心不全で亡くなる患者が多い。

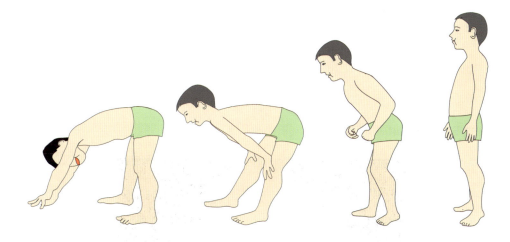

図 7.2　登攀性起立（Gowers 徴候）

表 7.2　筋ジストロフィー機能障害度の厚生労働省分類

ステージⅠ	階段昇降可能 a）手の介助なし b）手の膝おさえ
ステージⅡ	階段昇降可能 a）片手手すり b）片手手すり、膝手 c）両手手すり
ステージⅢ	椅子から起立可能
ステージⅣ	歩行可能 a）独歩で5m以上 b）一人では歩けないが、物につかまれば歩ける（5m以上） 　1）歩行器　2）手すり　3）手引き
ステージⅤ	起立歩行不可能であるが、四つ這いは可能
ステージⅥ	四つ這いも不可能であるが、いざり這行は可能
ステージⅦ	いざり這行も不可能であるが、座位の保持は可能
ステージⅧ	座位の保持も不可能であり、常時臥床状態

(3) 顔面肩甲上腕型筋ジストロフィー

　主に顔面、肩甲、上腕部の筋萎縮、筋力低下を認める常染色体優性遺伝の筋ジストロフィーである。10歳頃に発症し、進行は緩徐であり、顔面筋の萎縮によるのっぺりとした感じのミオパチー様顔貌や、肩甲骨内側が浮き上がる翼状肩甲が認められる（図7.3）。上肢の挙上が困難となるが、多くの患者は歩行可能であり、寝たきりとなることはまれである。

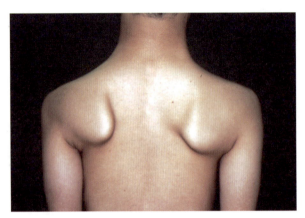

図7.3　翼状肩甲

(4) 肢体型筋ジストロフィー

　主に体幹に近い四肢近位部の筋萎縮、筋力低下を認める筋ジストロフィーである。他の病型と診断されなかった筋ジストロフィーは、肢帯型のカテゴリーに入れられる。近年、肢帯型筋ジストロフィーの原因遺伝子が次々と明らかにされており、分類は複雑化している。肢帯型筋ジストロフィーには、遺伝形式によって、LGMD1型（常染色体優性遺伝形式）とLGMD2型（常染色体劣性遺伝形式）がある。

(5) 先天性筋ジストロフィー

　生下時や生後数カ月に、低緊張、筋力低下、自発運動減少で気付く。福山型筋ジストロフィー（Fukuyama type congenital muscular dystrophy：FCMD）と非福山型筋ジストロフィーに分類される。多くが福山型で、非福山型にはメロシン欠損症などがある。FCMDは1960年に福山幸夫が初めて報告した筋ジストロフィーで、1993年に戸田達史によって原因遺伝子が同定された。日本人に多く、Duchenne型に次いで多く認められる。常染色体劣性遺伝で、筋症状の他に脳形成障害があり、知的障害を伴うことが多い。保因者は80人に1人、発生率は出生26,000人に1人である。

　典型例では定頸、寝返り、座位などの運動発達の遅れが認められ、いざり移動が可能となるが独歩は難しく、5歳頃より運動機能は低下する。歩行や階段昇降が可

能となる良性型の患者も存在するが、その後運動能力は低下する。四肢の拘縮や側彎症を認め、10歳を過ぎて肺炎や心不全で亡くなることが多い。根本的な治療は存在せず、リハと栄養管理、心不全に対する薬物療法などを行う。

(6) 遠位型ミオパチー（筋ジストロフィー）

一般に筋疾患は体幹に近い筋（近位筋）から障害されるが、遠位型ミオパチーでは、体幹から遠い筋（遠位筋）から障害される。思春期から青年期に下肢の遠位筋（ヒラメ筋、腓腹筋）に筋萎縮と筋力低下が出現し、早期につま先立ちが困難となる。その後走行や立ち上りができなくなるが、立てば歩行は可能である。縁取り空胞を伴う遠位型ミオパチー、三好型ミオパチー、眼咽頭遠位型ミオパチーが存在し、前2つは常染色体劣性遺伝形式をとる。

(7) 筋強直性筋ジストロフィー

常染色体優性遺伝で、筋強直（ミオトニア）、筋力低下、筋萎縮を認める疾患であり、先天型（本症の母親から生まれた子供で、出生時より筋緊張低下と筋力低下を示す）と成人型に分けられる。成人で最も頻度の高い筋ジストロフィー症であり、有病率は人口10万人当たり5～7人である。19番染色体に存在するミオトニンプロテインキナーゼ遺伝子の異常が原因である。

成人型では特徴的な症状や現象を呈する。強く握ると手指を急に開くことが困難となる把握性強直、ハンマーで筋腹を叩くと収縮が起きて盛り上がる叩打性強直がみられる。強直は筋収縮が起こると弛緩するのに時間がかかるために生じる。顔面、頸部の筋萎縮が著しく、特徴的な顔貌（西洋斧様）となり、眼瞼下垂や閉眼障害などが認められる。心臓の房室ブロック、白内障、性腺機能障害、男性患者では早期頭髪脱毛などの症状がみられる。針筋電図所見に特徴があり、急降下爆撃音ともいわれる筋強直性放電（myotonic discharge）が認められる。

先天型の多くは1歳未満で死亡することが多いが、成人型は進行が緩徐であり、50歳代で亡くなることが多い。種々の良性・悪性腫瘍を合併しやすい。死因の6割は呼吸器感染症と呼吸不全である。

2 Duchenne型筋ジストロフィーのリハビリテーション

Duchenne型筋ジストロフィーのリハを、歩行が可能な時期、歩行が困難となり車いすを利用する時期、さらに進行し呼吸管理が必要となり臥床となる時期の3期に分けて説明する。

2.1 歩行可能時期（機能障害度ステージⅠ～Ⅳ）

　下肢の ROM 制限の進行を軽減するため、早期からの継続的な訓練が必要である。また、筋の短縮が認められない時期から予防的にストレッチングを行う。家庭での訓練を行う習慣付けが必要である[1]。骨盤を固定して股関節の伸展、内転訓練を行う。膝を伸展する訓練を行う。足関節ではヒラメ筋、腓腹筋が早期から短縮するため、足関節を背屈させる下腿三頭筋のストレッチを初期から開始する。起立台の使用も有用である。痛みを伴うようなストレッチは、筋や腱の損傷を引き起こすため避ける。

　筋力の維持を目標とし、一般的には筋力増強訓練は施行しない。骨格筋に脆弱性があるため過用性筋力低下に注意が必要である。抵抗運動は有害であり、行うべきでない[2]。廃用性筋力低下を起こさない程度の運動量で訓練を行う。実際的には運動中から翌日にかけて筋痛や疲労を訴えない範囲の運動を目安とし、無理強いをしない範囲で日常生活での運動制限はしない。学校生活を含め可能な限り普通の生活をするように指導する。

2.2 車いす時期（機能障害度ステージⅤ～Ⅶ）

　自力で歩行が不可能になった時、以前は膝伸展を補助する装置を付けた長下肢装具を作製し、歩行訓練を施行していた。しかし、最近では作製する頻度は少なくなった。ロボット技術の進歩により、医療用装着型ロボット（HAL®）が承認され、訓練に使用することが可能になった。

　歩行不能となってからも心肺機能に問題がなければ、自律的な運動を制限する必要はない。心肺機能低下が高度な場合は、心肺機能に応じた運動・生活制限を考慮する。

　立位保持のために長下肢装具、骨盤帯付き両長下肢装具（図 7.4）を作製し立位訓練を行う。立位訓練には側彎防止や呼吸機能の維持効果もある[3,4]。この時期に腱延長術（アキレス腱など）、筋解離術（腸脛靭帯など）、側彎症に対する脊柱矯正固定術などの整形外科的手術を行う場合がある。

　移動手段、学校生活目的に車いすを作製する。車いす乗車時に内反尖足を予防するために、短下肢装具（図 7.5）を作製することがある[5]。手動車いすでの移動が困難になれば、電動車いす（多くは簡易型電動車いす、図 7.6）を作製する。電動立ち上がり機能付きの車いすも存在する。側彎などの脊柱変形や筋力低下のため、座位保持が不安定になれば、座面やパッドの工夫、座位保持装置の作製を検討する[4]。

　上肢では近位筋の筋力低下が進行するため、上肢挙上が困難となる。手指の筋力

2　Duchenne 型筋ジストロフィーのリハビリテーション

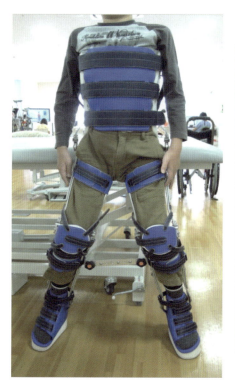

図 7.4　骨盤帯付き両長下肢装具

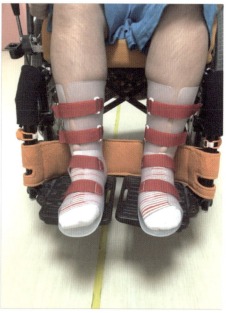

図 7.5　プラスチック短下肢装具

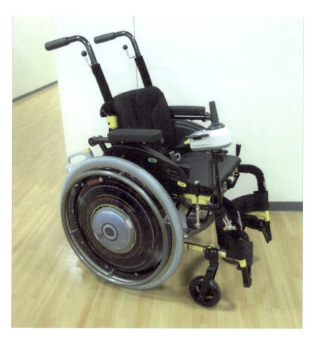

図 7.6　簡易型電動車いす

低下も生じるが近位筋に比べ重度ではない。食器などの工夫、自助具の使用、ジョイスティック操作などを検討する。

以前は療養所などへ入所して養護学校へ行くことが多かったが、現在では地元の養護学校や普通校へ通学している。このため、学校での環境整備は重要である。建物内移動手段、体育の授業方法、友人との関係などを整備する。

呼吸筋の筋力低下が生じ、肺コンプライアンスが低下する。肺活量を定期的に測定し、肺活量が 2,000 ml 以下か %VC が 50% 以下となった場合には、最大強制吸気量（maximaum insufflation capacity：MIC）を維持するため、1 日 3 回程度強制吸気量を増加させる訓練を行う。MIC とは、強制的に肺に送気された空気を、声門を閉じて息を溜めることによって、肺に保持することが可能な空気の量である。吸気介助方法には、蘇生用バッグや舌咽頭呼吸などがある。最大呼気流速（cough peak flow：CPF）をモニターし、不十分な場合は、気道分泌物の除去目的に、咳嗽にあわせた胸郭の圧迫や、機械的咳介助（mechanical insufflation-exsufflation：MI-E）を使用する。

2.3 呼吸管理が必要となる時期（機能障害度ステージⅧ）

呼吸障害が進行すれば、人工呼吸器が導入される。一般には、非侵襲的陽圧換気療法（NPPV）を使用する。鼻マスクによる NPPV では換気効率がかなり悪い場合、喉咽頭機能の重度の低下や不全がある場合、気管切開による人工呼吸器へ移行する。人工呼吸器を搭載できる車いすを作製することもある。

環境制御装置などの支援技術により生活行動範囲を拡大することや、電動ベッド、移乗用リフト設置について検討する。

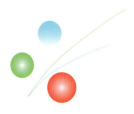

問　題

1 デュシェンヌ型筋ジストロフィーについて誤っているのはどれか。
a. 遺伝性の疾患で、遺伝形式は伴性優性遺伝を示す。
b. 歩容は動揺性歩行を呈することが多い。
c. 立ち上がりは不能でも、介助して立ち上がらせれば歩行できる時期がある。
d. 筋の組織像では大小不同の筋線維がみられる。
e. 下肢近位部の筋力低下が早期に認められる。

2 福山型先天性筋ジストロフィー症の症状として正しいのはどれか。
a. 知能障害を合併しない。
b. 頸すわりが遅れる。
c. 男性に多い。
d. 痙攣発作の合併はない。
e. 関節拘縮は軽い。

3 筋ジストロフィーにおける遺伝形式で誤っているのはどれか。
a. デュシェンヌ型筋ジストロフィーは伴性劣性遺伝である。
b. ベッカー型筋ジストロフィーは常染色体劣性遺伝である。
c. 顔面肩甲上腕型筋ジストロフィーは常染色体優性遺伝である。
d. 筋強直性ジストロフィーは常染色体優性遺伝である。
e. 福山型先天性筋ジストロフィーは常染色体劣性遺伝である。

4 デュシェンヌ型筋ジストロフィーのADLで誤っているのはどれか。
a. 厚生労働省研究班機能障害度ステージ1～4は、補装具なしで歩行可能である。
b. 9歳前後で歩行不能となる。
c. 衣服の着脱では下半身より先に上半身で困難となる。
d. 車いす期には前腕以下の動作に限定されてくる。
e. 座圧の左右差は脊柱変形を助長する。

5 デュシェンヌ型筋ジストロフィーの筋力低下について誤っているのはどれか。

a. 筋萎縮は四肢の近位筋が著しい。
b. 手外筋は手内筋よりも早期に侵される。
c. 胸鎖乳突筋は頸伸筋群よりも早く侵される。
d. 後脛骨筋は前脛骨筋より遅くまで筋力が維持される。
e. 大腿四頭筋はハムストリングスより後に筋力低下が生じる。

6 デュシェンヌ型筋ジストロフィーについて正しいのはどれか。

a. 四肢遠位筋優位の筋萎縮が特徴的である。
b. 顔面筋は早期に侵される。
c. 膝屈筋に比して膝伸筋では比較的筋力が保たれる。
d. 手の巧緻性動作は可能で、書字や絵画などの不自由は少ない。
e. 筋力増強のために積極的な運動療法が適応となる。

7 筋ジストロフィーの診断において誤っているのはどれか。

a. デュシェンヌ型はジストロフィンが欠損する。
b. 血清CK、アルドラーゼ値が上昇する。
c. 筋電図検査で運動単位活動電位は高振幅となる。
d. デュシェンヌ型の手内筋は早期には萎縮しない。
e. 筋の壊死・再生現象がみられる。

8 デュシェンヌ型筋ジストロフィーの病態について誤っているのはどれか。

a. 筋萎縮は近位筋より始まる。
b. 後脛骨筋の残存は内反足変形を起こす。
c. 腸脛靱帯の短縮によって股関節の外転屈曲拘縮を起こす。
d. 筋病態マーカーの血清CK値は初期に高値である。
e. 末期の呼吸不全は閉塞性喚起障害である。

9 筋疾患の運動療法について正しいのはどれか。

a. 筋ジストロフィーの筋力増強のためには疲労現象が出現するまで実施する。
b. 胸郭可動域の維持、舌咽呼吸を含めた呼吸法や排痰法の指導が行われる。
c. 歩行が可能になったら、立位訓練は脊柱側彎を助長するので実施しない。

d. 運動負荷を行っても CK 値は上昇しない。

e. 早期からのストレッチは必要ない。

10 デュシェンヌ型筋ジストロフィーについて正しいのはどれか。

a. 近位筋の筋力増強を積極的に施行する。

b. 股関節と膝関節の屈曲拘縮の予防・改善が重要である。

c. 立位・歩行時には尖足は膝を安定させる作用がある。

d. 立位・歩行時の腰椎前彎はバランスを崩す原因となる。

e. 立位保持のために装具を使用することはない。

引用文献

1) 山本洋史、植田能茂、藤本康之：歩行器のDuchenne 型筋ジストロフィー患者への理学療法の効果―5 年間の追跡研究．理学療法学2009；36：127-134

2) de Araujo Leitã AV, Duro LA, de Andrade Penque GM.：Progressive muscular dystrophy--Duchenne type. Controversies of the kinesitherapy treatment. Sao Paulo Med J. 1995 ;113(5):995-999

3) Siegel IM.：Scoliosis in muscular dystrophy. Some comments about diagnosis, observations on prognosis, and suggestions for therapy. Clin Orthop Relat Res. 1973 ;(93):235-238

4) Gibson DA, Wilkins KE.：The management of spinal deformities in Duchenne muscular dystrophy. A new concept of spinal bracing. Clin Orthop Relat Res. 1975 ;(108):41-51

5) Winters JL, McLaughlin LA Jr.：The diagnosis and treatment of Duchenne muscular dystrophy. South Med J. 1970 ;63(5):530-532

6) 日本呼吸器学会NPPV ガイドライン作成委員会編「NPPV ガイドライン―神経筋疾患における導入基準」南江堂　2006

7) 厚生労働省精神・神経疾患研究費委託費筋ジストロフィーの療養と自立支援のシステム構築に関する研究．リハビリテーション分科会：デュシェンヌ型筋ジストロフィーの呼吸リハビリテーション．2008

8) 埜中征哉監修、小牧宏文編「小児筋疾患のハンドブック」診断と治療社　2009

9) 厚生労働省精神・神経疾患研究開発費筋ジストロフィーの集学的治療と均てん化に関する研究．主任研究員神野進：筋ジストロフィーのリハビリ

10) 日本神経学会、日本小児神経学会、国立精神・神経医療研究センター、監修「デュシェンヌ型筋ジストロフィー診療ガイドライン」南江堂　2014
11) 花山耕三：特集/神経・筋疾患による歩行障害のアプローチ．筋ジストロフィーへのアプローチ．MB Med Reha 2014; 171: 63-67
12) 小林庸子：筋ジストロフィー up to date. 治療とケア　リハビリテーション．Clinical Neuroscience 2016; 34: 349-351
13) 齊藤利雄：神経疾患のリハビリテーション—up to date　筋ジストロフィーのリハビリテーション．Jpn J Rehabil Med 2016; 53: 516-519

第8章 小児のリハビリテーション

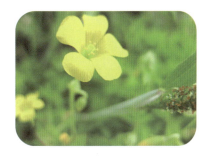

小児のリハビリテーションには、先天性の疾患を対象とすることが多いという特徴があり、また先天性以外の疾患を含め、説明の対象が親であることが多く、成長・発達との関係で、さらに成人後までを見越してリハビリテーションを考える必要がある。小児リハビリテーションが対象とする疾患は多様であるが、本章では代表的な疾患である脳性麻痺と二分脊椎について、疾患の概要とリハビリテーションを含めた治療について説明する。

1 脳性麻痺

1.1 脳性麻痺とは

脳性麻痺は、1968年に厚生省脳性麻痺研究班により、「受胎から新生児期（生後4週以内）に生じる、脳の非進行性病変に基づく、永続的なしかし変化し得る運動および姿勢の異常である。」と定義されている。原因としては、周産期の仮死、低出生体重、核黄疸などがあげられる。周産期医療の進歩により、周産期仮死や核黄疸による脳性麻痺は減少したが、一方で超・極低出生体重児の救命率が向上し、日本における脳性麻痺の発生率は再増加している[1]。

脳性麻痺は、病型や麻痺のある部位により、表8.1のように分類される。病型別では、筋の痙縮、深部腱反射亢進を示す痙直型が最も多い。筋緊張の変動、不随意運動を示すアテトーゼ型は、核黄疸により生じることが多く、新生児期の高ビリルビン血症の管理が進歩し減少した。部位別では、四肢麻痺、片麻痺の他、下肢に優位で上肢に軽い麻痺を示す両麻痺も多い。低出生体重児では、脳室周囲白質軟化症（periventricular leukomalacia：PVL）により痙直型両麻痺となることが多い。重症の四肢麻痺では、精神発達遅滞の他、てんかん、呼吸障害、摂食障害などを伴うこともある。

1.2 脳性麻痺の障害と評価

痙直型脳性麻痺では、罹患部位の個々の筋は痙縮を示し、深部腱反射は亢進する。筋力も低下する。これらが適切に管理されないと、二次的に筋腱の短縮、関節の拘縮や脱臼、骨変形を生じる。また、個々の筋の選択的なコントロールの障害、姿勢変化や体動を予測した筋群の活動制御の障害、特有の動きを身に付ける能力の低下といった運動コントロールの障害がある（図8.1）。

筋痙縮は伸筋と屈筋の両者に同時に認めるが、股関節の屈曲内転内旋、膝関節の屈曲（または伸展）、足関節の底屈という特有の姿位を取ることが多い[2]。立位時に

表 8.1 脳性麻痺の分類

病型による分類
- **痙直型**（spastic type）：筋の痙縮、深部腱反射亢進を示す
- **アテトーゼ型**（athetotic type）：筋緊張の変動、不随意運動を示す
- **失調型**（ataxic type）：失調症状（平衡障害など）を示す
- **弛緩型**（flaccid type）：筋緊張の低下を示す
- **混合型**（mixed type）：上記の複数が混在する

部位による分類
- **単麻痺**（monoplegia）
- **対麻痺**（paraplegia）
- **片麻痺**（hemiplegia）
- **両麻痺**（diplegia）：下肢に優位で上肢に軽い麻痺
- **四肢麻痺**（quadriplegia, tetraplegia）

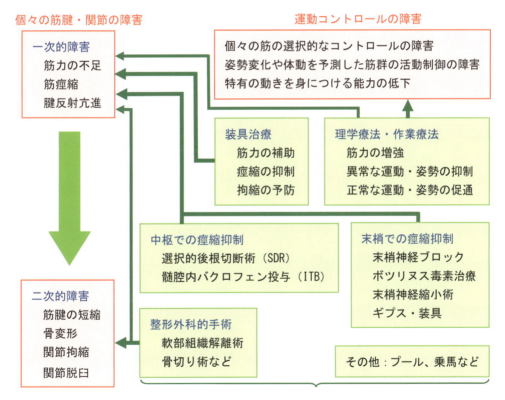

出典）芳賀信彦：脳性麻痺の現状と歩行機能に対する治療．総合リハ 44: 95-98, 2016 一部改変

図 8.1 痙直型脳性麻痺における運動障害とリハビリテーションの考え方

股関節・膝関節が屈曲する状態を「かがみ肢位（crouching posture）」とよび、股関節が内転内旋する状態を「はさみ肢位（scissor leg）」とよぶ（図8.2）。股関節の屈曲内転内旋の緊張により、股関節が徐々に亜脱臼、脱臼することがある。また特に四肢麻痺で片側の股関節が内転内旋、反対側の股関節が外転外旋位となり、片側あるいは両側の股関節が脱臼・亜脱臼位になることがある。これを「風に吹かれた変形（wind blown deformity）」とよび、骨盤は側方へ傾斜し、側弯を合併することが多い（図8.3）。

アテトーゼ型脳性麻痺では、筋緊張は変動し、不随意運動を示す。四肢の不随意運動のためにADLが障害される他、発語や発声が困難であることが多い。頸部の不随意運動のため、成人期に環軸椎亜脱臼や変形性頸椎症による脊髄障害が問題になることがある。

痙直型脳性麻痺の評価では、個々の筋の痙縮をModified Ashworth Scale（MAS）などで評価する他、股関節の屈曲拘縮をみるThomas test、大腿直筋の痙縮をみるEly test、ハムストリングスの痙縮をみる膝窩角（popliteal angle）などがある[2]。

座位、立位、歩行などの粗大運動を詳細に評価するには、粗大運動能力尺度（gross motor function measure：GMFM）が用いられる。これは88項目または66項目について、0点（まったくできない）から3点（完全にできる）までの4段階のスコアを付け、治療介入効果の検討に用いるための評価的な尺度である。これを用いることで粗大運動能力の予後予測を行うのが粗大運動能力分類システム（gross motor function classification system：GMFCS）であり、最終的な運動能力をレベルⅠ（制限なしに歩く）からレベルⅤ（手動車いすで移送される）に分けている。各年齢でのGMFMスコアによりGMFCSの分類を行うことで予後予測が可能とされている[1]（図8.4）。

1.3 脳性麻痺の治療とリハビリテーション

脳性麻痺そのものを治療することはできないので、運動と姿勢の異常に対し、対症的な治療を行い、現実的な移動手段の獲得を目指す（図8.1）。

筋力の不足に対しては、理学療法・作業療法による筋力の増強、装具による筋力の補助を行う。筋痙縮に対しては、装具や中枢・末梢での痙縮抑制、整形外科手術による軟部組織解離が行われる。運動コントロールの障害に対応するのはリハビリテーションが主体であり、異常な運動・姿勢を抑制し、正常な運動・姿勢を促通する。このようなアプローチを神経発達学的治療法（neurodevelopmental treatment：NDT）とよぶが、これは中枢神経系が可塑的であり、外界からの刺激である感覚入力

1 脳性麻痺

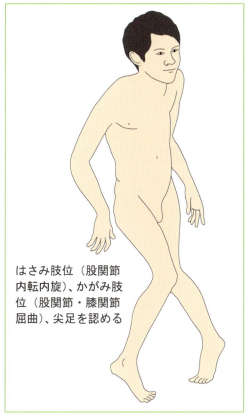

はさみ肢位（股関節内転内旋）、かがみ肢位（股関節・膝関節屈曲）、尖足を認める

図 8.2 痙直型両麻痺の典型的な肢位

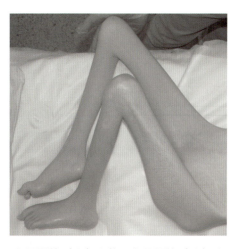

左股関節が内転内旋、右股関節が外転外旋位となり、左側から風に吹かれているような肢位を示す。左股関節は亜脱臼位にあり、骨盤は側方へ傾斜している。

図 8.3 風に吹かれた変形（wind blown deformity）

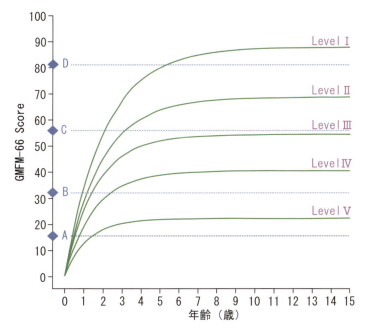

A〜D の線は、以下の動作が半分の児で行えると予測されるレベルを示す。

A：頸定、B：座位、C：支持なしでの 10 歩の歩行、D：支持なしで階段を 4 段降りる

図 8.4 GMFCS レベル別の運動機能の経時的変化

の変化によりその応答様式を変え得る可能性を持つこと、自発運動は学習過程で形成される神経回路網によって保証されるという神経生理学的理論に基づいている。Bobath法、Vojta法などが提唱されている。乳幼児期には、異常な姿勢反射が出にくく、正常な対称性を持つ姿勢を保持するよう、抱き方の指導などを行う（ポジショニング）。歩行などの移動手段の獲得に向けては、運動の交互性を引き出すことを心掛ける。筋腱の短縮、関節拘縮や脱臼など二次的障害に対しては整形外科手術を行い、リハビリテーションと装具治療を組み合わせる。

2 二分脊椎

2.1 二分脊椎とは

二分脊椎は胎生期の神経管の閉鎖障害が腰仙部を中心に生じる先天性疾患で、図8.5のように分類される。この中で脊髄髄膜瘤は、背部に形成された嚢胞の中に神経組織を含むもので、同部の皮膚欠損を伴い、開放性脊髄髄膜瘤の形を取ることが多い（図8.6a）。潜在性二分脊椎の中で神経徴候を伴うものには、脊髄脂肪腫（図8.6b）が多い。

二分脊椎のある部位から尾側の脊髄や馬尾神経が障害されるため、筋力低下、感覚障害、膀胱直腸障害を示すことが多い。深部腱反射は低下することが多いが、高位の二分脊椎では亢進することもある。また特に脊髄髄膜瘤では、水頭症、キアリ奇形Ⅱ型、脊髄空洞症といった中枢神経系の異常を合併することがある。二分脊椎の部分の脊椎の後方要素（棘突起や椎弓）は形成不全を示すが、別の部位の脊椎形成不全を合併することもある[3]。

2.2 二分脊椎の障害と評価

二分脊椎の主たる障害は、脊髄・馬尾神経異常による下肢の筋力低下、感覚障害と排尿・排便障害である。筋力の低下やアンバランスのために関節の拘縮や変形を生じる。脊椎の形成不全のために脊柱変形を生じ、座位バランスが問題になることもある。感覚障害のために足部や殿部に褥瘡を生じることがある。排尿・排便の障害に加え、成人では性機能障害も問題になる。脊髄髄膜瘤ではこれらに加え、中枢神経の異常のために、知的障害、認知機能障害、脳幹機能障害としての呼吸障害を生じる。思春期早発などの内分泌障害や肥満も、中枢神経異常と関係している可能性がある（図8.7）。

このように障害が多様であるので、障害の評価もさまざまな側面から行われる。

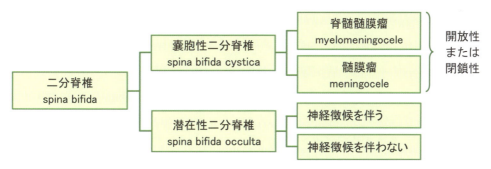

図 8.5　二分脊椎の分類

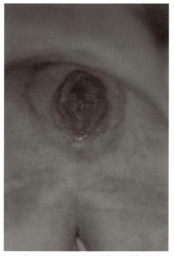

上が頭側で、腰仙椎部に髄膜瘤を認める

図 8.6a　開放性脊髄髄膜瘤

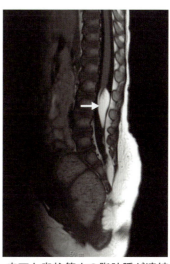

皮下と脊柱管内の脂肪腫が連続している

図 8.6b　脊髄脂肪腫のMRI像

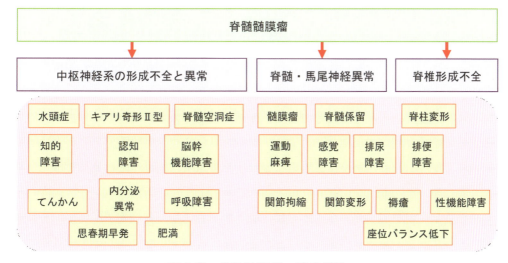

図 8.7　脊髄髄膜瘤の障害構造

中でも移動機能と深い関係があるとされる運動麻痺レベルの評価は重要である。運動麻痺レベルは、通常の脊髄損傷と同様に、徒手筋力テスト（manual muscle testing：MMT）で［3］以上効いている最下限の髄節レベルで示されるが、外傷性脊髄損傷のようにある麻痺の有無の境界が明確でないことが多い。そのため運動麻痺レベルの記述にはSharrardによる神経髄節レベルを用いることも多く、腰髄レベルがすべて麻痺しているものをSharrardの1群、L1〜2レベルの麻痺を2群、L3〜4レベルを3群、L5レベルを4群、S1〜2レベルを5群、S3まで効いているものを6群としている[4]（図8.8）。

移動能力の評価にはHoffer分類[5]を用いることが多い。装具の有無に関わらず屋内外を歩行できるcommunity ambulator、屋外は車いすを利用し屋内では歩行するhousehold ambulator、日常の移動には車いすを用いるが歩行訓練を行っているnon-functional ambulator、歩行不能で移動は車いすのnon-ambulatorの4群に分類する。運動麻痺レベルと移動能力の間には一定の関係がある（図8.9）。

2.3 二分脊椎の治療とリハビリテーション

出生時に下肢の拘縮や変形を認めることがあり、これに対して関節可動域練習や徒手的な変形矯正を行う。正しいアライメントを得るために、ギプス治療や整形外科的手術を行うこともある。またその後の運動発達に応じて、リハビリテーションとしてポジショニングやハンドリングを行う。これらの目的は、さまざまな肢位を取らせることで筋活動を促し関節可動域を維持すること、触覚・視覚・聴覚などを刺激して四肢の自発運動を誘発すること、頭部・体幹のコントロールを得ること、である。頸定が得られたら、座位、立位とリハビリテーションを進めていく[6]。

中位腰髄以下（L3からSレベル）の麻痺では、community ambulatorを目指した理学療法を行う。L3レベルでは、膝伸展筋の筋力が膝屈筋よりも強く、足関節を短下肢装具で安定化し杖歩行を目指すが、膝関節の状態により長下肢装具を用いることもある。L4〜L5レベルの麻痺では、足関節背屈筋が底屈筋よりも強く、踵足変形を示す。踵足での歩行は不安定であり、踵部の褥瘡形成の原因ともなるため、短下肢装具で足関節背屈を制限する。Sレベルの麻痺では独歩が可能であるが、凹足や槌趾変形を示すこともあり、変形の状態に応じて短下肢装具や足底装具を併用することがある。

胸髄から上位腰髄（L2まで）の麻痺では、将来の実用的な移動手段は車いすとなる。したがって安定して座位が保持できることを意識し、足底全体が車いすのフットプレートに接地すること、股関節・膝関節が90度以上屈曲すること、骨盤から体

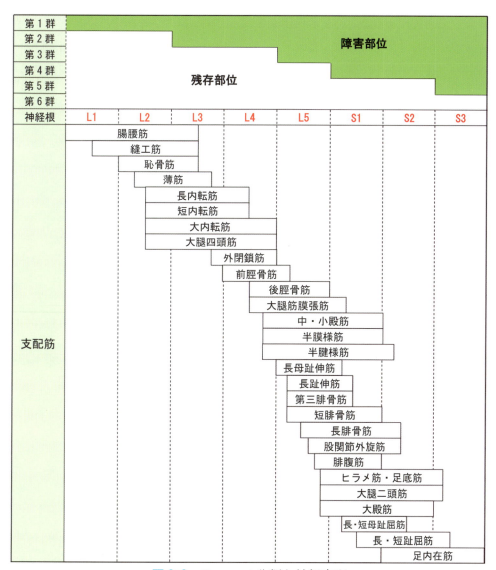

図 8.8　Sharrard 分類と神経支配

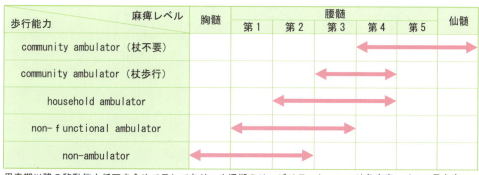

思春期以降の移動能力低下を含めて示してあり、小児期のリハビリテーションでは各麻痺レベルで最も高い歩行能力を目指すことになる。

図 8.9　運動麻痺レベルと Hoffer 分類の関係

幹が左右対称であること、を最低限確保できるように理学療法を行う。しかし小児期に立位練習をすることは、健常児と同じ視線の高さの確保、荷重による下肢の骨萎縮や筋萎縮の防止、将来の移乗自立の可能性向上などの意味があり、頸定が得られたらスタビライザーなどを用いて立位練習を行うことが多い。

問 題

1 脳性麻痺の運動療法で誤っているのはどれか。
 a. 痙直型四肢麻痺では関節に体重負荷刺激を与える。
 b. 痙直型片麻痺では患側の連合反応を強化する。
 c. 弛緩型では同時収縮を促すよう刺激を与える。
 d. アテトーゼ型では同一の運動パターンを繰り返し行う。
 e. 痙直型両麻痺では両下肢のキッキング（蹴り運動）を促す。

2 痙直型両麻痺を呈する脳性麻痺児の歩行訓練に際して、痙縮を抑制する手技の対象となるのはどれか。2つ選べ。
 a. 中殿筋
 b. 腓腹筋
 c. 長腓骨筋
 d. 大殿筋
 e. 長内転筋

3 痙直型四肢麻痺の脳性麻痺児の抱き方で適切なのはどれか。2つ選べ。

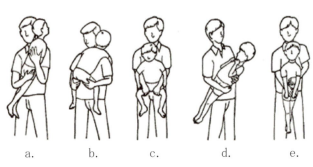

4 痙直型両麻痺児の歩行の特徴で誤っているのはどれか。
 a. 股関節が内転位になりやすい。

b. 足先から接地する。
c. 股・膝関節の屈曲が大きい。
d. 体幹の側方動揺が大きい。
e. 上肢は伸展位をとる。

5 10歳の男児。脳性麻痺痙直型両麻痺。床上移動は交互性の四つ這いで自立している。移乗は手すりにつかまれば、かろうじて自力で可能である。主な移動手段は車いすである。車いすの作製で誤っているのはどれか。2つ選べ。
a. 座面高は床から這い上がれる高さとする。
b. フットレストはスイングアウト式とする。
c. 座幅は成長を見越して広くする。
d. 背もたれはリクライニング式とする。
e. 背もたれの高さは肩の高さまでとする。

6 二分脊椎に起こりにくいのはどれか。
a. 股関節脱臼
b. 踵足
c. 脊柱側彎
d. 水頭症
e. 失調症

7 二分脊椎（脊髄髄膜瘤）で誤っているのはどれか。
a. 足部は褥瘡の好発部位である。
b. 学童期には肥満が問題となる。
c. 脊髄係留症候群は乳児期に出現する。
d. 神経因性膀胱が問題となる。
e. 水頭症の合併は知的障害と関連する。

8 脊髄髄膜瘤で誤っているのはどれか。
a. 第4腰髄節まで機能残存する患者では膝関節屈曲位をとりやすい。
b. 水頭症を合併しやすい。
c. 第1仙髄節まで機能残存する患者は凹足になりやすい。
d. 脊椎変形の頻度は成長とともに増加する。

e．泌尿器系の精査は出生後できるだけ早期から行う．

9　3歳の男児．先天性の腰髄髄膜瘤による二分脊椎．この男児の足の写真を示す．この児の歩行改善に必要なのはどれか．

a．踵補高
b．外側ウェッジ
c．中足骨バー（metatarsal bar）
d．外側Tストラップ
e．背屈制動つき足継手

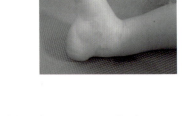

10　6歳の男児．二分脊椎（第3腰髄節まで機能残存）．身長105 cm、体重30 kg．この春、小学校（普通学級）に入学することになった．対応で適切でないのはどれか．

a．短下肢装具を処方する．
b．登下校時に車いすを使用させる．
c．校内で歩行器を使用させる．
d．関節の持続伸張訓練を行う．
e．栄養指導を行う．

引用文献

1) 芳賀信彦：脳性麻痺の現状と歩行機能に対する治療．総合リハ 44：95-98, 2016
2) 芳賀信彦：脳性麻痺による四肢変形．総合リハ 40：618-621, 2012
3) 芳賀信彦：二分脊椎児に対するリハビリテーションの現況．Jpn J Rehabil Med 46：711-720, 2009
4) Sharrard WJW: Posterior iliopsoas transplantation in the treatment of paralytic dislocation of the hip. J Bone Joint Surg Br 46: 426-444, 1964
5) Hoffer MM, Feiwell E, Perry R, Perry J, Bonnett C: Functional ambulation in patients with myelomeningocele. J Bone Joint Surg Am 55: 137-148, 1973
6) 芳賀信彦：二分脊椎患児の理学療法．脊髄外科 28：128-133, 2014

第 9 章
循環器疾患のリハビリテーション

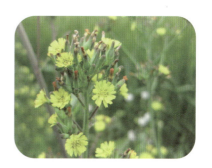

第9章 循環器疾患のリハビリテーション

　心臓リハビリテーション（心臓リハ）は、かつては離床とデコンディショニング予防が主たる目的であったが、急性期における再灌流療法やCCUの普及、冠動脈バイパス術などの術式の進歩により早期離床・早期退院が可能となった。そのため危険因子是正による二次予防（再発予防）のための心臓リハへと目的が変わってきている。日本心臓リハビリテーション学会は、心臓リハの定義を以下のように述べている。つまり、「心臓リハビリテーションとは、心血管疾患患者の身体的・心理的・社会的・職業的状態を改善し、基礎にある動脈硬化や心不全の病態の進行を抑制あるいは軽減し、再発・再入院・死亡を減少させ、快適で活動的な生活を実現することを目指して、個々の患者の医学的評価・運動処方に基づく運動療法・冠危険因子是正・患者教育およびカウンセリング・最適薬物治療を多職種チームが協調して実践する長期にわたる多面的・包括的プログラムをさす。」としている[1]。このように考えると、心臓リハは単に運動療法のみを行っていれば事足りるものではなく、食事療法や禁煙指導を含めた包括的リハビリテーションを目指すべきであると考える。この目的を達成するためには、医療専門職がチームワークで対処していかねばならない。さらに、患者のセルフコントロール支援のためには長期的な関与が求められている。本章では、主として虚血性心疾患に対する心臓リハについて述べることとする。

1 心臓リハビリテーション

1.1 対象疾患

　心臓リハの対象疾患は拡大してきており、狭心症、心筋梗塞や開心術後（冠動脈バイパス術や弁置換術）の他に、心不全に対する運動療法の有効性も実証されてきており、また大動脈瘤や大動脈解離に対するリハビリテーション（リハ）の重要性も認識されている。さらに、大血管疾患のみならず近年増加しつつある閉塞性動脈硬化症に対する運動療法のエビデンスも確立し、さらに末期的重症心不全患者に装着されるLVAS（left ventricular assist system）またはLVAD（left ventricular assist device：左室補助人工心臓）患者のリハや心臓移植後患者のリハも今後発展していく分野である。適応と禁忌を見極めて実施することが重要である（表9.1）。

1.2 心臓リハビリテーションプログラム

　心臓リハには、急性期（第Ⅰ相）、回復期（第Ⅱ相）、維持期（第Ⅲ相）がありそれぞれの到達目標が決められている（図9.1）。有酸素運動を主体とする積極的な運

表 9.1　運動の禁忌

(1) 急性心筋梗塞発症早期および不安定狭心症
(2) 急性または重症心不全
(3) 重篤な不整脈
(4) 運動により重篤な血行動態的障害の発生が予想される場合
(5) 急性疾患および管理不十分な慢性活動性疾患を有する場合
(6) 運動により重篤な血管病変の発生が予想される場合
(7) 精神障害または運動器系障害により実施困難と考えられる場合

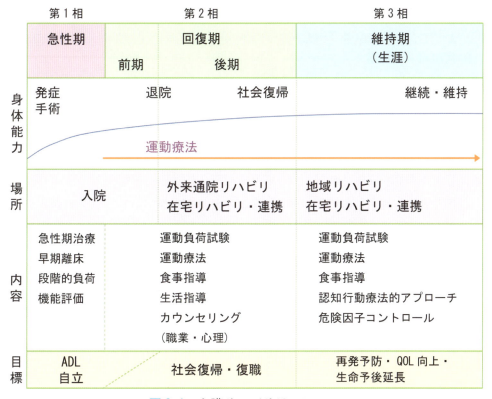

図 9.1　心臓リハビリテーション

動療法は入院中の急性期の後半（回復期前期）から開始し、退院後の回復期後期、維持期に至るまで継続することが望ましい。また、心臓リハを進めて行く上で循環系の評価は欠かせない。心機能、冠予備能、不整脈と冠危険因子に関して検査を行い、特に運動負荷により悪化を来さないか、もしくはどの程度まで負荷が可能かを評価しリスクの層別化を行うことが重要である。

(1) 急性期

　集中治療室（CCU）に入室するのは、急性心筋梗塞発症後3〜6時間で、まだ致死的不整脈も多く出現しており、ポンプ失調もみられる危険性の高い時期である。合併症のない症例も1〜2日CCUで絶対安静とし、心血行動態が落ち着き、心筋逸脱酵素のCK（creatine kinase）がピークを過ぎたら離床を開始する。毎日の心臓リハについては、実施前に心電図モニターをつけ、血圧、脈拍、RPE（自覚的運動強度）と必要ならSpO_2（パルスオキシメーターによる酸素飽和度）を運動療法前後並びに運動中も数回測定して記録する。プログラム進行基準に従い負荷を徐々に増加させていく（段階的負荷）。最終的に階段昇降負荷並びに入浴やシャワーが可能となり、廊下歩行300〜500mをクリアし、3〜4メッツの負荷に耐えられるようになれば退院となる。入院中に可能であれば運動負荷試験を行い、自転車エルゴメーターもしくはトレッドミルによる有酸素運動を開始する。

(2) 回復期・維持期

　回復期の心臓リハは約3カ月といわれている。この時期は家庭または職場復帰に向かっての準備期にあたり、徐々に身体活動の範囲を広げていく。この時期の運動療法と身体機能評価は重要である。回復期心臓リハにおいて適応や禁忌を明確にして、運動により病態の悪化が懸念される症例を除いておくことが大切である。また適応症例も病態を安定させておくことが肝要である。職場復帰上の問題点、心理的な問題や食事指導もこの時期のリハに重要な要素を占めている。心筋梗塞患者の在院日数がさらに短縮化していくことを考えれば、外来における回復期心臓リハの果たす役割は一層重要となる。また維持期は社会復帰が行われた後、生涯にわたり良好な身体並びに精神状態を維持していく時期である。再発予防のために運動療法の重要性はさらに増し、心臓病に対する正しい知識を身に付け実践していく時期でもある。継続性を重視するなら、運動療法に楽しさや多様性を加味した集団で行うスポーツ（太極拳、卓球や低強度エアロビクス）を取り入れることもよいと思われる（図9.2）。

1.3 運動療法

　心臓リハの中で最も重要な位置を占めているのが運動療法である。具体的な運動指導や運動処方に関しては、日本循環器学会から運動療法に関するガイドラインが出されている[3]。運動処方の構成要素は、(1)運動の種類、(2)運動の強度、(3)運動の時間、(4)運動の頻度、(5)運動の期間の5つがあげられる。運動処方は個別処方が原則であり、運動負荷試験の結果をもとに、患者の危険因子の内容、個人の行動

1　心臓リハビリテーション

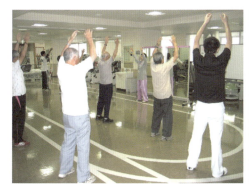
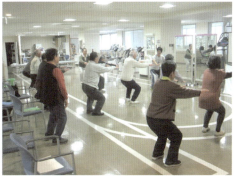
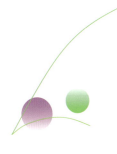
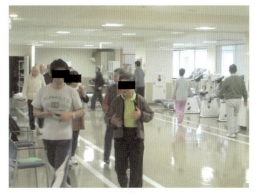
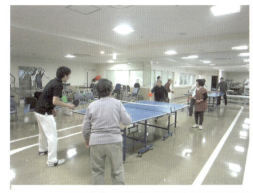
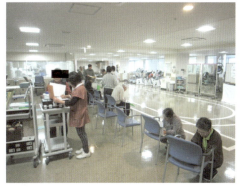
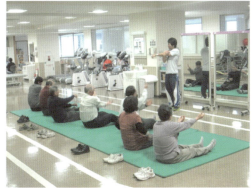

ストレッチ、太極拳、
　　ウオーキング、卓球など

図9.2　維持期における集団スポーツ運動療法

様式、運動の目的や好みに応じて患者と相談しながら作成すべきである。

　主運動として、歩行や自転車こぎなどの大筋群を用いる動的な有酸素運動を、$Vo_2\,max$ または心拍予備能の 40〜60％あるいは max HR の 50〜70％の運動強度を選択する。RPE（rating of perceived exertion：主観的運動強度またはボルグスケール）では、11 から 13 の"楽である"から"ややきつい"と感じる強度で行う。この強度の運動を 1 日 20〜60 分間、週 3〜5 回の頻度で行うことにより望ましいトレーニング効果が認められる。回復期に医療施設内で行う場合は、自転車エルゴメーターまたはトレッドミルでの定量的な運動が中心となる。自宅では屋外での歩行・速歩が一般的である。維持期では、スポーツ種目を取り入れるなどしてコンプライアンスの維持を図る。また、主運動の前後には、ストレッチングを含めた準備運動と整理運動を実施するようにしたい。

　運動強度の設定が、安全確保の上で最も重要である。強度は心拍数で指示するのが一般的であるため、患者には自己の脈の触診法について退院前に必ず指導しておく。最近では心肺運動負荷試験（CPX）から AT（anaerobic threshold：嫌気性代謝閾値）を求めて、AT 強度で処方する方法が循環器領域で行われている。しかしこれは、高価な呼気ガス分析装置を必要とするため実地医家には困難である。したがって、Karvonen の式を用いて、k 値を 0.4〜0.6 として求めた値をトレーニング心拍数として指導する。従来は禁忌とされていたレジスタンストレーニングであるが、心臓リハ領域におけるレジスタンストレーニングの意義は、特に体力の低い患者やデコンディショニングの影響の残る患者、そしてフレイル・サルコペニアの患者に対して身体作業能力を高めるとされている。また、その他の患者においては有酸素能力の増大には貢献しないものの、筋力がアップすることにより患者の社会復帰や日常活動性を高め、QOL を向上させる目的で実施されている[4]。

1.4　心臓リハビリテーションの効果

　日本循環器学会では、心臓リハの効果として表9.2のごとく報告している。要約すると、運動トレーニングにより最高酸素摂取量は 15〜25％増加する。その機序は中枢性の効果よりも末梢循環や骨格筋機能改善などが主要因とされている。また同一負荷強度に対する二重積の減少は、心筋酸素消費量を低下させる。生命予後については、全死亡の 20％、22％の心血管系死亡そして 25％の致死的な再梗塞の減少が期待できる[5]。最近の研究では、冠動脈動脈硬化退縮[6]、自律神経機能改善[7]、血管内皮機能改善[8]や心理的効果[9]が期待できるとされている。総合的に QOL の向上に寄与できるものと考えられる。

表 9.2　運動療法の身体効果

項　目	内　容	ランク
運動耐容能	最高酸素摂取量増加	A
	嫌気性代謝閾値増加	A
症状	心筋虚血閾値の上昇による狭心症発作の軽減	A
	同一労作時の心不全症状の軽減	A
呼吸	最大下同一負荷強度での換気量減少	A
心臓	最大下同一負荷強度での心拍数減少	A
	最大下同一負荷強度での心仕事量（心臓二重積）減少	A
	左室リモデリングの抑制	A
	左室収縮機能を増悪せず	A
	左室拡張機能改善	B
	心筋代謝改善	B
冠動脈	冠狭窄病変の進展抑制	A
	心筋潅流の改善	B
	冠動脈血管内皮依存性、非依存性拡張反応の改善	B
中心循環	最大動静脈酸素較差の増大	B
末梢循環	安静時、運動時の総末梢血管抵抗減少	B
	末梢動脈血管内皮機能の改善	B
炎症性指標	CRP、炎症性サイトカインの減少	B
骨格筋	ミトコンドリアの増加	B
	骨格筋酸化酵素活性の増大	B
	骨格筋毛細管密度の増加	B
	Ⅱ型からⅠ型への筋線維型の変換	B
冠危険因子	収縮期血圧の低下	A
	HDLコレステロール増加、中性脂肪減少	A
	喫煙率減少	A
自律神経	交感神経緊張の低下	A
	副交感神経緊張亢進	B
	圧受容体反射感受性の改善	B
血液	血小板凝集能低下	B
	血液凝固能低下	B
予後	冠動脈性事故発生率の減少	A
	心不全増悪による入院の減少	A（CAD）
	生命予後の改善（全死亡、心臓死の減少）	A（CAD）

A：証拠が十分であるもの　B：報告の質は高いが報告数が十分でないもの　CAD：冠動脈疾患

出典）日本循環器学会「心血管疾患におけるリハビリテーションに関するガイドライン」

2 運動プログラムの安全性

運動プログラムの安全性については、Van Camp の報告によると、心停止は 111,966 人・時間に 1 回、死亡の危険性は 783,972 人・時間に 1 回の確率であった[10]。管理されていないジョギングのような強い運動における心臓病患者の心臓突然死のリスクは 60,000 から 65,000 人・時間に 1 回と高いが、明らかに健康人のそれは 565,000 人・時間に 1 回である。したがって、強度と種類を厳格に決めた心臓リハプログラムは安全で有効である。心臓リハプログラム導入にあたっては心疾患患者のリスク層別化に従って、管理を計画的に行い潜在的な危険性を最小限にすることが望ましい[11]。

3 心不全のリハビリテーション

心不全患者に対する運動療法が安全かつ有効であるとする報告は、1980 年後半よりみられるようになっている。しかし、すべての心不全患者に運動療法の適応があるわけではなく、コントロールされていない心不全や NYHA4 度の心不全、運動により増悪する危険な不整脈を有している場合や労作により容易に虚血が誘発される場合などは禁忌となる。

運動による効果としては、心臓におよぶ中枢性の改善よりも、骨格筋の末梢効果が考えやすい。近年運動トレーニングが左室リモデリングに悪影響をおよぼすものではないとする報告が多くなっている[12]。

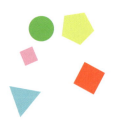

問題

1 長期臥床による脱調節（deconditioning）で増加するものはどれか。
a. 血清蛋白
b. 循環血液量
c. 心拍数反応
d. 呼吸機能
e. 運動能力

2 運動療法の適応となる疾患で誤っているものはどれか。
a. 冠動脈バイパス術後
b. 心筋梗塞
c. 高脂血症
d. 人工弁置換術後
e. 閉塞性肥大型心筋症

3 心臓リハビリテーションで正しい項目はどれか。
a. 第2相は回復期である。
b. 急性期にCCUから一般病棟に移った患者は直ちに階段昇降をしてよい。
c. 包括的リハビリテーションとは心臓に関する多種類の検査を実施することである。
d. 二重積とは収縮期血圧と動静脈酸素較差との積である。
e. 運動療法の主運動の運動時間は1回当たり60分以上が望ましい。

4 運動療法によって低下するものはどれか。
a. 最高酸素摂取量
b. 嫌気性代謝閾値
c. 同一負荷強度での二重積
d. 骨格筋ミトコンドリア密度
e. 最大動静脈酸素較差

5 急性心筋梗塞のリハビリテーションに関する項目で正しいのはどれか。

a. 第3相は回復期という。

b. 発症から退院までを第2相という。

c. 心臓リハビリテーションは生涯にわたり行うのが望ましい。

d. 危険因子のコントロールは必要ない。

e. 維持期には段階的負荷を行っていく。

6 心機能（ポンプ機能）の評価を行うための検査で、適しているのはどれか。
a. タリウム心筋シンチ
b. ホルター心電図
c. 安静時心電図
d. 心臓超音波
e. 血液生化学

7 運動強度設定法の原則で誤っているのはどれか。
a. 最大酸素摂取量の 40〜85％
b. 最大心拍数の 55〜85％
c. 運動負荷試験の結果から処方する
d. 個別処方を行う
e. 心拍数 140 拍とする

8 AT レベルの運動はボルグ指数ではどの程度か。
a. 9 から 11
b. 10 から 12
c. 11 から 13
d. 12 から 14
e. 13 から 15

9 55 歳の年齢別予測最大心拍数はいくらか。
a. 145
b. 155
c. 165
d. 175
e. 185

10 運動負荷心電図で虚血の判定を行う部位はどこか。
   a. P 波
   b. ST 部分
   c. QRS 波
   d. PQ 間隔
   e. QRS 平均電気軸

引用文献

1) 日本心臓リハビリテーション学会　心臓リハビリテーションの定義．
   http://www.jacr.jp/web/about/statement/
2) Nohara, R. et al：Cardiac sports rehabilitation for patients with ischemic heart disease. Jap. Circ. J. 54；1443-1450, 1990.
3) 循環器病の診断と治療に関するガイドライン．心血管疾患におけるリハビリテーションに関するガイドライン（2012年改訂版）
   http://www.j-circ.or.jp/guideline/pdf/JCS2012_nohara_h.pdf.
4) American College of Sports Medicine Position Stand： The recommended quantity and quality of exercise for developing and maintaining cardiorespiratory and muscular fitness, and flexibility in healthy adults. Med. Sci. Sports Exerc. 30：975, 1998
5) O'Conner GT, Buring JE, Yusuf S, et al： An overview of randomized trials of rehabilitation with exercise after myocardial infarction. Circulation 1989；80：234-244.
6) Ornish D, Scherwitz LW, Billings JH, et al： Intensive lifestyle changes for reversal of coronary heart disease. JAMA 1998；280：2001-2007
7) La Rovere MT et al： Exercise-induced increase in baroreflex sensitivity predicts improved prognosis after myocardial infarction. Circulation 106：945, 2002
8) Hambrecht R et al： Effect of exercise on coronary endothelial function in patients with coronary artery disease. New Engl J Med 342： 454, 2000
9) 石原俊一、野原隆司ら：心臓リハビリテーション患者の心理・社会学的特徴について．心臓リハビリテーション　3：22, 1998.

10) Van Camp SP, Peterson RA: Cardiovascular complication of outpatient cardiac rehabilitation programs. JAMA 256:1160-1163, 1986
11) Fletcher GF, Froelicher VF, Hartley LH et al: Exercise standards: a statement for health professionals from the American Heart Association. Circulation 82: 2286-2322, 1990
12) Giannuzzi P, Temporelli PL, Corra U, et al: Attenuation of unfavorable remodeling by exercise training in postinfarction patients with left ventricular dysfunction: results of the Exercise in Left Ventricular Dysfunction (ELVD) trial. Circulation 96: 1790, 1997

第10章

内部障害のリハビリテーション

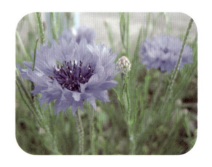

呼吸リハは、「呼吸器の病気によって生じた障害を持つ患者に対して、可能な限り機能を回復、維持させ、これにより、患者自身が自立できることを継続的に支援していくための医療である。」と定義されている[1]。

運動療法は呼吸リハの中心的な役割を担っており、さまざまな身体効果が証明されている。しかし、運動療法に加えて、きちんとした患者教育・日常生活指導、薬物療法・酸素療法、栄養管理・指導、作業療法、環境調整、カウンセリング（精神・心理的サポート）などをセットにした呼吸リハでは、その威力が増すことが明らかである。このような多要素のメニューを取り揃えた呼吸リハを包括的呼吸リハとよび、呼吸リハではいまや包括的呼吸リハを行うことが標準となっている。運動療法だけでは、禁煙効果はほとんどない。そのため教育を呼吸リハの必須要素とすべきであり、教育内容には自己管理や病状悪化の予防と治療に関する情報を含める。また、呼吸器疾患患者は、食事の際の息切れなどのための食欲減退、低酸素状態による栄養吸収障害、呼吸に使用するエネルギー消費量の増加、基礎代謝量の亢進などによる栄養障害を伴うことが多い。そのため、食事療法も呼吸リハの重要な要素となっている。また、運動時の息切れなどによりうつ状態になるため心理的ケアが必要となることが少なくない。

このように、包括的呼吸リハを行うためには多要素のプログラムが必要であり、医師に看護師、理学療法士、作業療法士、管理栄養士など多職種を加えたチーム医療で行うことが望ましい。

1 呼吸器疾患

1.1 リハ対象疾患・適応・禁忌

現在、呼吸リハのプログラムが最も確立しているのは慢性閉塞性肺疾患（COPD）である。間質性肺炎、肺結核後遺症、肺がん、肺高血圧症など慢性呼吸不全を惹起する COPD 以外の多彩な慢性呼吸器疾患もすべて呼吸リハの対象となる。呼吸リハにおける運動療法の適応は、以下の通りである[2]。

①症状（息切れ）のある慢性呼吸器疾患であること。
②標準的治療により病状が安定していること。
③呼吸器疾患により機能制限があること。
④呼吸リハの施行を妨げる因子や不安定な合併症がないこと。
⑤患者自身に積極的な意思があることを確認すること。
⑥年齢制限や肺機能の数値による基準を定めないこと。

高齢だから、肺機能の低下が著しいからというだけで、運動療法の導入をあきらめることのないように注意する。起居動作が困難な患者の場合でも呼吸リハの適応がある。活動レベルに応じた基本動作の段階的なトレーニングが極めて効果的であるので、リハの対象にしなかったり、リハを途中であきらめたりすることのないように注意する（図10.1）。

　運動療法が禁忌と考えられる場合を表10.1に示す。コントロール不良の循環器疾患、急性炎症、重度の精神疾患など、よほどのことがなければ禁忌とはならないことが明らかである。

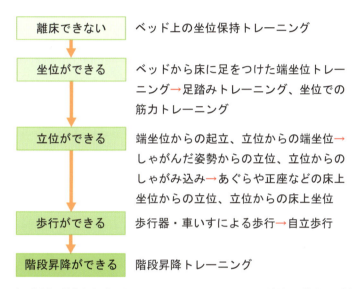

出典）日本理学療法士協会他 編「呼吸リハビリテーションマニュアルー運動療法ー 第2版」昭林社 2012

図10.1　活動レベルに応じたADL基本動作練習

表10.1　呼吸リハ運動療法の禁忌

1. 不安定狭心症、不安定な発症から短日の心筋梗塞、非代償性うっ血性心不全、急性肺性心、コントロール不良の不整脈、重篤な大動脈弁狭窄症、活動性の心筋炎、心膜炎などの心疾患の合併
2. コントロール不良の高血圧症
3. 急性全身性疾患または発熱
4. 最近の肺塞栓症、急性肺性心、重度の肺高血圧症の合併
5. 重篤な肝、腎機能障害の合併
6. 運動を妨げる重篤な整形外科的疾患の合併
7. 高度の認知障害、重度の精神疾患の合併
8. 他の代謝異常（急性甲状腺炎など）

出典）日本理学療法士協会他 編「呼吸リハビリテーションマニュアルー運動療法ー 第2版」昭林社 2012

1.2 科学的エビデンス

現在、呼吸リハの効果に関してそのエビデンスが最も確立しているのは慢性閉塞性肺疾患（COPD）である。COPDの管理のための国際ガイドラインとしては、GOLDガイドラインがある。最新のGOLDガイドラインでは、エビデンスレベルが4段階で評価され、COPDにおける呼吸リハの効果としては、運動耐容能の改善、呼吸困難の軽減、健康関連QOLの向上、入院回数と日数の減少、不安・抑うつの軽減、増悪の回復促進の6つがA評価を受けている（表10.2）。COPDガイドラインでは、COPDの診断された段階で呼吸リハを行うように定めてある[4]。

1.3 リハの実際と中止基準

運動療法はFITT、すなわちF（Frequency：運動の頻度）、I（Intensity：運動の強度）、T（Time (duration)：1回の運動時間、期間）、T（Type：運動の種類）を考慮した運動処方に基づいて行われる。呼吸リハにおける運動療法の際の中止基準を表10.3に示す。胸痛、動悸、疲労、めまいなどの自覚症状や、SpO_2が90%未満、あるいは年齢別最大心拍数が85%、呼吸困難感が修正ボルグスケールで7（とても強い）～9（非常に強いの少し前）になったら運動を中止する必要がある。つまり、少しぐらい息切れが出てきても、SpO_2が90%以上を維持していれば、運動療法を中止しなくてもよい。呼吸リハの対象は「症状（息切れ）のある呼吸器疾患患者」なので、当然のことであるが、この点は、他の疾患別リハとは大きく異なる。

Rossiらは、運動療法を10回行った段階での6分間歩行距離の有意な延長は対象の20%、息切れの改善は対象の44%に認めるだけだったが、20回行った段階では、それぞれ76%、68%で改善を認めたと報告している[5]。すなわち、呼吸リハで歩行距離や息切れを改善するには20回、すなわち週5回で4週程度行うことの必要性を示している。呼吸リハでは、「下肢を中心とした運動療法」を行う比率をできるだけ高めるようにすることが重要である。

2 糖尿病

2.1 糖尿病のもたらす障害

糖尿病はLDLコレステロールや喫煙と並ぶ最強の動脈硬化性疾患の危険因子のひとつである。糖尿病が、動脈硬化性疾患を増加させる影響力は、加齢15年分に匹敵するともいわれている[6]。

糖尿病がもたらす障害の基本は血管障害であり、糖尿病性大血管病（脳卒中、冠

表 10.2　呼吸リハのエビデンス（GOLD 2011）[3]

効　果	エビデンス
運動耐容能の改善	A
呼吸困難の軽減	A
健康関連 QOL の向上	A
入院回数と日数の減少	A
COPD による不安・抑うつの軽減	A
増悪による入院後の回復を促進	A
上肢の筋力と持久力トレーニングによる上肢機能の改善	B
効果はトレーニング終了後も持続	B
生存率の改善	B
長時間作用性気管支拡張薬の効果を向上	B
呼吸筋トレーニングは特に全身運動トレーニングと併用すると効果的	C

エビデンスカテゴリー	エビデンスの根拠
A	無作為化コントロール試験（RCTs）、多量のデータ
B	無作為化コントロール試験（RCTs）、限定された量のデータ
C	非無作為化試験、観察に基づく研究報告
D	GOLD パネルのコンセンサスによる判断

表 10.3　呼吸リハ運動療法の中止基準[2]

呼吸困難	Borg CR-10 スケール 7～9
その他の自覚症状	胸痛、動悸、疲労、めまい、ふらつき、チアノーゼなど
心拍数	年齢別最大心拍数の 85％に達した時（肺性心を伴う COPD では 65～70％）不変ないし減少した時
呼吸数	毎分 30 回以上
血圧	高度に収縮期血圧が下降したり、拡張期血圧が上昇した時
SpO_2	90％未満になった時

動脈疾患、末梢血管疾患)、糖尿病細小血管病(網膜症、神経障害、腎症)、足病変など多様でありかつ全身に及ぶ特徴がある[7]。

糖尿病患者における脳梗塞発症リスクは、非糖尿病者の約3倍高い[8]。脳梗塞の予後に関しても、糖尿病患者では死亡率が高くなっている。糖尿病患者では、冠動脈狭窄病変が広範囲にわたり、多枝病変例が多い。さらに、心筋梗塞後に心不全を併発することが多く、再発の頻度も4倍高い[9]。知覚神経障害を基盤として症状がないあるいは非典型的であったりして発見が遅れてしまいがちであるので、年に最低一度は症状がなくても心電図をとる必要がある。糖尿病患者における末梢血管障害は壊疽を招き、下肢の切断の最大の原因となっている。

糖尿病網膜症は、成人における失明原因の第1位である。神経障害でみられる神経変性は、四肢末端に知覚鈍麻、自発痛、しびれ感、灼熱感などの異常感覚を示すことが多い。自律神経障害は、発汗異常、起立性低血圧、消化管の運動障害(便秘、下痢)、膀胱の機能障害、勃起障害などを起こし、ADLやQOLを大きく損なわせる。糖尿病腎症は、わが国における透析導入原因の第1位である。

糖尿病足病変には、足趾間や爪の白癬菌症から、足趾の変形や胼胝、足潰瘍、足壊疽まで幅広い病態が含まれる。足潰瘍や足壊疽まで進行すると、長期入院や切断に至ることも少なくないので、患者のADLやQOLは大きく低下する。糖尿病足病変の特徴は、潰瘍や壊疽まで進行しても患者の自覚症状が乏しいことと、足の診察機会が少ないために早期診断が難しいことである。足趾や下肢の切断や足潰瘍の既往、末梢神経障害合併、末梢動脈疾患合併、腎不全や透析、視力障害、血糖コントロール不良は糖尿病足病変のリスクが高いので定期的に足を診察するべきである。

2.2 糖尿病治療の注意点

糖尿病では、複数の血管合併症、特に大血管障害に加えてADL、認知機能など自立した生活、自己管理を困難とする生活機能障害を持つ例の頻度が高くなる。高血糖自体が認知症やうつといった高次脳機能障害を進展させている場合も多い[10]。患者の理解度にあわせて繰り返し丁寧に説明をしながら適切に管理することが必要である。ただ、認知力やADLの低下が著しい場合は、患者に対する糖尿病教育はある程度断念せざるを得ないこともあり、その場合は家族や介護者への教育が重要となる。インスリン自己注射が困難で家族や訪問看護、ヘルパーのサポートが必須である場合も少なくなく、介護負担感を増す要因になっている。そのため、QOLや家族の負担を考えてインスリン導入をせずに高用量のSU剤を投与しており、慢性的に高血糖状態が継続し、ケトーシスの状態に陥ったり、感染症に罹患しやすい症例をみ

かける。また、老健施設への入所に際して強化インスリン療法をしているという理由で断られる事態も生じている。恐らくインスリン療法に対する恐怖感（アクシデント時にどう対応したらよいか分からないなど）や理由なき重症感からくるものであろう。在宅酸素療法患者の受け入れ拒否などと同根の問題と思われる。食欲もまちまちな糖尿病患者の場合は、SU剤よりむしろインスリン注射の方が血糖管理は楽な場合もある。また最近はDPP-4阻害薬がでてきたが、本薬は単独では低血糖をほとんど来さないので、安心して運動を行うことができるのは、朗報である。

2.3 糖尿病の運動療法の実際と注意点

運動療法は糖尿病治療の基本のひとつである[11]。運動の急性効果として、ブドウ糖、脂肪酸の利用が促進され血糖値が低下する。運動の慢性効果として、インスリン抵抗性が改善する。さらに、エネルギー摂取量と消費量のバランスが改善され、減量効果がある。加齢や運動不足による筋萎縮や、骨粗鬆症の予防に有効である。高血圧や脂質異常症の改善に有効である。心肺機能をよくする。運動能力が向上する。爽快感、活動気分など日常生活のQOLを高める効果も期待できる。

有酸素運動とレジスタンス運動に分類される。前者は酸素の供給に見合った強度の運動で、継続して行うことによりインスリン感受性が増大する。歩行、ジョギング、水泳などの全身運動が該当する。一方、レジスタンス運動とは、おもりや抵抗負荷に対して動作を行う運動で、強い負荷強度で行えば無酸素運動に分類されるが、筋肉量が増加し、筋力を増強する効果が期待できる。水中歩行は有酸素運動とレジスタンス運動がミックスされた運動であり、膝にかかる負担が少なく、肥満糖尿病患者に安全かつ有効である。

一般的に中等度の強度の有酸素運動を行うことが勧められる。中等度の運動とは、最大酸素摂取量（$V_{O_2}max$）の50％前後のものをさし、運動時の心拍数によってその程度を判定する。運動時の心拍数を、50歳未満では1分間100〜120拍、50歳以降は1分間100拍以内に留める。しかし不整脈などのために心拍数を指標にできない時は、患者自身の「楽である」または「ややきつい」といった体感を目安にする。「きつい」と感じる時は強過ぎる運動である。

運動で消費するエネルギーはそれほど多くない。「運動で消費したエネルギー分だけ食事を増やせる」と考えるのは誤りである。運動の糖代謝に及ぼす効果は、インスリン感受性の改善が主である。食事で過剰に摂取したエネルギーを、運動量を増やして消費するのは容易ではない。食事療法をしっかり行い、病態やその日の体調にあわせて、適度な運動を続けることが大切である。

運動療法の注意点を表10.4に示す。運動療法を行うにあたって特別な配慮が必要なのは、心血管障害やそのリスクが高い場合、明らかな末梢および自律神経障害のある場合、進行した細小血管障害がある場合、整形外科的疾患がある場合などであるが、日常生活における身体活動量は可能な限り低下させないように配慮すべきである。中等症以上の非増殖性網膜症の場合は急激な血圧上昇を伴う運動は避け、重症または増殖性網膜症では無酸素運動や身体に衝撃の加わる運動は避けるべきである。

3 慢性腎臓病（CKD）

3.1 CKD患者と運動耐容能

透析患者では、呼吸・循環器系、血液・消化器系、骨・関節系、脳神経系などのさまざまな合併症や重複障害を呈しやすく、腎性貧血、PEW（protein energy wasting）、骨格筋減少・筋力低下、運動耐容能低下、易疲労、活動量減少、QOL低下などが認められる[13]。運動耐容能の低い透析患者や運動習慣のない透析患者の生命予後は悪く、透析患者にとっての運動不足は、低栄養や左室肥大と同程度の生命予後短縮の要因となっている。

透析患者の心血管疾患に対するK/DOQI臨床ガイドラインには、「医療関係者はすべての透析患者の運動機能評価と運動の奨励を積極的に行う必要がある」と明記してある[14]。また、DOPPS研究では、(1)定期的な運動習慣のある透析患者は、非運動透析患者に比較して生命予後が明らかによいこと、(2)週あたりの運動回数が多いほど生命予後がよいこと、(3)定期的な運動習慣を持つ透析患者の割合が多い施設ほど施設あたりの患者死亡率が低いことが明らかにされている[15]。

3.2 腎臓リハとは

腎臓リハは、腎疾患や透析医療に基づく身体的・精神的影響を軽減させ、症状を調整し、生命予後を改善し、心理社会的並びに職業的な状況を改善することを目的として、運動療法、食事療法と水分管理、薬物療法、教育、精神・心理的サポートなどを行う長期にわたる包括的なプログラムである[13]。腎臓機能障害者数は内部障害の中では心臓機能障害者数に次いで2番目に多い。

表 10.4 運動療法の注意点[12)]

1. 運動療法を開始する前に医学的評価は必要か？

■運動療法を開始する前には、心血管疾患の有無や程度、糖尿病慢性合併症である末梢および自律神経障害や進行した網膜症、腎症、整形外科的疾患などをあらかじめ評価する必要がある。

■心血管疾患のスクリーニングは、無症候の患者においても、複数のリスクファクターを有する場合や脳血管または末梢動脈硬化性疾患を有する場合、心電図で虚血の可能性がある場合、高強度の運動を行う場合には勧められる。

2. 2型糖尿病患者に運動療法は有効か？

■有酸素運動が、血糖コントロール、インスリン抵抗性・心肺機能・脂質代謝を改善し、血圧を低下させる（推奨グレード A）。

■有酸素運動とレジスタンス運動は、ともに血糖コントロールに有効であり、併用によりさらに効果がある。運動療法は、食事療法と組み合わせることによりいっそう高い効果が期待できる（推奨グレード A）。

3. 1型糖尿病患者に運動療法は有効か？

■運動の長期的な血糖コントロールへの効果に対する一定の見解は得られていないが、心血管疾患のリスクファクターを低下させ、生活の質を改善させる（推奨グレード B）。

4. 具体的な運動療法はどのように行うか？

■運動の到達目標としては、頻度はできれば毎日、少なくとも週に 3～5 回、強度が中強度の有酸素運動を 20～60 分間行い、計 150 分以上運動することが一般的には勧められる。週に 2～3 回のレジスタンス運動を同時に行うことが勧められる。

■日常生活のなかなどで段階的に運動量と運動強度を増やしていく。運動の前後に準備運動と整理運動を行う。両足をよく観察し、足にあった足底全体へのクッションのある靴を用いる。

■インスリンや経口血糖降下薬（特に SU 剤）で治療を行っている患者において、運動中および運動当日～翌日に低血糖を起こす恐れがある。インスリン治療をしている患者では、血糖自己測定を行い、運動の時間や種類、量の調整や投薬量の調整（超速効型インスリンは運動前は原則減量）、運動前や運動中の補食が必要になる。特にインスリン治療中の患者では、運動前の血糖値が 100 mg/dl 未満の場合には、吸収のよい炭水化物を 1～2 単位摂取することが勧められる。

■体調がよければ、高血糖のみで運動を中止する必要はないが、1 型糖尿病患者で尿ケトン体陽性時には運動は控える。

3.3 リハビリテーションの内容

(1) CKD透析患者に対する運動療法

腎臓リハの中核である運動療法は、CKD透析患者に対して運動耐容能改善、PEW改善、蛋白質異化抑制、QOL改善などをもたらす（表10.5）。透析患者に対する運動療法の標準的なメニューは、原則として、非透析日に週3～5回、1回に20～60分の歩行やエルゴメータなどの中強度（最大の60％未満）あるいはボルグスケール11（楽である）～13（ややきつい）での有酸素運動が中心となる。通常は運動施設か自宅で行う。また、運動前後のストレッチング、関節可動域維持訓練、低強度の筋力増強訓練（レジスタンストレーニング）を追加することが望ましい（表10.6）。

最近は、透析の最中に下肢エルゴメータなどの運動療法を行う施設も増加してきた。透析中に運動療法を行う場合は、低血圧反応を避けるために、その運動は治療の前半中に試みられるべきである[16]。週3回の透析の際に運動療法を行ってしまうことで、透析以外の時間帯に改めて長い運動時間を設定しなくてよい。

(2) 保存期CKD患者に対する運動療法

最近では、透析には至らない保存時腎不全患者においても、適度な運動が腎機能には悪影響を及ぼさずに、むしろ運動耐容能やQOLの向上、糖・脂質代謝の改善などのメリットをもたらす可能性があるという報告があり、活動を過度に制限すべきではないことが示唆されている。

米国スポーツ医学会（ACSM）のCKD患者のための運動勧告では、一般向けの勧告をもとに、初期の運動強度を軽度（酸素摂取予備能の40％未満）から中等度（酸素摂取予備能の40～60％）の強度とし、そして患者の運動耐容能に基づいて時間をかけて徐々に進行させていくように修正すべきであるとされている[16]。また、安定したCKD患者であれば、筋力増強運動は健康のために重要であるとされている[16]。

最近になって、臨床でも、保存期CKD患者に運動療法を行うことで腎機能（eGFR）が改善するという報告や、死亡率や透析移行率が低下したという報告が相次いでいる[17-19]。

表10.5 CKD透析患者における運動療法の効果[13]

1 最大酸素摂取量の増加	7 睡眠の質の改善
2 左心室収縮能の亢進（安静時・運動時）	8 不安・うつ・QOLの改善
3 心臓副交感神経系の活性化	9 ADLの改善
4 心臓交感神経過緊張の改善	10 前腕静脈サイズの増加（特に等張性運動による）
5 PEW (protein energy wasting) の改善	11 透析効率の改善
6 貧血の改善	12 死亡率の低下

表 10.6 CKD 患者に推奨される運動処方 [16]

頻度	**有酸素運動**：3〜5 日/週 **レジスタンストレーニング**：2〜3 日/週
強度	**中等度強度の有酸素運動**［すなわち酸素摂取予備能の 40〜60％、ボルグ指数(RPE) 6〜20 点(15 点法)の 11〜13 点］ **レジスタンストレーニング**は 1-RM の 70〜75％
時間	**有酸素運動**：持続的な有酸素運動で 20〜60 分/日、しかしこの時間が耐えられないのであれば、3〜5 分間の間欠的運動曝露で計 20〜60 分/日 **レジスタンストレーニング**：10〜15 回反復で 1 セット。患者の耐容能と時間に応じて、何セット行ってもよい。大筋群を動かすための 8〜10 種類の異なる運動を選ぶ。 **柔軟体操**：健常成人と同様の内容が勧められる。
種類	ウォーキング、サイクリング、水泳のような有酸素運動 レジスタンストレーニングのためには、マシーンあるいはフリーウエイトを使用する。
特別な配慮	**血液透析を受けている患者** ■ トレーニングを非透析日に行ってよいが透析直後に行ってはならない。 ■ トレーニングを透析中に行うのであれば、低血圧反応を避けるために、透析時間の前半に行う。 ■ 心拍数は運動強度の指標としての信頼性は低いので、RPE を重視する。 ■ 患者の動静脈シャントに直接体重をかけない限りは動静脈接合部のある腕で運動を行ってよい。血圧測定は動静脈シャントのない側で行う。 **腹膜透析を受けている患者** ■ 持続的携帯型腹膜透析中の患者は、腹腔内に透析液があるうちに運動を試みるかもしれないが、この結果が思わしくない場合には、患者は透析液を除去することが勧められる。 **移植を受けている患者** ■ 拒絶の期間中は、運動の強度と時間は減少されるべきであるが、運動は継続して実施してよい。

RPE：rating of perceived exertion（自覚的運動強度）、1-RM：1 repetition maximum（最大 1 回反復重量）

(3) 運動療法の注意点、禁忌、中止基準

運動療法の注意点として、(1)関節痛など運動器障害や息切れ、胸痛など循環器障害の症状の出現や進展に注意する、(2)尿毒症の症状の出現や進展に注意する、(3)運動することで腎機能が低下していないかをチェックする、ことである[20]。

透析患者の運動療法の禁忌や中止基準については、心疾患における運動療法に関するガイドラインに示されている心不全の運動療法の絶対的禁忌と相対的禁忌、さらに腎不全の原因疾患になっている生活習慣病に対する運動療法の適応と禁忌を適用することが勧められる[21]。高齢、左室駆出率低下は必ずしも禁忌ではない。初回訓練時および強度再設定時には、症状や徴候の有無のみならず、血圧測定や心電図モニターによる安全確認が必要である。運動中は心疾患における運動療法に関するガイドラインに示されている運動負荷試験の禁忌と中止基準に準じる[21]。

(4) 栄養管理

栄養管理も腎臓リハの基本的構成要素であり、重要な役割を担っている。保存期CKD患者では腎機能低下予防としての蛋白質摂取制限があり、これがサルコペニア・フレイルを招きやすい理由のひとつになっている。低栄養が存在すると、サルコペニアにつながり、活力低下、筋力低下、身体機能低下を誘導し、活動度、消費エネルギー量の減少、食欲低下をもたらし、さらに栄養不良状態を促進させるというフレイル・サイクルが構築される。

基本的に十分なエネルギー摂取量確保が不可欠である。良質な蛋白質・アミノ酸（ロイシンなどの必須アミノ酸）、ビタミンD、カルシウムなどの摂取が重要である。エネルギーが不足すると身体中の蛋白質が分解され、エネルギー源になり（異化作用）体内の尿素窒素が増えるため蛋白質を多く食べたことと同じ状態になり、保存期CKD患者では蛋白質を制限する意味がなくなってしまう。蛋白質調整ごはん、パン、もち、でんぷん加工製品など、治療用特殊食品も市販されているので、積極的に利用するべきである。

一方で、CKD患者では、栄養治療として工夫された食事を摂取しても、摂取した蛋白質やアミノ酸は筋蛋白の合成には利用されにくい。筋蛋白合成の最大の刺激因子は運動であり、これがなければ筋蛋白としてではなく体脂肪として蓄積され、窒素は尿素に分解されてしまう。CKD患者に栄養治療を行う際には、適切な運動量を確保することがきわめて重要である。

3.4 リハで生命予後の延長も可能

これまでのリハ医療は、障害をもたらす疾患で生じた機能障害、能力低下、社会

的不利のそれぞれに対する評価と介入を通じて、可能な限り障害を克服したり軽減したりすること、言い換えれば"adding life to years"（生活機能予後や QOL の改善）を主目的に発展してきた。しかし、腎臓リハに取り組むことにより透析患者を始めとする腎臓機能障害者の"adding life to years and years to life"（生活機能予後や QOL の改善のみならず生命予後の延長）を達成できるわけである[22]。

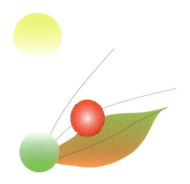

第10章　内部障害のリハビリテーション

問　題

1　呼吸リハビリテーションでの運動療法の禁忌でないのはどれか。
　a．陳旧性心筋梗塞の合併
　b．コントロール不良の高血圧症の合併
　c．重篤な肝機能障害の合併
　d．重度の肺高血圧の合併
　e．発熱中の急性細菌性肺炎

2　COPDの理学療法のメニューで誤っているのはどれか。
　a．リラクセーション
　b．胸式呼吸
　c．口すぼめ呼吸
　d．体位排痰
　e．腹筋強化

3　COPDの呼吸リハビリテーションプログラムとして一般的でないのどれか。
　a．呼吸補助筋（胸鎖乳突筋や僧帽筋）のトレーニング
　b．高脂肪高蛋白食による栄養指導
　c．うがい、手洗い、ワクチンによる感染予防教育
　d．ニコチン補充療法による禁煙指導
　e．洋式トイレ整備、椅子の座面調節、手すりによる屋内環境整備

4　COPDの呼吸リハビリテーションの効果について誤っているのはどれか。
　a．運動能力を改善させる。
　b．肺活量を改善させる。
　c．呼吸困難感を軽減させる。
　d．健康関連QOLを向上させる。
　e．入院回数と入院日数を減少させる。

5　糖尿病の合併症で誤っている組み合わせはどれか。
　a．脳卒中－糖尿病性大血管病

b. 末梢動脈疾患－糖尿病性大血管病
　　c. 冠動脈疾患－糖尿病細小血管病
　　d. 腎症－糖尿病細小血管病
　　e. 神経障害－糖尿病細小血管病

6　2型糖尿病患者における運動療法の効果について誤っているのはどれか。
　　a. 血糖コントロールの改善
　　b. 脂質代謝の改善
　　c. 安静時血圧上昇
　　d. インスリン感受性の増加
　　e. 運動耐容能の改善

7　糖尿病患者の運動療法における一般的な注意について誤っているのはどれか。
　　a. 空腹時血糖 250 mg/dl 以上は運動を積極的には行わない。
　　b. 尿ケトン体陰性は運動を積極的には行わない。
　　c. 運動前の血糖が 90 mg/dl 未満のインスリン治療中の患者は吸収のよい炭水化物を 1〜2 単位摂取する。
　　d. スルホニル尿素薬で治療中の患者は、運動翌日に低血糖を惹起する恐れがある。
　　e. 運動の頻度はできれば毎日、少なくとも週に 3〜5 回、持続時間は 20〜60 分、強度は中等度の運動が一般的には勧められる。

8　身体障害者福祉法の内部障害のうちで患者数が2番目に多いのはどれか。
　　a. 心臓機能障害
　　b. 呼吸器機能障害
　　c. 腎臓機能障害
　　d. 肝臓機能障害
　　e. 膀胱直腸機能障害

9　一過性の運動時の腎機能への影響について、誤っているのはどれか。
　　a. 腎血流量の低下
　　b. 腎血管抵抗の増加
　　c. 糸球体濾過量の低下

d. 尿蛋白の減少

e. 血清尿酸値の増加

10 透析患者の運動について、誤っているのはどれか。

a. 酸素摂取量の増加

b. 左室収縮機能の改善

c. 下肢筋力の増加

d. 心臓交感神経緊張の亢進

e. 透析除去効率の改善

引用文献

1) 日本呼吸管理学会、日本呼吸器学会「呼吸リハビリテーションに関するステートメント」日本呼吸管理学会誌 2001；11：321-330.

2) 日本呼吸ケア・リハビリテーション学会、日本呼吸器学会、日本リハビリテーション医学会、日本理学療法士協会編「呼吸リハビリテーションマニュアル－運動療法－ 第2版」昭林社 2012

3) National Institute of Health.National Heart Lung, and Blood Institute：Global Initiative for Chronic Obstructive Lung Disease. Global Strategy for the Diagnosis, Management and Prevention of COPD. NHLB/WHO workshop report 2011；Update of the Management Sections, GOLD website（www.goIdcopd.com）.updated；January 2015,

4) 日本呼吸器学会「COPD（慢性閉塞性肺疾患）診断と治療のためのガイドライン 第4版」メディカルレビュー社 2014.

5) Rossi G et al.Length and clinical effectiveness of pulmonary rehabilitation in outpatients with chronic airway obstruction. Chest 127: 105-109, 2005.

6) Booth GL.：Relation between age and cardiovascular disease in men and women with diabetes compared with non-diabetic people：a population based retrospective cohort study. Lancet 368: 29-36, 2006.

7) 上月正博「今必要なトータルケアの視点」臨床リハ16：604-610, 2007.

8) Fujishima M, Kiyohara Y, Kato I, et al. Diabetes and cardiovascular disease in a prospective population survey in Japan：The Hisayama Study. Diabetes

45(suppl 3) S14-16, 1996.

9) Abbott RD, Donahue RP, Kannel WB et al. The impact of diabetes on survival following myocardial infarction in men vs women. The Framingham Study. JAMA 260: 3456-3460, 1988.

10) Wbrrall GJ, et al: Cognitive function and glycosylated hemoglobin in older patients with type II diabetes. J Diabetes Complications 10:320-324, 1996.

11) 日本糖尿病学会編著「糖尿病治療ガイド2016-2017」文光堂　2016

12) 日本糖尿病学会編著「糖尿病治療ガイドライン2016」南江堂　2016

13) 上月正博編著「腎臓リハビリテーション」医歯薬出版　2012

14) NKF-K/DOGI: K/DOQI Clinical Practice Guidelines for Cardiovascular Disease in Dialysis Patients. Am J Kid Dis 45(Suppl 3): S1-S128, 2005.

15) Tentori F. et al. Physical exercise among participants in the Dialysis Outcomes and Practice Patterns Study (DOPPS): correlates and associated outcomes. Nephrol Dial Transplant 25: 3050-062, 2010.

16) ACSM's Guidelines for Exercise Testing and Prescription (ninth Edition).

17) Baria F, Kamimura MA, Aoike DT, et al. Randomized controlled trial to evaluate the impact of aerobic exercise on visceral fat in overweight chronic kidney disease patients. Nephrol Dial Transplant. 29: 857-864, 2014.

18) Greenwood SA, Koufaki P, Mercer TH et al. Effect of exercise training on estimated GFR, vascular health, and cardiorespiratory fitness in patients with CKD: a pilot randomized controlled trial. Am J Kidney Dis. 65:425-34, 2015.

19) Chen IR, et al. Association of walking with survival and RRT among patients with CKD stages 3-5. Clin J Am Soc Nephrol 9:1183-1189, 2014.

20) 日本腎臓リハ学会ホームページ「腎臓リハビリテーションの手引き」http://jsrr.jim-do.com/腎臓リハビリテーションの手引き/

21) 循環器病の診断と治療に関するガイドライン 2011年度合同研究班報告「心血管疾患におけるリハビリテーションに関するガイドライン(2012年改訂版)」available from http://www.j-circ.or.jp/guideline/pdf/JCS2012_nohara_h.pdf

22) 上月正博 著『「安静」が危ない！1日で2歳も老化する！－「らくらく運動療法」が病気を防ぐ！治す！』さくら舎　2015

第 11 章
関節リウマチのリハビリテーション

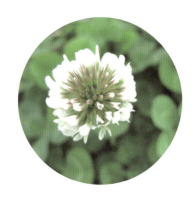

関節リウマチ（RA）は、主に関節を侵す慢性、進行性、全身性の炎症性疾患であり、30〜50歳に好発し、性差は男：女が1：4で女性に多く、発生頻度は0.5〜0.7%となっている（表11.1）。

その病因はいまだ不明であるが、遺伝要因と環境要因が関与し、免疫学的機構の破綻が主な原因と考えられている。

組織学的には、滑膜炎症と血管新生やパンヌス形成による滑膜の増殖と絨毛の発達、関節液中への炎症性細胞の浸出、パンヌス部位の骨や軟骨のびらんなどがみられる（図11.1）。

1 関節リウマチの主要症候

多くの例は慢性潜行性に発症し、手や足のこわばりや痛みで始まり、その後徐々に症状は関節に限局し、炎症徴候である発赤、腫脹、関節痛（自発痛・運動痛・圧痛）を来す。

罹患関節としては、手指、足趾の小関節、特に近位指節間（PIP）関節、中手指節（MCP）関節、中足趾節（MTP）関節が多く、ついで肘、手、膝、足関節などが左右対称性に侵される。

進行すると関節は破壊され、変形、拘縮、強直に至る。RAに特徴的な関節変形は、手指の尺側偏位、ボタン穴変形、スワンネック変形、足趾の槌趾変形、外反母趾などがみられる。

その他RAは全身性多臓器疾患であり、貧血、シェーグレン症候群、レイノー症状、間質性肺炎、血管炎、アミロイドーシスなどの関節外疾患を合併する。

2 診断と検査、評価

2.1 診断と検査

RAの診断は、国際的なACR（米国リウマチ学会）/EULAR（欧州リウマチ学会）の新RA分類基準（2010年）[1]（表11.2）によって行われ、より早期の診断が可能になった。関節の腫脹・疼痛、リウマトイド因子（RF）や抗CCP抗体（ACPA）、炎症持続時間、CRP/赤沈（ESR）の炎症マーカーなどの項目のスコアの合計点で診断される。

検査所見としては、急性炎症反応を示すESRやCRPの高値、血小板増加、貧血などがみられる。免疫学的検査では、リウマトイド因子陽性、抗CCP抗体陽性などを示す。

表 11.1　関節リウマチとは

概念	多発性関節炎を主徴とする原因不明の慢性炎症性疾患 病変の主座は関節滑膜で、進行すると軟骨・骨を侵し、関節破壊や変形を来す
疫学	有病率；0.5〜0.7％（70〜100万人/日本） 性差（女：男）＝ 4：1 好発年齢：30〜50歳
症状	手や足のこわばり、関節痛、関節腫脹、関節変形

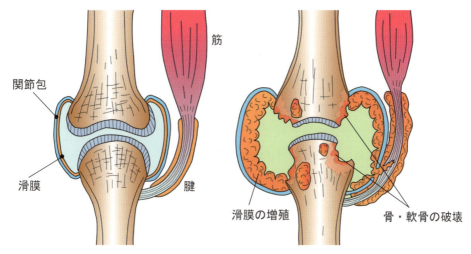

図 11.1　関節リウマチの関節病変

表 11.2　ACR/EULAR　新 RA 分類基準（2010 年）
スコアの合計が 6 点以上なら RA と診断する

関節病変	スコア
1 つの大関節腫脹または疼痛関節あり	0 点
大関節に 2 個以上から 10 個の腫脹または疼痛関節あり	1 点
小関節に 1〜3 個の腫脹または疼痛関節あり	2 点
小関節に 4〜10 個の腫脹または疼痛関節あり	3 点
少なくとも 1 つ以上の関節領域に 10 個を超える腫脹または疼痛関節あり	5 点
血清学的因子	
RF、抗 CCP 抗体（抗シトルリン化ペプチド抗体）ともに陰性	0 点
RF、抗 CCP 抗体の少なくとも 1 つが陽性で低力価	2 点
RF、抗 CCP 抗体の少なくとも 1 つが陽性で高力価	3 点
滑膜炎持続時間	
＜6 週	0 点
≧6 週	1 点
炎症マーカー	
CRP、ESR とも正常	0 点
CRP、ESR のいずれかが異常	1 点

X線検査はRAの確定診断には欠かせないものである。初期変化は骨萎縮、関節辺縁のびらんに始まり、軟骨の破壊・消失による関節裂隙の狭小化、骨・関節破壊による脱臼、強直へと進む。

2.2 評価

RAという疾患自体の評価のために、疾患活動性と予後不良因子があげられる。

RAの臨床的活動性評価や治療薬の効果判定には、古くはランズバリー活動指数が使われていたが、最近ではACR改善基準（コアセット）[2]やDAS（disease activity score）28[3]が使用される。

DAS 28はACR改善基準に比べて評価が簡便であり、RA活動性の絶対評価ができると同時に、薬剤の有効性も判定可能である。しかし計算式が複雑なため、さらに簡便化されたSDAI（simplified disease activity index）やCDAI（clinical disease activity index）が最近提唱されている。これらDAS 28、SDAI、CDAIはRAの寛解基準を達成するための指標に利用されている。

予後不良因子には、身体機能の制限、リウマトイド因子や抗CCP抗体の強陽性、早期からの骨びらん、関節外症状などがあげられる。

3 治療体系－トータルマネジメント

RAのトータルマネジメント[4]は、薬物療法、手術療法、リハビリテーション、ケア（基礎療法、患者教育）から構成され、RA患者のすべてに、どの時期でも考慮されるべきRA治療の基本とされている。メトトレキサート（MTX）や生物学的製剤（Bio）が登場し、リウマチ治療のパラダイムシフトが起きた今日においてもこの考え方は変わらない。

トータルマネジメントの4部門が切れ目なく維持されるためには、チーム医療の確立が基本となる。チーム医療は院内医療連携から始まり、院外医療連携へと進み、地域連携が確立され、住まいでの生活支援へと広がっていく。国は2011年より介護保険に地域包括ケアシステムを導入し、2025年までにその実現に向けた取り組みが始まっている。

4 薬物療法

4.1 治療計画－目標達成に向けた治療（T2T）

欧米の内科リウマチ医から、RAの治療計画に目標達成に向けた治療（Treat to Target：T2T[5]）という考え方を取り入れようという運動が高まってきた。RAにおけるT2Tの基本的考え方は、患者とリウマチ医の合意で行う、治療のゴールは症状のコントロールあるいは関節破壊の抑制、身体機能を正常化し生活の質（QOL）をよい状態に保つこと、そのためには関節の炎症を止めることの重要性、総合的疾患活動性指標（DAS28、SDAI、CDAIなど）による定期的疾患活動性の評価と治療の見直しを行うことなどが掲げられている（図11.2）。

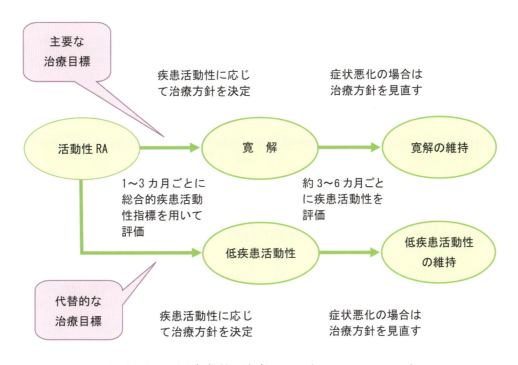

図11.2　目標達成型の治療：T2T（Treat to Target）

4.2　治療ガイドライン

RA薬物治療の目標は、古くは非ステロイド抗炎症薬（NSAID）による症状軽減から、現在は抗リウマチ薬（DMARD）による関節破壊・関節変形の防止により関節機能・生活機能を維持し、生活の質の向上と生命予後の改善にある。

欧米では1996年から相次いでACR、EULARからRA治療のリコメンデーションが出され、特に2002年からは新しいDMARDのMTXとBioに対する使用ガイドラインとなってきた。

わが国では2004年に、厚生労働省研究班から2002年のACRガイドラインを参考

にした"RA治療ガイドライン"⁶⁾が出され、その後10年ぶりに改訂され、2014年に日本リウマチ学会から新しい"関節リウマチ診療ガイドライン2014"⁷⁾が作成された（図11.3）。

4.3 治療薬
(1) 合成抗リウマチ薬（synthetic DMARD：sDMARD）

2016年現在、わが国では13種類のsDMARDが承認されている（表11.3）。トファシチニブ（target sDMARD：tsDMARD）を除く従来型（conventional）sDMARD（csDMARD）に共通する特徴は遅効性であり、有効例に個人差がみられる。そのなかでMTXがアンカードラッグ（治療の中心となる薬剤）として推奨され、約70％の患者に使用されている。

表11.3　わが国で関節リウマチに承認されているsDMARDの効果と分類

効果	一般名	商品名	用量・用法	主な副作用
強い	メトトレキサート	リウマトレックス	6-16 mg/week 分1-4	肝障害、血液障害、間質性肺炎
	レフルノミド	アラバ	10-20 mg/day 分1	下痢、高血圧、皮疹、間質性肺炎
	トファシチニブ	ゼルヤンツ	10 mg/day 分2	感染症、帯状疱疹
中間	ブシラミン	リマチル	200 mg/day 分2	蛋白尿、味覚障害、黄色爪
	タクロリムス	プログラフ	1-3 mg/day 分1	腎障害、高血圧、糖尿病
	サラゾスルファピリジン	アザルフィジンEN	1,000 mg/day 分2	皮疹、血液障害
	イグラチモド	ケアラム、コルベット	50 mg/day 分2	肝障害、消化管症状
	金チオリンゴ酸ナトリウム	シオゾール	10-100 mg/week 筋注	血尿、間質性肺炎
	D-ペニシラミン	メタルカプターゼ	100 mg/day	蛋白尿、自己免疫疾患
弱い	アクタリット	オークル、モーバー	300 mg/day 分3	発疹
	ミゾリビン	ブレディニン	150 mg/day 分3	高尿酸血症
	オーラノフィン	リドーラ	6 mg/day 分2	下痢
	ロベンザリッド	カルフェニール	240 mg/day 分3	腎機能障害

4 薬物療法

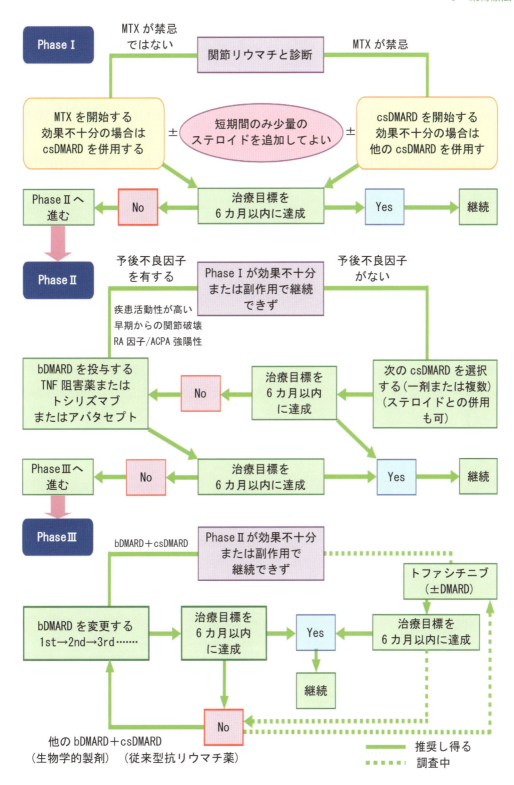

図 11.3 日本リウマチ学会の関節リウマチ診療ガイドライン 2014 における治療アルゴリズム

(2) 生物学的製剤（biological DMARD：bDMARD）

生物学的製剤とは遺伝子工学の技術から作成された生体に反応する蛋白質性の薬剤で、生物が産生した自然界には存在しない抗体または融合蛋白質である。主な作用機序は標的とする分子の生物学的作用を生じる結合を阻害する。2017年現在、TNF阻害薬が5種、IL-6阻害薬1種、T細胞阻害薬が1種、計7種類のbDMARDが認可され使用可能となっている（表11.4）。

5 手術療法

5.1 手術適応

(1) 手術の時期の決定

一般論として、積極的な保存療法に関わらず、3～6カ月以上続く局所関節の疼痛や腫脹に対して手術療法が適応される。

ADLの障害からみると、上肢については洗面、更衣、食事、整容動作などの高度な制限、下肢については疼痛、変形によって歩行が困難になった場合に、最も障害になっている関節の手術を考える。局所関節の障害度の面からは、高度な可動制限や変形、筋力低下や不安定性を伴う軟部組織萎縮、X線像で骨吸収や骨欠損などがみられれば手術適応となる[8]。

(2) 手術部位と順位の決定

手術の順位は、絶対的手術適応である生命予後に最も影響を及ぼす脊髄症を起こした脊椎病変（頸椎亜脱臼、胸腰椎圧迫骨折など）や腱断裂、絞扼性神経障害が最優先される。次いで両上肢罹患によって両手指の機能不全に陥った症例の片側肩か肘関節手術があげられる。これは生きる基本となる食事動作で手指が口元へ届くように回復させるものである。次に荷重関節である下肢の手術、最後に上肢の手術となる。

5.2 手術の種類

(1) 滑膜切除術

炎症を帯びた滑膜組織を切除する。比較的関節軟骨が保たれ、薬物治療によっても消褪しない限局した滑膜炎に適応がある。

(2) 関節形成術、人工関節置換術（図11.4、図11.5）

破壊された関節機能を再建する。人工関節手術が確立されていない手関節、手指関節、足趾関節では関節形成術の適応が残っている。

表 11.4 わが国で使用可能な生物学的製剤の特徴（2017 年現在）

一般名	商品名	製品	標的サイトカイン	投与法	投与回数	用量	半減期
インフリキシマブ (IFX)	レミケード	キメラ型抗TNF-α抗体	TNF-α	点滴静注	0,2,6週以後8週毎 4-8週毎	3 mg/kg 3-10 mg/kg 6 mg/kg	9.5日
エタネルセプト (ETN)	エンブレル	ヒトTNF受容体Fc融合蛋白	TNF-α, β	自己皮下注	2回/週 1回/週	10-25 mg/回 50 mg/回	4日
アダリムマブ (ADA)	ヒュミラ	ヒト型抗TNF-α抗体	TNF-α	自己皮下注	2週毎	40-80 mg/kg	12-14日
トシリズマブ (TCZ)	アクテムラ	ヒト化型抗IL-6受容体抗体	IL-6	点滴静注 自己皮下注	4週毎 2週毎	8 mg/kg 162 mg/回	6日
アバタセプト (ABT)	オレンシア	CTLA-4-Fc融合蛋白	T細胞	点滴静注 自己皮下注	0,2,4週以後4週毎 毎週	500mg/<60kg 750mg/60-100kg 125 mg	16日
ゴリムマブ (GLM)	シンポニー	ヒト型抗TNF-αモノクローナル抗体	TNF-α	皮下注	4週毎	50 mg/＋MTX 100mg/－MTX	14日
セルトリズマブペゴル (CZP)	シムジア	ペグ化抗TNF抗体	TNF-α	自己皮下注	0,2,4週以後2週毎 4週毎	400 mg 200 mg 400 mg	14日

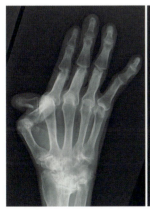
術前：手指尺側偏位変形

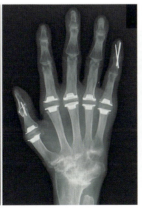
術後：スワンソン人工指関節

図 11.4 人工関節置換術

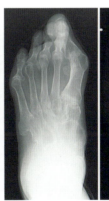
図 11.5 前足部外反母趾・槌趾変形に対する足趾形成術

(3) 関節固定術

関節機能再建術では困難な場合に適応される。手指、足趾、手関節、足関節、脊椎などに行われる。

6 リハビリテーション

6.1 リハビリテーションの概念
(1) 基本的アプローチ

RA に対するリハビリテーション（リハ）の基本的アプローチは、2001 年に改訂された WHO（世界保健機関）の ICF の国際生活機能分類[9]に従って、機能障害（impairment）に対して治療的アプローチ、活動（activity）制限に対して適応的アプローチ、参加（participation）制約に対して環境改善アプローチ、その他心理問題に対して心理的アプローチなどがとられる。

(2) 従来の RA 各病期でのアプローチ

RA の病期は早期・進行期・晩期に分けられ、各病期に適したリハのアプローチがとられてきた。早期には関節機能障害が生じないように予防手段と ADL の維持が図られ、進行期には関節機能の維持と ADL の改善のために、必要なら入院によって高度なリハ（狭義）が行われた。晩期には自立を目指した在宅ケアの中でホームリハ、自助具作製、住宅改造などが行われていた（表 11.5）。

(3) 新 RA 治療体系のなかでのリハ介入の変化

水落[10]によると早期 RA は新規薬剤（MTX や bDMARD）の反応性によって 3 つのタイプに分かれ、その各々に対して早期リハ介入が異なることが指摘された。早期関節炎寛解例には過度の関節負担を防止し、局所の安静を保つ回復的リハ指導を行う。炎症は改善しているが関節痛は残存し、関節拘縮や変形などの機能障害がみられる例には従来の温熱療法と運動療法を行い、関節保護の原則に従った生活指導など障害予防的リハを行う。

治療に抵抗する従来の慢性進行例には障害予防的リハに自助具、装具、移動補助具などの代償的リハが加味される（表 11.6）。

一方、中期におけるできあがった関節破壊や変形には、抗炎症による疼痛のコントロールの結果、過度な運動や使用によって腱断裂や軟骨破壊の進行など新たな障害（オーバーユース症候群*）が発生し、その対応のために従来とは異なる関節保護法や生活指導が重要な取り組みとなってきた。

表 11.5 各病期におけるリハビリテーションアプローチ

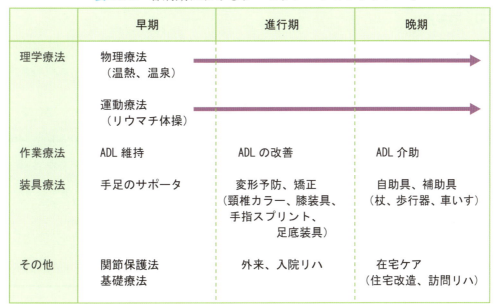

表 11.6 早期 RA に対するリハ介入の 3 タイプ
－生物学的製剤時代における－

1. 早期関節炎寛解例
   - 回復的アプローチ ― 関節負担の防止と局所の安静
2. 炎症改善、関節痛と関節拘縮残存例
   - 治療的アプローチ ― 従来の温熱療法と運動療法
   - 障害予防的アプローチ ― 関節保護と就労・生活指導
3. 治療抵抗例
   - 障害予防的アプローチ
   - 代償的アプローチ ― 自助具、装具、移動補助具

出典）水落和也：関節リウマチの治療─薬物療法を中心に、治療における最近の話題. 総合リハ 38：211〜219, 2010. をもとに作成

---

*　**オーバーユース症候群**：過度な関節負担（使い過ぎ）または不適切な運動（ミスユース）によって生じる痛みを伴う機能障害のことである。例えば、筋トレやその他トレーニングを行った場合、体はその負荷に適応して耐えられるようになるが、その適応に至る前に過度なトレーニングを続けると、体の組織に微細な損傷が蓄積され、ついには炎症が起こり痛みとして表出してくる。

6.2 リハビリテーション手段（表 11.7）

(1) 基礎療法

基礎療法とはリウマチ患者の痛みを軽減し、日常生活をより快適に過ごすための種々の方法で、リウマチの知識と教育、安静と運動のバランス、ストレス対処、栄養・身の回り生活指導、関節機能改善の運動療法、環境整備などを行う。

(2) 理学療法

関節炎に伴う疼痛や機能障害を軽減・除去するために理学療法が実施される。理学療法は物理療法と運動療法に大別される。物理療法は痛みの緩和・消炎を目的とし、運動療法の前処置として利用されることが多い。

1) 物理療法

広く一般に使用されているものは、温熱療法、寒冷療法、水治療法、電気療法、光線療法などがあげられる。

2) 運動療法

運動療法の目的は、関節可動域の改善・維持、筋力の増強・維持、持久力の増強、協調性（バランス）の改善などである。RA の進行に伴って各関節には特徴ある変形・拘縮が生じる。これらに対応する運動療法は各関節で異なるが、訓練は常に関節保護を念頭におく必要がある。また運動療法に先立って物理療法を併用することは有用である。全身の関節の運動訓練には全身浴を利用するのがよい。

(3) 作業療法

作業療法の目的は関節機能を改善し、ADL 維持と社会参加の支援にある。ADL アプローチでは関節への負荷を軽減する動作を習得するよう、関節保護とエネルギー節約の原則に基づいた指導を行う。

社会生活のサポートのために住宅改造などの環境整備、福祉サービスの提供、家族の介助指導や心理的サポートなども行う。

(4) 装具と自助具

装具は四肢・体幹を外部から支える道具で、機能障害の改善を期待して用いられている。一方、自助具は ADL を支援するために、機能を代償し、より容易にできるように工夫された道具である。

1) 装具療法

(ⅰ) 装具の目的と適応

装具の目的は局所の固定、動的・静的支持、変形の予防、変形の矯正、免荷、関節機能改善、関節疼痛の軽減などである。

表11.7 リハビリテーションの種類と方法、手段

種類	目的	方法	具体的手段
物理療法 （理学療法）	疼痛と腫脹の軽減	温熱療法 寒冷療法 水治療法 電気療法 光線療法	ホットパック、パラフィン浴 アイスパック 過流浴、気泡浴、温泉療法 プール療法 マイクロ波、レーザー光線
運動療法 （理学療法）	筋力と関節可動性の保持、改善	筋力増強、 関節可動域訓練 等尺運動 自動運動 抵抗運動 他動運動	 ゴム、ボール体操 運動浴、リウマチ体操 徒手、錘、ばね 徒手矯正、牽引、CPM
作業療法	ADL基本動作の改善 QOLの向上	ADL訓練 機能的作業療法 趣味的作業療法	ADL指導、自助具 家事動作、住宅改造 編物、刺繍
装具療法	変形の予防、矯正 動揺関節の固定、 支持、免荷 局所安静 ADLの介助	頸椎装具 上肢装具、 下肢装具、 移動補助具 副子 自助具	頸椎カラー、腰椎コルセット 杖、車いす 手副子（スプリント） リーチャー、ホルダー付きフォーク、レバー式水道栓

（ⅱ）装具の種類

頸椎装具、上肢装具、下肢装具、靴型装具などがある。

2) 自助具

（ⅰ）自助具の目的

装具が機能障害を代償するのに対して、自助具は能力障害を代償し日常生活動作を支援する。具体的には、筋力（握力）低下、関節可動域制限、欠損、巧緻障害などの代償や、罹患関節の保護などを目的にする。

（ⅱ）自助具の種類

自助具は日常生活動作のなかで、食事動作、家事動作、更衣・整容動作、書字動

作、トイレ動作などの場で使用される。自助具の分類は握り動作、リーチ（到達）動作、立ち上がり動作の三領域に分けられる。

問　題

1　関節リウマチの特徴で適切なものはどれか。
   a. 男女比は4：1で男性に多い。
   b. 有病率は約0.5〜0.7%である。
   c. 劣性遺伝である。
   d. 好発年齢は50〜60歳である。
   e. 関節の腫脹、圧痛が主で関節変形は生じない。

2　関節リウマチに合併する疾患で誤っているのはどれか。
   a. 貧血
   b. シェーグレン症候群
   c. レイノー症状
   d. 悪性腫瘍
   e. 間質性肺炎

3　関節リウマチで認めにくい変形はどれか。
   a. 外反母趾
   b. 手指尺側偏位
   c. スワンネック変形
   d. ボタン穴変形
   e. 下垂手

4　関節リウマチの好発部位で誤っているのはどれか。
   a. 手関節
   b. 遠位指節間関節
   c. 近位指節間関節
   d. 膝関節
   e. 足関節

5 早期関節リウマチの手のX線写真から得られる所見で誤っているものはどれか。
 a. 骨びらん
 b. 関節裂隙狭小化
 c. 脱臼
 d. 強直
 e. 骨萎縮
  1. a、b   2. a、c   3. b、c   4. c、d   5. d、e

6 関節リウマチの予後予測因子で誤っているのはどれか。
 a. 発症早期の発熱の既往
 b. CRP高値
 c. リウマトイド因子高値
 d. 抗CCP抗体強陽性
 e. 関節外症状

7 関節リウマチの手術のなかで関節固定術の適応がある関節はどれか。
 a. 肩関節
 b. 肘関節
 c. 手関節
 d. 足関節
 e. 膝関節
  1. a、b   2. a、c   3. b、c   4. c、d   5. d、e

8 関節リウマチの手術で適応がないものはどれか。
 a. 人工股関節置換術
 b. 頸椎固定術
 c. 膝関節滑膜切除術
 d. 大腿骨骨切り術
 e. 足関節固定術

9 関節リウマチにおける関節保護について誤っているものはどれか。
 a. 同一肢位を保つようにする。

b. 全身の関節を使うようにする。
c. 自助具を使用する。
d. スプリントを使用する。
e. 作業時間を短くする。

10 関節リウマチのリハビリテーションで誤っているものはどれか。
a. パラフィン浴の温度は約50～55℃が最適である。
b. 関節可動域訓練は激痛のない範囲で行う。
c. 治療計画は症状にあわせて見直しを行う。
d. 大腿四頭筋の等尺運動は膝に炎症があっても行える。
e. マッサージは衰えた筋力を増強するのに有効である。

引用文献

1) Aletaha D, et al.：2010 rheumatoid arthritis classification criteria: an American College of Rheumatology/European League Against Rheumatism collaborative initiative. Ann Rheum Dis 69：1580-1588, 2010.
2) Felson DT, et al.：American College of Rheumatology. Preliminary definition of improvement in rheumatoid arthritis. Arthritis Rheum 38：727-735, 1995.
3) Prevoo MLL, et al.：Modified disease activity score that include twenty-eight-joint counts. Arthritis Rheum 38：44-48, 1995.
4) 山本純己：RA治療の基本的考え方：リウマチ科 27（Suppl.1）：568-575, 2002.
5) Smolen JS, et al.：Treating rheumatoid arthritis to target：recommendations of an international task force. Ann Rheum Dis 69：631-637, 2010.
6) 厚生労働省研究班：関節リウマチの診療マニュアル（改訂版）、診断のマニュアルとEBMに基づく治療ガイドライン．日本リウマチ財団、2004.
7) 日本リウマチ学会（編）：関節リウマチ診療ガイドライン2014. メディカルレビュー社、2014.
8) 村澤 章：手術のタイミング．骨・関節・靱帯 12：567-571, 1999.
9) 世界保健機関：国際生活機能分類．国際障害分類改訂版．中央法規出版、16-18, 2002.
10) 水落和也：関節リウマチの治療―薬物療法を中心に、治療における最近の話題．総合リハ 38：211～219, 2010.

第12章 切断のリハビリテーション

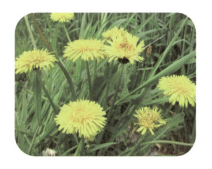

第12章　切断のリハビリテーション

切断（amputation）とは四肢の一部が切離された状態をいい、この中で関節の部分で切離されたものを離断（disarticulation）という。切断レベルに応じた義肢は図12.1に示した名称を用いる。上肢切断における特殊なものとして、クルーケンベルグ切断（Krukenbergplastik）やシネプラスティー（cineplasty）がある。クルーケンベルグ切断は視覚的なフィードバックが困難な視覚障害者や義手の供給が困難な開発途上国において適応があるが、シネプラスティーは今や過去のものとなっている。

1 切断原因の変遷と動向

日本における全国的な疫学の統計がないため、ここでは代表的なものとして兵庫県（神戸市を除く）[1]と北九州市での調査[2]に基づいて記す。1968年から1992年における兵庫県下（神戸市を除く）での切断発生頻度は人口10万人当たり6.2人であり、その中で下肢切断者は1.6人である。2001年から2005年の北九州市における切断発生頻度は人口10万人当たり6.9人であり、そのうち下肢切断は5.8人である。したがって、1960年代から現在までの間の総切断者の発生頻度はほぼ同じ傾向であるといえるが、特筆すべきは最近における総切断者に占める下肢切断者の割合の増加である。

兵庫県での1993年から1997年における末梢循環障害（peripheral arterial disease：PAD）を原因とする下肢切断が65％であり、2001年から2005年における北九州市では77.6％であった。したがって、近年における切断者の多くは高齢の末梢循環障害起因の下肢切断者で構成されていることになる。これに対して、上肢切断原因は過去から現在にかけて圧倒的に外傷（特に労働災害）が多く、大きな変化はないが上肢切断者数は減少している。

切断部位であるが、近年欧米では重症虚血肢に対する血行再建術の進歩と普及、機能予後を考慮した膝関節温存の重要性の認識の高まりにより、大腿切断数が減少し下腿切断数が増加した。1980年代[3]と1990年代[4]の報告では、PADにより大切断に至った患者の70％が下腿切断者であった。しかし、わが国では依然下腿切断の占める割合が50％に満たず、大腿切断とあわせるとほぼ8割を占める。上肢切断では手指切断が8割を超え圧倒的に多い。次いで、前腕切断（約8％）、上腕切断（約6％）、手関節離断、肩関節離断と続く。

1　切断原因の変遷と動向

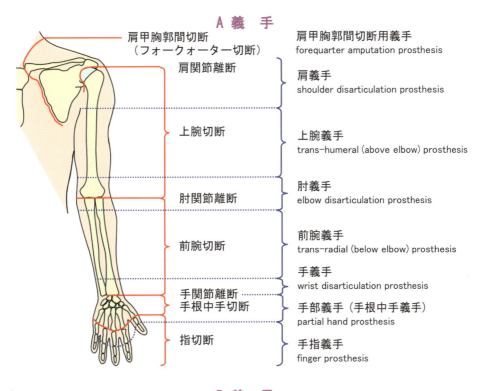

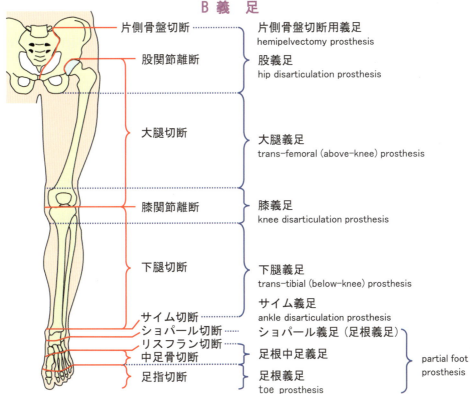

出典）「吉村 理：切断，リハビリテーション医学テキスト 改定第3版，p.305，2010，南江堂」より許諾を得て転載

図 12.1　切断部位と義肢の名称

2 義足

2.1 義足の役割と構造

　義足はさまざまな原因で下肢を失った者に対し、その機能を代替し、外観を補完するものである。主な構成要素はソケット、継手（股、膝）、足部、そして支持部である。ソケットに求められる役割は、断端の収納、体重の支持、懸垂機能、力の伝達である。足部では、踵接地時の衝撃の吸収、滑らかな体重移行、前方への推進力を得ることである。膝継手は、膝の安定性の獲得（立脚相制御）と下腿の振り出し（遊脚相制御）の役割を担う。

　義足はその構造上（支持部）の特徴によって、殻構造と骨格構造とに分けられる。殻構造型義足（exoskeletal prosthesis）は外骨格構造ともいわれ、甲殻類のような外見であると同時に、機械的強度をその外側の殻で担い、さらに外観をも整えるものである（図12.2A）。今ではほとんど処方されることはない。現在の主流は骨格構造義足（endoskeletal prosthesis）である。内骨格構造ともいわれ、機械的強度は内部の金属の支持によって得られるもので、外観はフォームカバーなどにより整えられる。モジュラータイプの義足であるため、義足のアライメントの調整が完成後も可能であり、軽量である（図12.2B）。

2.2 義足のリハビリテーション成功率

　一般的には重度の併存疾患を有さない限りにおいては、若年、青壮年の切断者の義足歩行獲得は問題ない。問題は高齢切断者である。教科書において散見される高齢切断者における義足リハビリの成功率は下腿切断で66〜76％、大腿切断で46〜53％と記されている。これは専門病院での値である。しかし、一般市中病院におけるPAD起因の高齢切断者における成功率は極めて低く厳しいものであるとの認識が必要である。大腿切断においてわずか9〜20％、下腿切断においても34〜47.2％である[5-7]。TASC II[8]によると、重症下肢虚血（clinical limb ischemia）患者で下腿切断を受けた者のうち、生存して2年後に完全な可動性（移動能力）を維持できていた者はわずかに40％である。

2.3 切断者のリハビリ前評価

（1）下腿切断の場合

　膝関節が温存されているため、義足歩行時の身体的負荷が小さく、リハビリの候

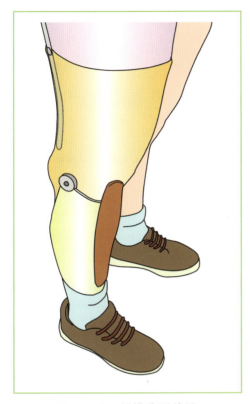 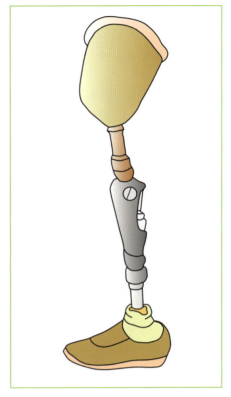

図 12.2A　殻構造型義足　　図 12.2B　骨格構造型義足

補となる場合が多い。膝関節の高度の屈曲拘縮（20〜30度以上）を有している場合、上肢機能障害により杖などの歩行補助具が適切に使用できない、あるいは上肢支持により椅子などから立ち上がれない場合、本人に意欲がない場合、義足の扱いや訓練内容が理解できないような知的問題がある場合、末期の腎障害（ただし、透析により状態が安定している場合は担当医の判断による）、重度の冠動脈疾患は訓練適応とはならない。

(2) 大腿切断・股離断の場合

膝関節より近位での切断であるがゆえに、リハビリ候補者の判断には多方面からの客観的根拠に基づいた評価が必要である。① 年令（高いほど悪い）、② 切断レベル（高位ほど悪い）、③ 併存疾患（多いほど悪く、中でも心疾患や脳血管疾患、うつ状態には注意が特に必要）、④ 片脚起立能力（少なくとも片手支持で立位が保持できることが必要）、⑤ 体力（5 Mets 程度の体力、切断術前に身の回りの日常生活が自立しているだけではなく、切断後も車いすでの日常生活が自立できる体力）、⑥ 意欲（なければ適応外）、といった要因の考慮が必要である[9-11]。Steinberg[12]は大腿義足訓練の禁忌として、認知症、重度の閉塞性肺疾患、うっ血性心不全、股関節

の高度の屈曲拘縮、重度の神経内科疾患、非切断下肢の重篤な血流障害をあげている。股離断者は原因疾患が悪性腫瘍など重篤な場合が多く、さらに股義足の重量が大腿義足よりも大きい。したがって、大腿切断者の場合に比べてより慎重な判断が必要となる。

2.4 断端ケア (stump care)

　断端ケアとは切断端の成熟を促進し、義足装着に適した断端を早期に獲得する過程であり、下肢切断者のリハビリテーション過程の前半部分において極めて重要である。断端ケアの実際に関しては、教科書が推奨している方法と実際に行われている方法とに大きな乖離があるのが実情である。また、それらのエビデンスについても再考が必要な時期にきている。断端ケアに関しては多くは下腿切断を対象とした報告である。それらによるとギプス包帯法（rigid dressing）は弾力包帯法（soft dressing）に比べて、創傷治癒率に大きな差異はない。しかし、ギプス包帯法は早期荷重と歩行を可能にするという客観的根拠に乏しい。いわゆるリハビリテーション期間の短縮、断端の成熟促進、膝屈曲拘縮予防の点で好ましいと考えられている。ギプス包帯法が最適であると断じている文献はない。ギプス包帯法は術後の創観察が不可能であり、医師の経験が重要視されており、専門病院以外では施行が困難であるため、今日においても弾力包帯法は依然として主要な選択肢のひとつである。一方、弾力包帯法は、断端の成熟が遅延し、結果としてリハビリ期間が長くなるという弊害が生じる。近年では、術後の断端ケアにシリコンライナーが応用され、有効であるとの報告が散見される[13-17]。さらに、removable rigid dressing 法に対して既製品が利用可能となり、今後両者が大きく普及する可能性がある[18)19)]。

2.5 断端ケアの実際

(1) 弾力包帯法 (soft dressing)

　従来から行われている方法で、切断端にガーゼを重ねて、さらにその上から弾力包帯を巻いて圧迫するものである（図12.3）。弾力包帯による圧迫は断端が成熟するまで行う。断端が成熟すれば、義足を作製し義足装着訓練を行う。今日において最も広く普及している方法である。

(2) ギプス包帯法 (rigid dressing)

　切断術直後に仮義肢を装着する場合としない場合がある。

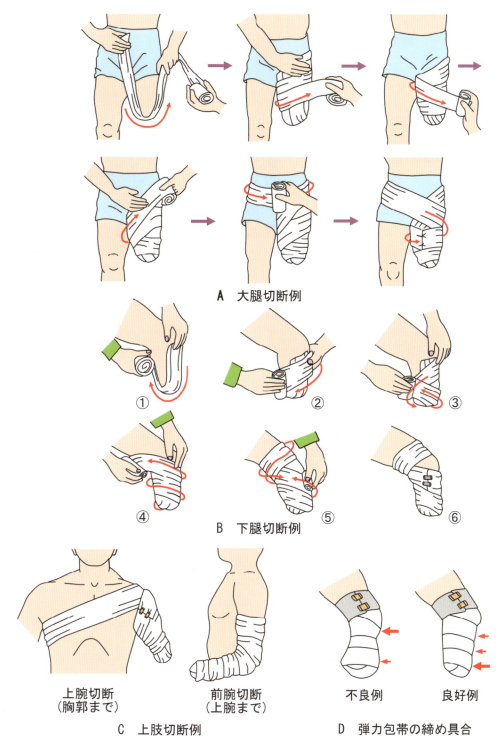

図12.3 soft dressing 法（弾力包帯法）

1) 術直後義肢装着法

生理学的切断術（筋肉固定、筋肉縫合固定術）を行った直後に、手術室にて切断端に滅菌断端袋をかぶせて、その上にギプス包帯を巻いてソケットをつくり、仮義足を装着する（図12.4）。切断者は術後早期に立位訓練が行えることが利点である。本法は外傷や腫瘍など創の治癒が比較的よい場合には適応となるが、末梢循環障害に起因した切断例では、早期荷重、負荷により創の治癒遷延の可能性が生じる。

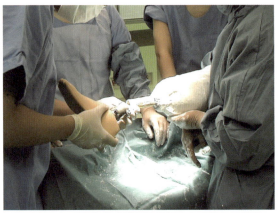

図12.4　術直後義肢装着法（下腿切断例）

2) 術後早期義肢装着法

切断端創の治癒が得られるまではギプス包帯による断端管理を行い、切断端創の治癒が得られたならば、できるだけ早期に仮義肢を装着し、訓練を行う方法である。末梢循環障害例では、創の治癒を最優先とすべきであり、本法が第一選択となる。

(3) removable rigid dressing 法

通常のギプス包帯法よりも短めに大腿部のギプスを巻き、それに塩化ポリビニルのパイプを結合させてパイロンとし、義足足部を付ける。今日では、さまざまなメーカより既製品が販売されており利用が可能である。

患者が高熱を発した時、断端痛を持続して訴える時、さらにギプス上に浸出液や出血汚染がみられた時には創観察のためギプスの除去が必要である。この点において removable rigid dressing 法は従来のギプス包帯法に比べて取り扱いが容易である。

(4) シリコンライナーを用いた方法

最近提唱されている方法である。切断術後の断端ケアにシリコンライナーを使用し、断端の早期成熟を促し、リハビリを円滑に行おうとするものである。下腿切断に対して主として報告がみられるが、筆者の知る限りでは、具体的なプログラムに言及した論文は筆者らの文献[16)17)]のみである。しかし、未だ論文の数は十分とはいえず、さらなるエビデンスの蓄積が必要である。

2.6　義足の処方

ここでは代表的なものについて記す。

(1) 下腿切断の場合

1）ソケット

原則的には PTB（patellar tendon bearing trans-tibial prosthesis）ソケットで十分に対応可能である。自己懸垂作用を持つものとして、PTS（Prothese Tibiale a Emboitage Supracondylien）ソケットや KBM（Kondylen Bettung Munster）ソケットがある（図12.5）。

ICEROSS に代表されるシリコンライナーなど各種ゲルライナーを用いた全面接触式（TSB：Total Surface Bearing trans-tibial prosthesis）ソケットも近年急速に普及し広く使用されるようになった（図12.6）。シリコンライナーの適応は、自己装着が適切に可能な者であればよいといわれているが、その適応判断は慎重に行う必要がある。ライナー使用による発汗に起因した皮膚のトラブルを予防するためには、切断者自身が断端保清、ライナーの洗浄といった管理を適切に行えるかどうかなどの見極めが肝要である。

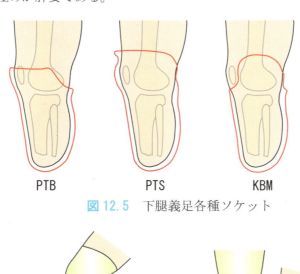

図12.5　下腿義足各種ソケット

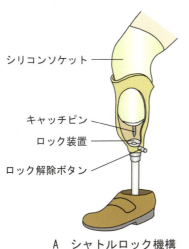

図12.6　シリコンライナー式下腿義足（ピン懸垂）

シールインといった吸着式タイプのライナーは短断端にはその処方に注意が必要であり、ピン懸垂タイプのライナーは、長断端には禁忌である。また、骨性隆起が著しい断端もライナーが禁忌と考えてよい。注意を要する症例は、未成熟断端、周径変動のある断端、過剰な軟部組織を有する断端などである。

2) 足部

軽量な足部が第一選択となる。近年では各種エネルギー蓄積型足部が開発されており、低活動者であっても利用可能である。単軸足は、安全性を最優先にする場合や日本の生活様式を考えた場合に考慮されてよい。

(2) 大腿切断の場合

1) ソケット

吸着式（従来の四辺形式ソケットよりも坐骨収納式ソケットが主）で一般的に対応可能であるが、近年ではシリコンライナーを使用したものも普及してきている。ただし、短断端で吸着に向かない例や上肢機能の障害でソケット装着困難例は差込式やシリコンライナー（ピン懸垂）（図12.7）を使用したソケットが要考慮である。シールインといった吸着式タイプのライナーは短断端には、その処方に注意が必要であり、ピン懸垂タイプのライナーは長断端には禁忌である。また、骨性隆起

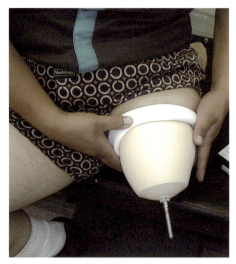

図12.7 大腿切断短断端におけるシリコンライナー（ピン懸垂）

が著しい断端もライナーが禁忌と考えてよい。注意を要する症例は、未成熟断端、周径変動のある断端、過剰な軟部組織を有する断端などである。

2) 膝継手

身体条件がよい青・壮年者では空圧や油圧シリンダーを用いた遊脚相制御（例えば、コンピュータ制御膝に代表される速度追随性など）を重視して選択してよいと考える。しかし、高齢切断者では立脚相制御（膝の安定性確保）に優れたものを第一選択とするべきである。荷重ブレーキ付単軸膝継手や多軸膝継手が適当である。体力虚弱者の場合、固定膝は軽量でよい選択である。高活動な高齢者にはコンピュータ制御膝に代表される速度追随性膝継手も選択肢となり得るが、十分な訓練が前提であり、その処方には慎重であるべきである。

3）足部

軽量な足部が第一選択となる。近年では各種エネルギー蓄積型足部が開発されており、低活動者であっても利用可能である。単軸足は、安全性を最優先する場合や日本の生活様式を考えた場合に考慮されてよい。

(3) 股離断の場合

1）ソケット

最も普及しているのはカナダ式ソケットである（図12.8 A）。その他、ダイアゴナルソケットがあり（図12.8 B）、断端から健側の腸骨稜にかけて斜めに覆うもので、断端を覆う面積をなるべく小さくするような工夫がなされている。

2）股継手

股継手の役割は股関節の屈曲制限である。すなわち、股関節の過屈曲を予防し、歩幅を調整することである。OttoBock 7E7（スプリング付）が一般的と思われる。

3）膝継手

大腿切断と同様。

4）足部

大腿切断と同様。

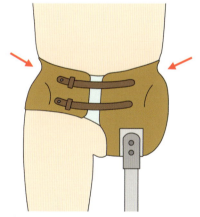

出典）大石暁一 著　日本整形外科学会 編
「義肢装具のチェックポイント第8版」
p.170　図Ⅴ-172、医学書院　2014

図12.8 A　カナダ式ソケット

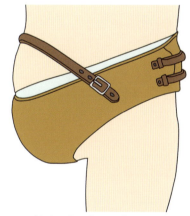

出典）大石暁一 著　日本整形外科学会 編
「義肢装具のチェックポイント第8版」
p.170　図Ⅴ-173、医学書院　2014

図12.8 B　ダイアゴナル式ソケット

2.7 義足訓練の実際

(1) 義足の適合評価

義肢装具士（PO）が責任を持って行う。処方医師や理学療法士（PT）らも責任を持ってチームとしてその役割を果たす。ソケットの適合チェックが最も重要であり、

義足の長さやアライメント（静的・動的）のチェックも大切である。

(2) 義足装着訓練

色々なソケット（吸着式やシリコンライナーを使用したものなど）が実用化されており、ソケットの装着訓練は個々に応じて指導する。切断者がソケットを毎回正確に装着できるようになるには一定の時間を要するため、初期の段階では必ず訓練スタッフ（PTやPO）による監督・援助を行う。特に高齢大腿切断者が義足を断念する理由のひとつとして、ソケットの装着困難があることを忘れてはいけない。

1) 基本訓練（義足立位・歩行訓練）

平行棒内での訓練から開始する。義足への体重負荷、義足での立脚時における膝の安定性の確保（大腿切断者では随意制御をしっかり学習する）、体重心の移動訓練（前後と左右方向）が最初の肝心な訓練である。これらが達成された後で、前後へのステップ訓練、交互膝屈曲訓練を行い、徐々に歩行訓練へと移行する。これらの過程が最重要であり、十分時間をかけて行うことが必要である。この過程が不十分なまま、不用意に早期に歩行補助具（杖など）を使用させての平行棒外歩行訓練に移行すべきではない。

次に平行棒外での訓練である。切断者の身体的特徴に応じて必要な歩行補助具を選択して使用することも考慮する。まずは平地歩行の獲得を目指す。

2) 異常歩行の評価と修正

断端長、膝や股関節の屈曲拘縮や筋力低下など切断者側の要因、ソケットの適合不良や義足アライメントの調整不良など義足の不具合による要因、さらには訓練不足（あるいは不適切な訓練）による要因を常に念頭に入れておく。異常歩行は初期の段階（平行棒内や平行棒外での訓練段階）で見出し、改善する。放置しておくと習慣となり、後に修正することは大変困難である。

3) 応用歩行訓練と日常動作訓練

義足装着下での床（あるいは椅子）からの起き上がり、段差を越える訓練、階段や坂道、不整地での歩行訓練を行う。また、着衣動作や家事動作も切断者のニーズに応じて提供する。

4) 義足非装着下の移動や動作訓練

意外にも疎かにされている訓練である。高齢切断者は屋内で義足を使用しないことが多い。車いすやキャスター付き椅子での移動、大腿切断者では居ざり、下腿切断者では、膝立ちや四つん這い移動を行うことが多い。実際の切断者のライフスタイルに応じたさまざまな訓練と工夫を医療スタッフと切断者、切断者の家族と相談して対応する。

3 義手

3.1 義手の役割と構造、分類

手は人体の中で最も繊細な器官であり、知覚に富み、極めて精巧な働きを行う。その機能を代替し見た目を補完するものが義手である。義手は構造的には殻構造が一般的である。骨格構造は義足には一般的であるが、義手においても軽量化を考えた場合によい選択肢である（図12.9）。機能的には以下のように分類される。

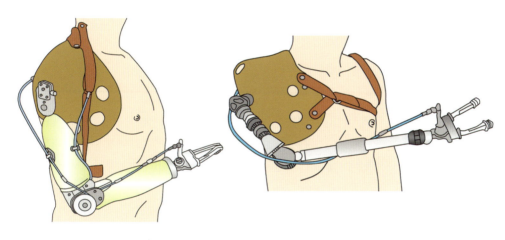

殻構造型義手（肩離断用）　　　骨格構造型義手（肩離断用）

出典）陳 隆明著　日本整形外科学会 編「義肢装具のチェックポイント第8版」p.92　図Ⅴ-1　医学書院　2014

図 12.9　義手の構造的分類

(1) 装飾義手

外観（形態）だけを補完することを目的に作製されたものである。外装の素材として塩化ビニールとシリコンが使用されている。指関節機構を有し、指の形状を自由に変えられる装飾ハンド「パッシブハンド」も実用化している。

(2) 能動義手

肩甲帯と体幹の動きを利用して、ハーネス・コントロールケーブルシステムを介して、継手（肩や肘）あるいは手先具の操作を行う体内力源義手である。

(3) 作業用義手

特定の労働作業に適した機能を最優先にした義手であり、外観には捉われない。手先具としては色々なものがあり、例えば双嘴鉤や鎌持ち金具などである（図12.10）。

(4) 動力義手

義手を操作する力源として、切断者自身ではなく外部の力に依存する体外力源義手である。筋電制御で行う筋電義手*が一般的である。

3.2 義手使用の現状

日本で作製される義手の約80〜90％が装飾義手であり、片側上肢切断者の場合、そのADL動作の約90％は健側手で遂行可能であるという事実と相まって、片側切断者の場合、その80％は装飾義手を使用している[20)21)]。日本では、機能的義手として従来から能動フック式義手が存在しているが、その外観や訓練施設の不足などの問題により、使用率は10％台に留まっている。

一方、筋電義手はある程度の装飾性と作業性に優れており、機能的義手を切望している切断者のニーズに合致し、実に切断者の70％以上が筋電義手の装着を希望している[21)]。このように切断者が最も切望している筋電義手の普及状態を欧米諸国と比較すると、筋電義手の最もよい適応とされる片側前腕切断者についてみると、義手の中で筋電義手の占める割合は、アメリカで25〜40％、ドイツで70％、イタリアで16％であり[22)]、日本ではわずか2％であった[21)]。近年では筋電義手の日本での認知度が増し、若干普及が進んではいるが、まだまだ欧米には遠く及ばず日本はまだ発展途上である。

3.3 切断者のリハビリ前評価

義手訓練適応者の判断が主な目的である。先述した義足訓練適応者の評価とは大いに異なる。義手は義足に比べてその使用に際し、体力的な要因に大きく左右されない。

身体的要因で重要なものは切断端の状態（長さ、形状、皮膚の状態）、近接関節可動域、切断が片側か両側か、である。さらに、訓練を理解でき再現できるだけの知的能力の有無、そして何よりも義手を使って何かをしたい（就労や家事、趣味など）という意欲の有無も重要な要因である。また、義手はその訓練や使用にあたって視覚によるフィードバックが不可欠なため、重度の視力障害の場合はその適応は慎重な判断が必要である。

3 義手

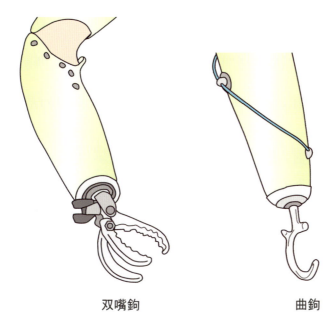

　　　　双嘴鉤　　　　　　　曲鉤

出典）陳 隆明 著　日本整形外科学会 編「義肢装具のチェックポイント第8版」p.93　図Ⅴ-3　医学書院　2014

図 12.10　作業用義手に特化した手先具

3.4 断端ケア

　義足の場合と異なり、必ずしも体系的に断端ケアがなされていない。ごく一部の専門施設を除いて、術後にギプス包帯法による断端ケアが適用されることは今日ではほとんどなく、弾力包帯法による管理が一般的であると考えてよい。筆者の経験では、断端成熟に最も効果的なのは早期の義手装着訓練に他ならない。

3.5 義手の処方と訓練の実際

　義手を「使える手」として最大限に発揮させるためには当然訓練が必須である。しかし、多くの施設でこのことが十分に認識されていない。ここでは代表的な義手について記す。

＊：筋電義手
　人間は手や指を動かそうとすると脳からの指令で筋肉へ筋電位が発生する。この筋電位を利用してハンドの開閉のコントロールに使用する。ハンドの駆動はモーターによるものであり、バッテリーが必要である。

（1）前腕用能動義手

義手の基本的構成を図12.11に示す。手先具をフックとして説明する。フックの開閉にはハーネス・コントロールケーブルシステム（単式）が必要である。通常は8字ハーネスを用い、上肢帯や体幹の動きを健側の腋下ループで捉え、背中に交叉したベルトに伝達し、手先具の開閉を行う。

フックを開くために必要な動作は、切断側肩の屈曲運動と両側肩甲骨の外転運動（体幹のごく近くで開く場合には特に重要）であり、それによってハンガと上腕カフのクロスバーとの距離が増加し、ケーブルの緊張が強くなりフックが開くのである（図12.12）。

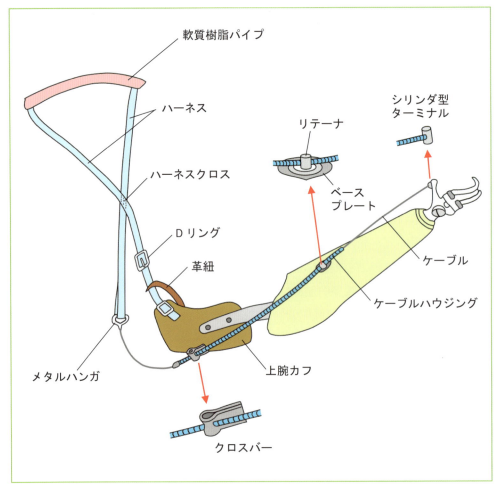

出典）越智隆弘、菊池臣一 編「NEW MOOK20 整形外科 リハビリテーション」p.128 図20 金原出版 2007

図12.11 前腕用能動義手の基本的構成

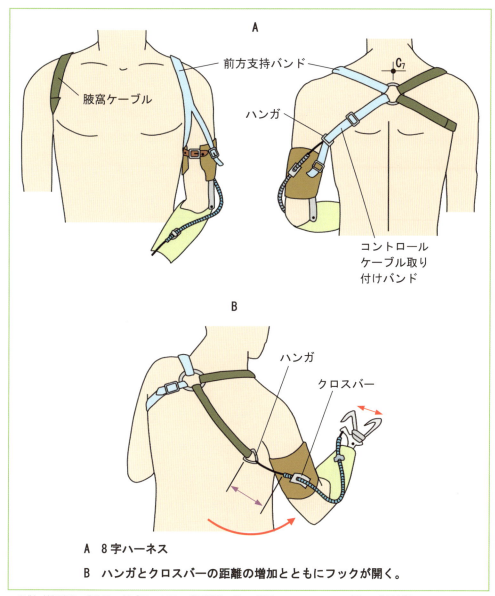

A 8字ハーネス
B ハンガとクロスバーの距離の増加とともにフックが開く。

出典）越智隆弘、菊池臣一 編「NEW MOOK20 整形外科 リハビリテーション」p.129 図21 金原出版 2007

図 12.12　前腕用能動義手の仕組み

1）訓練のポイント

　手先具の開閉操作に習熟することが目的である。手先具の位置決めや操作の正確性、緻密性を実現するためには、できるだけ肩甲骨外転運動が効率的にできるように時間をかけて訓練し、操作時の肩関節屈曲の動きをできるだけ小さくすることが重要である。肩甲骨外転運動は日常ではほとんど行う動作ではないことに留意する必要がある。訓練経過中、ハーネス・コントロールケーブルシステムの作業療法士（OT）による頻繁な調整は必須である。

2) ソケット

断端長が健側前腕長の 35 から 55％の場合、自己懸垂機能を有するミュンスター型またはノースウェスタン型前腕ソケットが用いられることが一般的である。断端長が健側前腕長の 55 から 80％の場合、前腕部の回内回外機能を有効に発揮させるため全面接触差し込み式ソケットが適用され、ソケットの懸垂は上腕カフとたわみ式肘継手が用いられる。

(2) 上腕用能動義手

義手の基本的構成を図 12.13 に示す。前腕義手と違うところは、肘継手が追加されることである。1 本のケーブルで肘継手の屈曲と手先具の操作、さらに肘継手のロック操作を行う複式コントロールケーブルシステムである。通常は 8 字ハーネスが用いられる。切断側肩の屈曲運動と両側肩甲骨の外転をさせると、肘屈曲手先具ケーブルが肘継手の前方を通っているため、ケーブルの緊張により肘継手が屈曲する。肘継手が固定されると、ケーブルの緊張によりフックが開く仕組みになっている（図 12.14）。

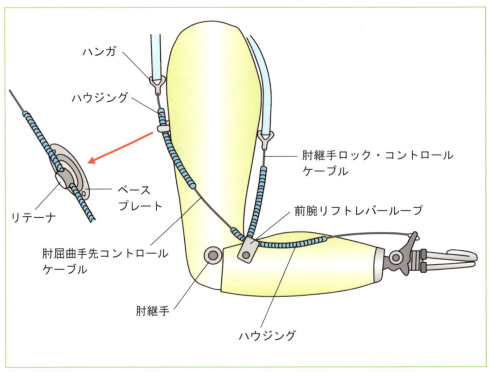

出典）越智隆弘、菊池臣一 編「NEW MOOK20 整形外科 リハビリテーション」p.130 図 22 金原出版 2007

図 12.13　上腕用能動義手の基本的構成

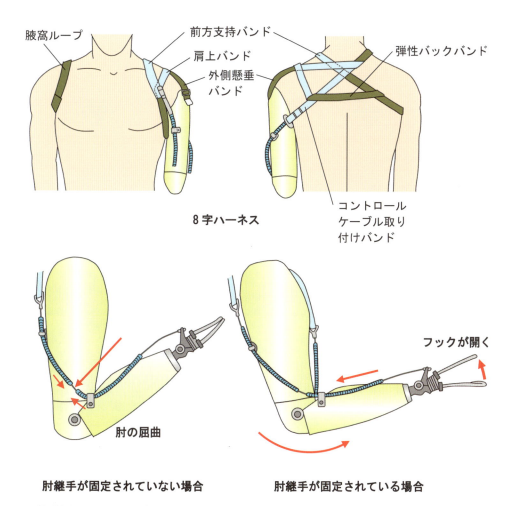

図 12.14　上腕用能動義手の仕組み

1) 訓練のポイント

　前腕義手と異なる点は肘継手の操作が加わることである。それゆえ、訓練のノウハウが必要となり、リハビリ訓練を適切に提供できない施設が多い。前腕義手の手先具の操作と同じ要領で、肘の屈曲と手先具の開閉が操作できる。肘継手の固定（ロック）のためには、切断側肩関節の屈曲・伸展の微妙な動作が要求される。この動作の修得が最も困難で、OTとともに根気よく行う。ハーネス・コントロールケーブルシステムのOTによる頻繁な調整は必須である。また、肘屈曲操作時に往々にして手先具が開いてしまい、物体を落としてしまうことが訓練経過中に発生する。これには根気よく訓練を繰り返すしかない。

2) ソケット

断端長が健側上腕長の 30 から 90％の場合、全面接触差し込み式ソケットが一般的である。自己懸垂性を持つ吸着式ソケットや各種ライナーを用いたソケットも症例に応じて考慮されてよい

3) 肘継手

能動単軸肘ブロック継手が用いられる。Hosmer ブロック肘継手が代表である。

(3) 筋電義手

1) 適応

手部切断の一部、手関節離断や前腕切断者は肘や肩の機能が温存され、機能的には有利であり、筋電義手のよい適応である。ここで注意しなければならないのは、手関節離断や手部切断は断端が長いため義手を装着した場合、非切断肢と比べて義手側が長くなる傾向があることである。この場合、通常のハンドとは異なる Transcarpal を選択するが、それでも長さの不均衡は是正されない場合が発生する。さらに、

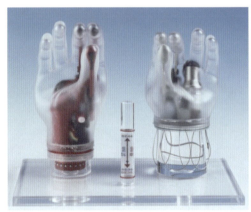

出典) OttoBock 社カタログ MYOBOCK Arm Components 2006

図 12.15　通常ハンドと Transcarpal ハンドの長さの違い

Transcarpal は電動ハンドをソケットに直接固定するため、リストが存在せず、ハンドの回内外が不可能となる。ちなみに通常ハンドと Transcarpal の長さの違いは図 12.15 のごとくである。

2) 処方

ドイツ OttoBock 社の前腕用筋電義手 (MYOBOCK) が世界最大級のシェアを誇っており、日本で普及しているものである。通常はハンド型筋電義手 (図 12.16) であり、2 つの筋電センサーでハンドの開閉を操作するが、筋電信号を強弱させることにより開閉スピードが変化させられるものである。しっかりとした把持力で持続してものを持つことが可能である。ただし難点としては、手先がフックほど細くなく、緻密な指先の動作には不向きである。

3) 訓練

筆者らが記した書籍が日本で初めての標準的なマニュアル[23]であり、参照してほしい。

(ⅰ) 筋電信号検出と分離の評価

主として OT によって行われる。専用の機器を用いて、筋電信号の検出と分離の評価を行う。

(ⅱ) 基本操作訓練

最初は目的物を使用せずに、ハンドの開閉を確実に誤動作なくできるようにする。色々な上肢肢位での開閉操作の訓練を行う。次に目的物（色々な形状のもの、大きさの違うもの、硬いもの、柔らかいものなど）を使用し、物体の掴み方とその持ち運びの訓練をする。リーチ、掴み、運び、離すといった一連の動作を習得する。

(ⅲ) 応用動作（両手動作）訓練

補助手としての義手の役割を学ぶ。筋電義手の利点は、ハーネス・コントロールケーブルシステムによる関節運動の束縛がなく、それゆえ健側手の機能を十分に引き出すことができることである。ここでは、紐結びや手工芸など両手を使わねばならないような作業を行う（図 12.17）。

(ⅳ) 日常生活動作訓練

日常生活を送る上で必要な動作や職場で実際に必要な動作に重点をおいて行う。

(ⅴ) 在宅や職場での使用評価

在宅や職場で実際に義手を使用し、その必要性、有用性について自己評価する。

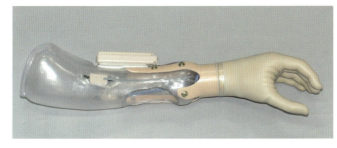

ソケットはチェックソケットを使用している

図 12.16 ハンド型筋電義手

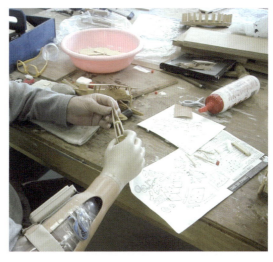

図 12.17 ハンド型筋電義手による応用動作(両手動作)訓練

第12章 切断のリハビリテーション

問 題

1 近年において下肢切断原因として増加しているものはどれか。
 a. 交通事故
 b. 悪性腫瘍
 c. 末梢循環障害
 d. 先天性疾患
 e. 業務上の事故

2 切断術後の断端管理方法のひとつである rigid dressing 法の利点として客観的根拠に乏しいものはどれか。
 a. 断端浮腫の抑制
 b. 膝の屈曲拘縮予防
 c. リハビリ期間の短縮
 d. 断端の外傷からの保護
 e. 早期荷重と歩行を可能にする

3 義手について誤っているものはどれか。
 a. 日本の装飾義手の普及率は 80〜90% である。
 b. 前腕義手ソケットして標準的なものはミュンスター型とノースウェスタン型である。
 c. 肘の屈曲制限を有する前腕切断者に対して倍動肘ヒンジ継手は有効である。
 d. 日本の筋電義手の普及率は 20〜30% である。
 e. 筋電義手のパーツはモジュラー化されておりトラブルシューティングは比較的容易である。

4 下腿義足ソケットで自己懸垂性を持たないのはどれか。
 a. PTS
 b. KBM
 c. PTB
 d. TSB
 e. 吸着式

5 上腕義手の構成要素として不適切なものはどれか。
a. ソケット
b. 手先具
c. 肩継手
d. ハーネス・コントロールケーブル
e. 肘継手

6 筋電義手で誤っているものはどれか。
a. 動力義手の一種である。
b. ハンド型が最も普及している。
c. 最もよい適応は前腕切断である。
d. 前腕筋電義手でもハーネス・コントロールケーブルが必要である。
e. 筋電信号はハンドの開閉の制御に用いられる。

7 義足の役割と構造で誤っているものはどれか。
a. ソケットの役割は断端の収納、体重の支持である。
b. 足部の役割は踵接地時の衝撃の吸収である。
c. 膝継手の役割は立脚相制御と遊脚相制御である。
d. 現在の主流は骨格構造義足である。
e. 低活動者には遊脚相制御を重視した膝継手の処方が最優先される。

8 下腿切断者において義足の適応となるものはどれか。
a. 10度の膝関節の屈曲拘縮
b. 歩行補助具を使えないほどの上肢機能障害
c. 意欲がない
d. 重度の冠動脈疾患
e. 訓練を理解できる理解力の欠如

9 上肢切断について誤っているものはどれか。
a. 受傷原因として労働災害が圧倒的に多い。
b. 切断部位は前腕切断が大部分を占める。
c. クルーケンベルグ切断は視覚障がい者にはよい適応である。
d. シネプラスティーは現在ではほとんど行われていない。

e. 弾力包帯法による断端管理が一般的である。

10 大腿切断者において義足適応の判断要素とならないものはどれか。
a. 性別
b. 年齢
c. 切断部位
d. 併存疾患
e. 意欲

引用文献

1) 陳　隆明、澤村誠志：切断者の現況、義肢装具のチェックポイント第7版（日本リハビリテーション医学会・日本整形外科学会　監修）、pp42-44、医学書院、2007
2) Ohmine S, Kimura Y, Saeki S, Hachisuka K: Community-based survey of amputation derived from the physically disabled person'scertification in Kitakyushu City, Japan. Prosthet Orthot Int 36: 196-202, 2012
3) Clark SG, Blue B, Bearer JB: Rehabilitation of the elderly amputee. J Am Geriatr Soc 31: 439-448, 1983
4) McWhinnieDL, Gordon AC, Collin J, Gray DW, Morrison JD. Rehabilitation outcome 5 years after 100 lower-limb amputations. Br J Surg 81:1596-1599, 1994
5) Toursarkissian B, Shireman PK, Harrison A, D'Ayala M, Schoolfield J, Sykes MT: Major lower-extremity amputation: contemporary experience in a single Veterans Affair institution. Am Surg 68: 606-610, 2002
6) Peng CW, Tan SG: Perioperative and rehabilitative outcomes after amputation for ischemic leg gangrene. Ann Acad Med Singapore 29: 168-172, 2000
7) Fletcher DD, Andrews KL, Hallet Jr JW, Butters MA, Rowland CM, Jacobsen SJ: Trends in rehabilitation after amputation for geriatric patients with vascular disease: implication for future health resource allocation. Arch Phys Med Rehabil 83: 1389-1393, 2002
8) Norgen L, Hiatt WR (ed): Inter-Society consensus for the management of peripheral arterial disease(TASC Ⅱ). J Vasc Surg 45(suppl. S):S1-S67, 2007

9) 陳　隆明：高齢下肢切断者のProsthetic Rehabilitation Outcomeに影響する因子．リハ医学，40：13－17．

10) Chin T, Sawamura S, Shiba R: Effect of physical fitness on prosthetic ambulation in elderly amputees. Am J Phys Med Rehabil 85: 992-996, 2006

11) S.Hamamura, T.Chin, R.Kuroda, T.Akisue, T.Iguchi, H.Kohno, A.Kitagawa, N.Tsumura, M.Kurosaka : Factors affecting prosthetic rehabilitation outcomes in amputees aged more than 60 years. J Int Med Res 37: 1921-1927, 2009

12) Steinberg FU, Sunwoo I, Roettger RF :Prosthetic rehabilitation of geriatric amputee patients : a follow-up study. Arch Phys Med Rehabil, 66 : 742-745, 1985.

13) Vigier S, Casillas JM, Dulieu V, Routhier-Marcer I, D'Athis P, Didier JP: Healing of open stump wounds after vascular below knee amputation: plaster cast socket with silicon sleeve versus elastic compression. Arch Phys med Rehabil 80, 1327-1330, 1999

14) Jahannesson A, Larsson GU, Oberg T:: From major amputation to prosthetic outcome: a prospective study of 190 patients in a defined population. Prosthet Orthot Int **28**: 9-21. 2004

15) Jahannesson A, Larsson G-U, Oberg T, Atroshi I: Comparison of Vacuum-formed removable rigid dressing with conventional rigid dressing after trans-tibial amputation. Acta Orthopaedica 79: 361-369, 2008

16) 陳　隆明，近藤潤侍、幸野秀志：下腿切断者に対するシリコンライナーを用いた創治癒後断端マネージメントの経験－本法による病院間連携の提案－．臨床リハ17：405-409，2008

17) Chin T, Toda M: Results of Prosthetic Rehabilitation on Managing trans-tibial Vascular Amputation with Silicone Liner after Wound Closure. J Int Med Res 44(4): 957-967, 2016

18) Eric Ladenheim, Kerri Oberti-Smith, Gavin Tablada: Results of Managing transtibial amputations with a prefabricated polyethylene rigid removable dressing. J Prosthet Orthot 19: 2-4, 2007

19) A. Deutsch, R. D. English, T. C. Vermeer, P. S. Murray, M. Condus: Removable rigid dressings versus soft dressings: a randomized, controlled study with dysvascular, trans-tibial amputees. Prosthet Orthot Int 29: 193-200, 2005

20) 中島咲哉，古川　宏：義手の処方，製作状況からみた実態－10年間で何が変わ

ったか―．日本義肢装具学会誌　15：349-353，1999
21) 川村次郎，福井信佳，中川正巳　他：上肢切断者の現状と動向―近畿地区におけるアンケート調査から―．リハ医学　36：384-389，1999
22) 川村次郎、中川昭夫、澤村誠志、森本正治：諸外国における筋電義手の公的支援制度．日本職業災害医学会会誌49：501-508，2001
23) 陳　隆明編：筋電義手訓練マニュアル．全日本病院出版会，2006

第 13 章
運動器疾患のリハビリテーション

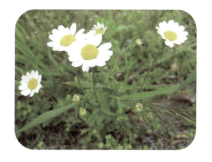

第13章　運動器疾患のリハビリテーション

　運動器とは「人間が動くために必要な機能」の総称である。運動器の機能が障害されることにより、日常生活を行う上での活動が困難となる。運動器の障害の原因は数多く存在するが、この章では骨折に伴うもの、関節障害に伴うもの、靭帯損傷に伴うものと3つに大別して扱う。

1　骨折のリハビリテーション

　骨折は強い外力が働いて生じるが、骨粗鬆症やがんの骨転移がある場合には軽微な外傷でも生じる場合がある。骨を接合させる方法は保存的治療と観血的治療に大別される。どちらを選択するかは、骨折の部位、転位の程度、年齢、患者の活動性などから検討される。骨折治療のゴールは患者が求める能力および活動レベルに到達することである。リハビリテーションを行う上で重要なことは、骨癒合を妨げないことと、不活動による廃用を生じさせないことである。

1.1　骨折の分類
　骨折はその原因や、骨折の仕方などによって分類することができる。以下に示すような分類がある。
(1) 骨折の原因
　骨折の原因は大きく分けて3つある。どのような原因で骨折が生じたかを知ることはリハビリテーションを進めていく上で重要である。
1) 外傷性の骨折 (traumatic fracture)
　骨の持つ強度以上の力が加わったことによる骨折である。外力が直接骨に加わって生じる直達骨折 (direct fracture) と、他の部位に加わった力が伝わって生じる介達骨折 (indirect fracture) がある。交通事故、転落、コンタクトスポーツなど強い外力が加わって生じる。
2) 病的骨折 (pathological fracture)
　骨粗鬆症や骨腫瘍、骨髄炎などにより骨の強度が低下したために生じる骨折である。通常よりも軽微な外傷や、場合によっては明確な外傷がない場合にも生じることがある。
3) 疲労骨折 (stress fracture、fatigue fracture)
　骨に繰り返しストレスが加わることよって生じる骨折である。軍隊の行軍中の中足骨骨折は行軍骨折として有名である。過度なスポーツ練習による足部の骨折、脛骨の疲労骨折が多い。

(2) 外部との交通の有無

骨折部が外部と交通していない骨折を皮下骨折（closed fracture）もしくは単純骨折（simple fracture）という。骨折部周囲軟部組織が損傷され骨折部が外部と交通しているものは開放骨折（open fracture）もしくは複雑骨折（compound fracture）という（図 13.1）。

開放骨折の場合は骨癒合の遅延や感染の危険性も高く、注意を要する。

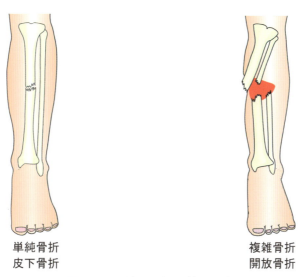

単純骨折　　　　　　　　　複雑骨折
皮下骨折　　　　　　　　　開放骨折

図 13.1　単純骨折と複雑骨折

(3) 骨折の程度による分類

1) 完全骨折

骨の連続性が完全に失われた状態である。

2) 不完全骨折

骨の連続性が一部保たれている。小児にみられる若木骨折などがある（図 13.2）。

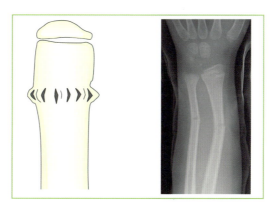

図 13.2　若木骨折

(4) 骨折の仕方による分類（図 13.3）

どのような外力が加わって骨折が生じたのかを知ることは重要である。リハビリテーションを行う際には同様の外力が加わらないように配慮する必要がある。

1) 裂離骨折

腱や靱帯の付着部が引っ張られて生じる骨折である。好発部位は肘頭、第 5 中足骨基部、上前腸骨棘、踵骨のアキレス腱付着部などである。

2) 圧迫骨折

骨が長軸方向に圧迫力を受けて生じた骨折で、主に椎体骨で生じる。骨粗鬆症患者では、物を拾うなどの体幹前傾を伴う行為や、着座の衝撃、乗車中の段差の衝撃でも生じる場合がある。

3) 破裂骨折

骨が長軸方向に圧迫力を受け、破裂した状態である。椎骨でみられる。

4) 剪断骨折

剪断骨折とは骨の長軸に対して横方向のズレの力で生じる骨折である。

5) 屈曲骨折

長管骨に対して曲げようとする力が働き生じる骨折である。

6) 捻転骨折

長管骨に対して回旋力が加わって生じる骨折である。らせん骨折ともいう。骨粗鬆症の進んだ寝たきり患者での着替えやおむつ交換で、大腿骨や上腕骨に生じることがあり注意を要する。

7) 陥没骨折

転倒した際に強く頭を打ったりして生じる頭蓋骨の骨折や、脛骨高原骨折（tibial plateau fracture）などがある。

8) 粉砕骨折

骨が強い外力を受け、粉々に骨折した状態である。交通事故などの高エネルギー外傷で生じる。

(5) 骨折の部位による分類

1) 骨幹部骨折

長管骨の中央部で生じる骨折である。

2) 骨端線部骨折

小児では成長軟骨層に骨端線が存在する。この部位で生じる骨折である。

3) 関節内骨折

関節内で生じる骨折である。骨幹部に比べ骨の修復が遅く、正確な整復と強固な

固定が必要である。二次的に変形性関節症が生じることも多い。

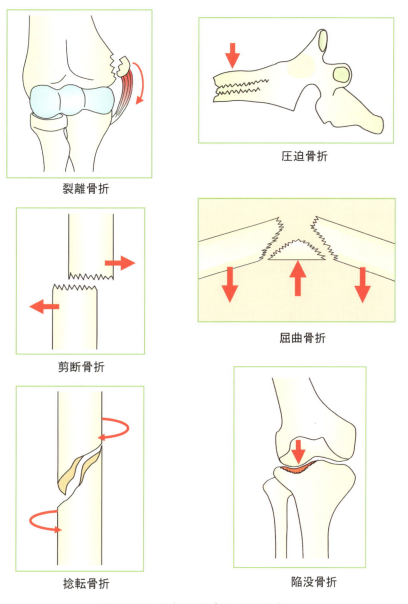

図 13.3　骨折の仕方による分類

1.2 骨折の治療

骨折治療の三原則は、整復・固定・リハビリテーションである。それぞれが適切に行われないと、重篤な後遺症を残し、運動機能に多大な影響を与えることになる。

(1) 整復 (reduction)

骨折部にズレが生じている場合は整復が必要である。この骨折部のズレのことを

転位（displacement）という。転位は可能な限り、解剖学的に正しい位置に戻す必要がある。以下に整復法を示す。

1) 徒手整復

骨折部を手で整復する方法である。無麻酔でも可能だが、痛みが強い場合は麻酔下に行うこともある。整復が正しく行われたかを確認するため整復後にレントゲン撮影を行う。また透視下に行うこともある。

2) 持続牽引による整復

骨折部の遠位を牽引し、整復を行う方法である。大腿骨の骨折ではしばしば筋の収縮による短縮が生じるため、この方法で整復位を維持する。次の観血的整復の準備として行う場合も多い。

3) 観血的整復

手術によって整復を行う方法である。多くの場合骨接合術と組み合わせて行われる。その場合、観血的整復固定術（Open Reduction Internal Fixation：ORIF）とよばれる。

(2) 固定（fixation、immobilization）

整復が行われたら、整復位を保つために固定が行われるが、大きく分けて内固定、外固定、創外固定の3つがある。固定は患者の全身状態、骨折の部位、骨折の仕方、転位の程度、骨折部の不安定性、創の状態などから総合的に判断して最も適した方法を選択する。

1) 外固定

骨折部をギプスや副子（シーネ）により外側より保護し、固定する方法である。固定は骨折部の上下の関節を含めて固定する2関節固定が原則である（図13.4）。褥瘡などの皮膚トラブルが生じることもある。また固定期間が長くなると関節拘縮を来しやすい。

2) 内固定

手術を行い、骨折部を金属で固定する方法である。固定材料にはKirschner鋼線（K-wire）やピン、プレート、スクリュー、髄内釘などがある（図13.5）。固定する方法により強度が異なり、耐荷重量・負荷量に違いが出てくる。術中所見を確認し、固定法の確認をすることが重要である。

3) 創外固定

体外から骨折部を挟んで金属製のピンを挿入し、それを創外固定具に接続して固定する方法である（図13.6）。創の汚染が著しい場合などの一時的な固定として有用である。

1　骨折のリハビリテーション

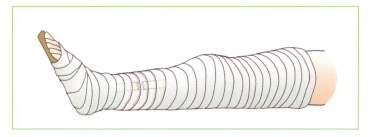

図 13.4　ギプス固定（2 関節固定）

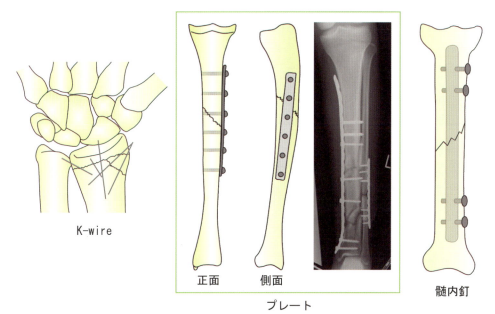

K-wire

正面　側面
プレート

髄内釘

図 13.5　内固定のいろいろ

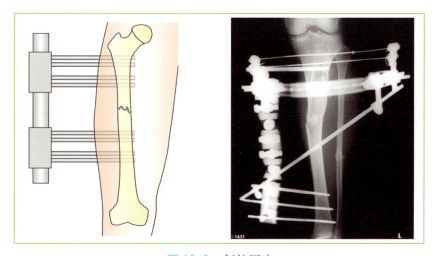

図 13.6　創外固定

(3) リハビリテーション

リハビリテーションは可及的早期に開始する。リハビリテーションの進め方は内固定か外固定かによって異なる。以下にそれぞれの場合のリハビリテーションの進め方について示す。

1) 外固定の場合のリハビリテーション

ギプスや副子によって固定されている場合は、骨折部に転位が生じないように注意が必要である。当初は腱側や体幹の筋力トレーニング、骨折部から離れた部位の関節可動域訓練から始める。骨盤や脊椎の骨折で離床が困難な場合には、下肢の筋力をできるだけ維持できるよう訓練を行う。可動域訓練が困難な場合には等尺性筋収縮が効果的である。骨折部を含めた関節可動域の訓練は、レントゲンを撮影し仮骨の形成がみられた状態から始める。固定期間が長ければ骨癒合には有利であるが、関節拘縮が進行する。早期から可動域訓練を開始すると骨折部の転位や骨癒合が遅延する恐れがある。担当医と相談しながら、適宜レントゲン撮影を行い判断する。

2) 内固定の場合のリハビリテーション

内固定が行われた場合には、骨折の部位、手術の方法、固定材料、固定性などにより、進め方は異なる。良好な固定が得られていれば早期から可動域訓練、筋力強化訓練、荷重を行うことが可能である。しかし、繰り返される過剰な外力により、K-wireやスクリュー、プレートの脱転や破損が生じる場合がある。定期的なレントゲン撮影を行い骨癒合の有無を確認し、わずかな骨接合材のゆるみも見逃さないことが重要である。

1.3 骨折の合併症

(1) 皮膚、筋、腱の損傷

骨折が生じた際には周囲の軟部組織も損傷している。重篤な皮膚・筋・腱の障害の場合には安静を優先させる。

(2) 神経損傷

骨折と同時に神経損傷が生じている場合がある。上腕骨骨幹部骨折の際の橈骨神経麻痺や、前腕骨折の際の後骨間神経麻痺などが多い。ギプスなどの圧迫により二次性に神経麻痺が出現する場合もある。

(3) コンパートメント症候群 (compartment syndrome)

コンパートメントとは骨や筋膜で隔てられた区画のことであり、この区画内で出血や腫脹が生じて内圧が異常に高くなり、筋肉の壊死や、区画内を走行する動脈の閉塞、神経の障害が生じる。これをコンパートメント症候群という（図13.7）。下

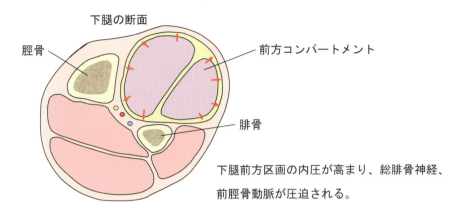

図 13.7　コンパートメント症候群

腿の骨折で生じることが多い。症状としては強烈な痛み、皮膚の暗紫赤色化、運動麻痺、感覚障害、末梢での動脈拍動の減弱、消失が生じる。運動麻痺を生じている際は緊急を要し、直ちに減張切開を行う。

ギプス内で組織の異常な腫脹により同様の病態を呈することがある。その際は直ちにギプスカットを行い、減圧を行う。いずれの場合も強い疼痛を訴える場合や、皮膚の色調の変化、動脈拍動の減弱および消失に気を付けて注意深く観察をする必要がある。

(4) 脂肪塞栓

脂肪塞栓症は骨折部で骨髄の脂肪が血管に入り、小血管を閉塞してしまうこととされている。末梢の静脈から右心を経て肺の血管を閉塞し、肺塞栓症を生じる。いかなる骨折でも生じ得るが、大腿骨骨幹部骨折、脛骨など下肢の骨折や多発骨折での頻度が高い。発症は骨折後 72 時間以内に生じるとされる。急激な呼吸状態悪化により集中治療を要する場合が多く、死亡率も 7〜29％と高い。ときに心室中隔欠損症など静脈血から動脈血へのシャントが存在している場合には、脳の動脈で脂肪塞栓を生じ脳梗塞となることもある。

(5) 複雑性局所疼痛症候群（complex regional pain syndrome：CRPS）

四肢の外傷や骨折、手術後に、その傷害の程度からは考えにくい痛みや腫脹を呈することがあり、これを CRPS とよぶ。腫脹・疼痛に加え、関節拘縮や自律神経症状（皮膚の色調変化、発汗過多、皮膚温の低下、骨萎縮）が生じ、自動運動が困難になるケースもある。治療はステロイドの投与や、神経ブロックが行われる。運動療法は疼痛を増悪させないよう愛護的に行う必要がある。温冷交代浴や鏡を使ったミラー療法も行われている。

2 変形性関節症

変形性関節症（osteoarthritis：OA）は関節の非炎症性、進行性、増殖性の退行性病変であり、軟骨の変性、摩耗、破壊が徐々に進み、さらに軟骨下骨、関節包にも病変が進行し、骨の増殖性変化を来す疾患である。加齢以外の原因のはっきりしない一次性と、外傷などの疾患に続発して生じる二次性に分けられる。いずれの関節にも生じ得るが、特に荷重関節に多い。ここでは罹患者の多い変形性股関節症、変形性膝関節症を解説する。

2.1 変形性股関節症

(1) 成因

わが国では一次性の変形性股関節症はまれであり、先天性股関節脱臼や臼蓋形成不全に起因する二次性のものが約80%であり、女性に多い。CE角（Center edge angle）やSharp角（acetabular angle）の異常がみられる（図13.8）。

(2) 病態

症状は股関節痛で、初期は立ち上がり動作や階段昇降時に生じるが、次第に平地歩行でもみられるようになる。可動域制限はまず外転制限が生じ、進行するに従って次第に屈曲拘縮を来す。また、股関節外転筋群の筋力低下を来し、Trendelenburg徴候を来す（図13.9）。代償動作および疼痛回避動作として、体幹の患側への側屈（Duchenne）跛行がみられる（図13.10）。

(3) 診断

診断は臨床症状とX線所見より行われる。進行すると関節裂隙の狭小化が進行し、骨棘形成による二重臼蓋（double flour）や骨嚢胞がみられる（図13.11）。

(4) 保存的加療

保存的加療では疼痛および可動域の改善、筋力強化を目標に行われる。疼痛対策としては消炎鎮痛薬の処方が行われる。関節症の悪化要因には負荷の増大があり、体重減少やジャンプを伴うスポーツを制限するなどの生活指導も行う。変形性股関節症では股関節外転筋力の低下、股関節伸展制限に伴う臀筋群の筋力低下がみられるので、これらの筋力を強化させる運動を指導する。筋力を補完するような装具（図13.12）を用いる場合もある。筋力トレーニングを行う際は、痛みが増悪しない範囲で行うことが重要である。しかし、末期の関節症に対しては保存療法の効果は限定的であり、以下の手術療法が検討される。

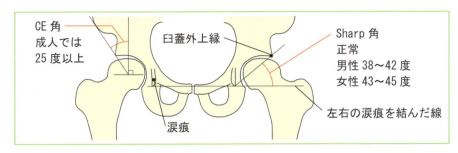

図 13.8　CE 角と Sharp 角

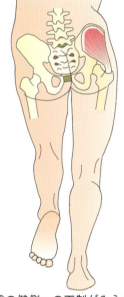

骨盤の健側への下制がみられる。

図 13.9　Trendelenburg 徴候

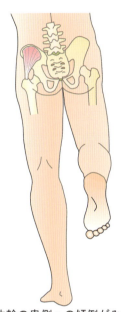

体幹の患側への傾倒がみられる。

図 13.10　Duchenne 跛行

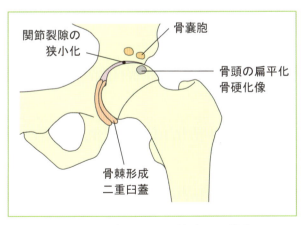

図 13.11　変形性股関節症の X 線像

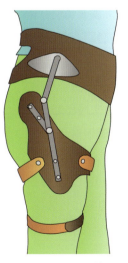

図 13.12　股関節装具

(5) 手術的加療
1) 手術法
手術には変形がまだ進行せず、関節症性変化の進行予防目的に行われる骨切り術と、末期の関節症に行われる人工関節置換術に大別される。骨切り術は臼蓋側を行うか、大腿骨側を行うかで2通りに分けられる。

(i) 臼蓋側の手術（図13.13）
①寛骨臼回転骨切り術

骨盤の臼蓋部分を骨切りし、前外方に引き出す。

②Chiari骨盤骨切り術

股関節直上の骨盤を水平に骨切りし内側にずらすことによって、腸骨で大腿骨頭を被覆する方法である。

③棚形成術

腸骨外板などを臼蓋上に打ち込み、荷重面を形成する。

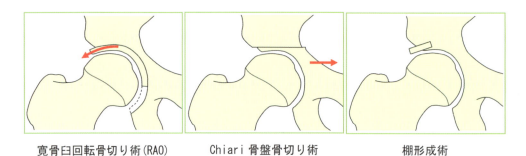

図13.13　臼蓋側の手術

(ii) 大腿骨骨切り術（図13.14）
大腿骨頭と臼蓋の適合不良を改善したり、すり減った荷重面を移動させることで、関節の適合性を改善させる。内反骨切り術、外反骨切り術の2通りがある。大腿骨頭と臼蓋の適合をみて骨切り角度を決定する。

(iii) 人工股関節置換術（Total Hip Arthroplasty）（図13.15）
関節破壊が高度で上記方法では改善が期待できない場合は人工股関節置換術が行われる。

2) 術後のリハビリテーション
骨切り術では術後1週間ほどは安静を行い、その後可動域訓練、筋力強化訓練を開始する。荷重は基本的に早期からは行わず、6～8週の範囲で徐々に荷重量を増加する。

2　変形性関節症

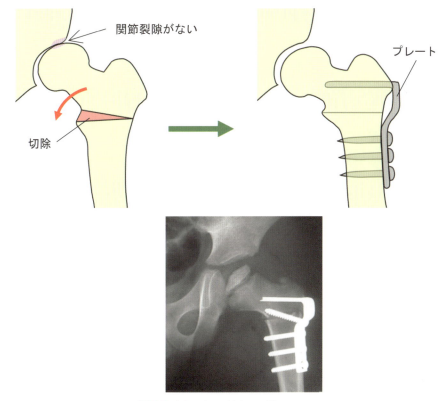

図 13.14　内反骨切り術

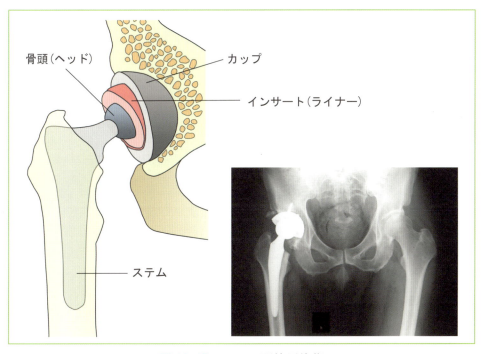

図 13.15　人工股関節置換術

人工股関節置換術では術後早期からの荷重が可能である。一方で脱臼に注意が必要である。脱臼肢位はその手術の侵入経路によって異なるが、一般的な後方侵入では屈曲・内転・内旋位で脱臼しやすい（図13.16）。脱臼肢位に関して十分に指導することが重要である。筋力強化では股関節外転と伸展筋群が低下していることが多いので、重点的に筋力強化を行う。また伸展・外転方向のストレッチも入念に行う。

症状が改善したにも関わらずDuchenne跛行を呈するケースがあり、鏡を用いての訓練も効果的である。

2.2 変形性膝関節症 (Osteoarthritis of the Knee)

(1) 成因

変形性膝関節症は中高年の女性に多くみられ、加齢以外の原因が明らかではない一次性が多い。

(2) 病態

発症初期の症状は、歩行開始時や立ち上がり、階段昇降時の痛みである。進行すると常に痛みを感じるようになる。進行すると関節水症、四頭筋の筋力低下、屈曲拘縮が出現する。内反変形（O脚）・外反変形（X脚）を来すが、わが国では圧倒的に内反変形が多い。内反型では、大腿骨脛骨角度（Femoro-Tibial Angle：FTA）が180度以上となる（図13.17）。

歩容も変化する。内反型では進行すると立脚時に膝の外側移動（スラスト）が出現する。また立脚側への体幹の傾倒がみられる。

(3) 診断

診断は単純X線にて行う。関節面の扁平化、関節裂隙の狭小化、骨棘形成、関節軟骨下骨の骨硬化像がみられる（図13.18）。

(4) 保存的加療

保存療法では疼痛対策と関節保護、可動域の改善、筋力強化が行われる。疼痛対策としては消炎鎮痛薬の処方が行われる。

1）装具療法

（i）膝装具

膝装具は膝関節の保護を目的とした簡素なものから、支柱付きで関節固定を目的としたものまでさまざまなものが製品化されている。

（ii）足底版

シリコンやウレタンフォームでつくられ膝関節への負担を軽減させる（図13.19）。内反型（O脚）では外側ウェッジ、外反型（X脚）の場合は内側ウェッジを装着させる。

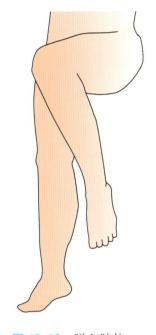

図 13.16　脱臼肢位　（屈曲内転内旋位）

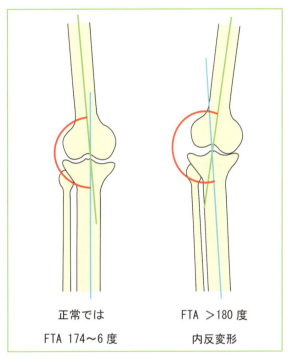

図 13.17　Femoro-Tibial Angle：FTA

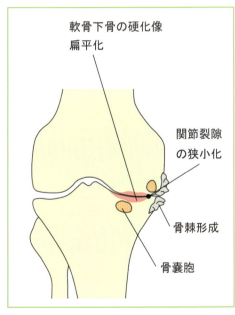

図 13.18　変形性膝関節症の X 線像

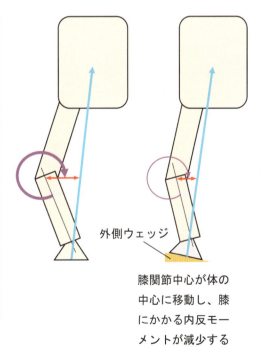

図 13.19　変形性膝関節症の インソールの効果

2）運動療法

特に大腿四頭筋の筋力強化が重点的に行われる。patella setting や straight leg raising：SLR、椅子に腰かけての膝伸展運動による膝等張性収縮運動、ハーフスクワットなど体力や症状に応じて適宜組み合わせて行う。

(5) 手術的加療

1）手術法

（ⅰ）高位脛骨骨切り術（High tibial osteotomy：HTO）

内反型の変形性膝関節症患者において、膝関節のアライメントを改善する目的で行われる（図 13.20）。

（ⅱ）人工膝関節全置換術（Total Knee Arthroplasty：TKA）

上記治療が困難で、疼痛で歩行困難を来している患者に対しては、人工膝関節全置換術が行われる（図 13.21）。

2）術後のリハビリテーション

骨切り術では荷重開始は慎重に行う。可動域訓練は初期より積極的に行う。

人工膝関節置換術後では可及的早期に関節可動域訓練と筋力強化訓練、歩行訓練を行う。可動域の目安として術中の可動域を記録しておく。

初期の筋力強化は patella setting や SLR などの等尺性運動から開始し、腫脹や疼痛の程度により次第に負荷量の多い等張性収縮訓練を行うようにする。

3）術後合併症

（ⅰ）深部静脈血栓症（Deep Venous Thrombosis：DVT）

深部静脈血栓症は下肢の手術で生じやすく、特にTKA術後で多いことが知られている。症状は下肢の腫脹、色調変化、疼痛であり、足部を背屈させると腓腹部に痛みが出現するHoman's徴候がみられる。DVTを認めた患肢では積極的に可動域訓練を行うべきではない。これは血栓が飛んで、肺塞栓を来す危険があるからである。また無症候性のDVTもあり、リハビリテーション中に急激な呼吸困難を認めた場合は、肺塞栓症が生じた可能性があるため、緊急の治療を要する。

（ⅱ）腓骨神経麻痺

腓骨神経は膝関節の後方で坐骨神経より分枝し、腓骨頭の後方から腓骨に巻き付くように走行している（図 13.22）。術後の下肢安静時で下肢が外旋していると腓骨頭部で神経が圧迫されて腓骨神経麻痺が生じる。症状は下腿外側の感覚障害、足関節と足趾の背屈困難である。ひとたび症状が生じると回復に時間を要し、その後のリハビリテーションに支障を来す。場合によっては短下肢装具の作成も必要である。

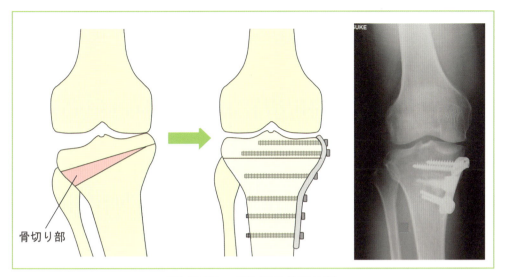

図 13.20　高位脛骨骨切り術

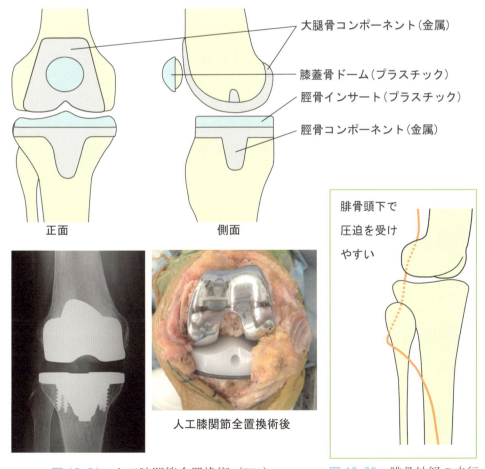

図 13.21　人工膝関節全置換術（TKA）　　図 13.22　腓骨神経の走行

3 捻挫（sprain）・靱帯損傷

　関節が本来の可動域以上の運動を強制されると、その関節の安定装置である靱帯や関節包の損傷が起こる。これが捻挫であり、関節不安定性の程度により次のように分類される。
　①第一度（軽症）：靱帯の伸長損傷であり、関節包は温存されており不安定性は軽度である。
　②第二度（中等症）：靱帯の部分断裂であり、関節包も一部損傷しており、中等度の不安定性が生じる。
　③第三度（重度）：靱帯の完全断裂であり、関節包も断裂し、高度の不安定性を呈する。
　捻挫はあらゆる関節で起こり得る。症状は関節の腫脹および疼痛である。靱帯損傷が生じると関節に不安定性が出現する。
　捻挫の応急処置ではRICE療法が行われる。RICEとは以下の頭文字である。
　　Rest（安静）：関節を固定する。
　　Icing（冷却）：捻挫した部位を冷却することで腫脹を抑え、疼痛を緩和する。
　　Compression（圧迫）：圧迫し局所を固定することで幹部の安静を図り腫脹を軽減する。
　　Elevation（挙上）：患部を挙上し、出血・腫脹を軽減させる効果がある。
　捻挫の治療は関節の固定が必要である。固定は靱帯損傷の程度によって弾性包帯やサポーター、副子、ギプスが用いられる。靱帯の断裂があり不安定性が強い場合には手術的に靱帯縫合や再建術が行われる。
　関節の固定を行うと可動域制限を生じる。長期の固定は可動域制限を生じさせ、機能回復に時間がかかる。一方、早期より固定を除去すると、靱帯修復が遅延し、不安定性が出現する。

3.1 アキレス腱断裂
(1) 成因
　ジャンプの着地や脚を強く踏み込んだ際に生じる。
(2) 診断
　診断は足関節の底屈が困難となり、アキレス腱部に陥凹を触れ、Thompson's testが陽性となる（図13.23）。歩行は通常可能である。

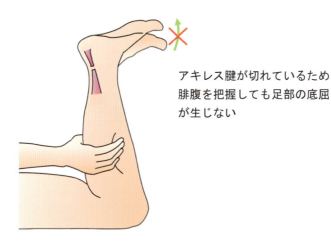

図 13.23　Thompson's test

(3) 治療

保存療法では受傷後より足関節底屈位で固定をする。スポーツ選手など早期復帰を希望する際は、腱縫合術が行われる。

関節可動域訓練、荷重訓練を慎重に進める。術後 3 カ月までの再断裂が多く注意が必要である。

3.2 足関節捻挫

(1) 成因

足関節は内がえしを強制されて受傷することが多く、外側の前距腓靱帯と踵腓靱帯が損傷する。

(2) 治療

多くの場合保存的加療が選択される。足関節 0 度での固定を行い、損傷の程度によって、サポーター、副子、ギプス固定を使い分ける。テーピングやサポーターが再発防止に有用である。

3.3 膝前十字靱帯損傷（Anterior Cruciate Ligament：ACL injury）

ACL は脛骨の前方移動を防ぎ、下腿の回旋安定性に寄与している。関節血症を伴う膝関節靱帯損傷の約 8 割は ACL 損傷とされている。

(1) 成因

膝関節が軽度屈曲位で外反外旋強制されたり、内反内旋強制されたり、大腿四頭筋の自家筋力により生じる。

(2) 診断

ジャンプの着地やピボット動作での膝くずれ giving way が出現する。徒手検査として前方引き出しテスト、Lachman test が有名である（図 13.24）

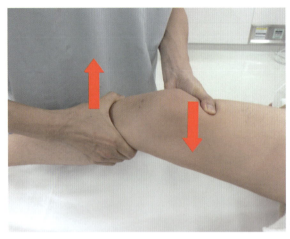

ACL 損傷では下腿が前方に引きだされる。

図 13.24　Lachman test

(3) 治療

ノンコンタクトスポーツでの外傷が多く、靱帯再建術が行われるケースが多い。再建靱帯の緩みが生じる可能性があるため術後早期の膝関節の完全伸展は避ける。

3.4 膝後十字靱帯損傷 (Posterior Cruciate Ligament : PCL injury)

PCL は膝関節の後方安定性と回旋安定性に寄与している。

(1) 成因

交通事故でのダッシュボード損傷や、コンタクトスポーツなどで膝関節屈曲位で下腿に後方への強い外力が加わった際に生じる。

(2) 診断

仰臥位で膝立を行うと脛骨の後方への落ち込み sagging sign がみられる。後方引き出しテストが陽性となる。

(3) 治療

PCL 単独損傷例では基本的に保存療法が選択される。脛骨の後方移動を抑制したサポーターを装着し、大腿四頭筋訓練を行う。

問 題

1 変形性膝関節症で正しいのはどれか。2つ選べ。
  a. 中年期以降の肥満女性に好発する。
  b. 頻度は変形性股関節症よりも低い。
  c. 起立動作時よりも歩行時に痛みが強い。
  d. 進行すると膝の外反変形を生じやすい。
  e. X線写真で関節裂隙の狭小化がみられる。

2 骨折について正しいのはどれか。2つ選べ。
  a. 若木骨折は主に小児で生じる。
  b. 複雑骨折とは骨片が3つ以上の骨折である。
  c. 脂肪塞栓は上肢の骨折で頻度が高い。
  d. 病的骨折はがんの骨転移や骨粗鬆症などの骨脆弱性によって生じる。
  e. 圧迫骨折は主に大腿骨の頸部に生じる。

3 コンパートメント症候群の症状で頻度が低いものはどれか。
  a. 疼痛
  b. 冷感
  c. 腫脹
  d. 運動麻痺
  e. 脈拍触知不能

4 膝関節前十字靱帯損傷で陽性となるのはどれか。2つ選べ。
  a. Apley テスト
  b. Lachman テスト
  c. 前方引き出しテスト
  d. 後方引き出しテスト
  e. Hoffman テスト

5 変形性股関節症のX線像で、通常みられないのはどれか。2つ選べ。
  a. 骨囊胞

b. 骨棘形成

c. 特発性骨壊死

d. 臼蓋の二重底化

e. 関節裂隙の拡大

6 複雑性局所疼痛症候群（CRPS）の症状について、間違っているものはどれか。

a. 皮膚の色調変化

b. 腫脹

c. 疼痛

d. 骨硬化像

e. 関節拘縮

7 捻挫の応急処置で誤っているのはどれか。

a. 安静

b. 温熱

c. 圧迫

d. 挙上

e. 固定

8 アキレス腱断裂で正しいのはどれか。2つ選べ。

a. 高齢者に多い。

b. アキレス腱の断裂部に陥凹を触れる。

c. 生じると歩行は不可能である。

d. 保存療法では足関節は底屈位にする。

e. 手術を行えば再断裂の心配はなく、直ちに歩行してよい。

9 変形性膝関節症で誤っているのはどれか。

a. 人工膝関節全置換術後は深部静脈血栓症の発生に注意が必要である。

b. 人工膝関節置換術では早期からの荷重が可能である。

c. 内反型の変形性膝関節症では内側ウェッジインソールが有効である。

d. 大腿四頭筋の強化が膝関節の保護につながるため推奨される。

e. 変形性膝関節症は加齢以外の原因のない一次性が多い。

10 変形性股関節症で正しいのはどれか。

a. わが国では明らかな原因のない一次性の変形性股関節症が多い。

b. 変形性股関節症では股関節は伸展拘縮しやすい。

c. Trendelenburg徴候とは、片足立時に対側の骨盤が挙上する現象である。

d. 寛骨臼回転骨切り術後は、早期から荷重歩行訓練を開始する。

e. 後側方侵入による人工股関節置換術では、屈曲・内転・内旋で脱臼しやすい。

引用文献

1) 安藤徳彦 他「リハビリテーション MOOK6 骨関節疾患のリハビリテーション」金原出版 2003
2) 沖田和正「手足腰診療スキルアップ」株式会社シービーアール 2004
3) 茂原茂雄 他「コメディカルのための専門基礎分野テキスト」中外医学社 2004
4) 守屋秀繁 他「整形外科診療実践ガイド」文光堂 2006
5) 堀尾重治「骨・関節X線写真の撮り方と見かた 第8版」2010
6) 坂井建雄、松村讓兒 監訳「プロメテウス解剖学アトラス 解剖学総論/運動器系 第2版」 医学書院 2011
7) 上田敏「標準リハビリテーション医学」医学書院 2012
8) 岩本幸英「神中整形外科学 第23版」南山堂 2013
9) 江藤文夫、理宇明元 他「最新リハビリテーション医学」医歯薬出版 2016

第 14 章

装具療法

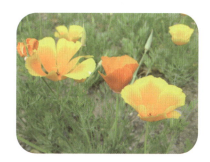

装具は、保存療法において重要な位置付けにある。脳卒中治療ガイドライン 2015 においては、歩行障害に対するリハビリテーションとして「脳卒中片麻痺で内反尖足がある患者に、歩行の改善のために短下肢装具を用いることが勧められる（グレードB）。」と記載されるなど、近年、装具の役割があらためて見直されている。この装具を有用な治療手段のひとつとするためには、症例の病態を把握し、病態に対して必要な装具の機能を明確にし、さまざまな装具の中から適した装具処方を行い、装具製作をする必要がある。また、完成後の装具適合評価、装具装着指導、その後の経過観察もおろそかにしてはいけない。つまり、装具による治療効果は、装具についての十分な知識と技術があってこそのものである。しかし近年、若いリハビリ関連職種が、装具療法を基本からしっかり学んだり、実際に経験する機会が少なくなっている。本章では、装具を上肢装具、下肢装具、体幹装具に分け、各々の基本的知識について解説する。

1 装具

1.1 装具とは

(1) 装具の定義
装具は「四肢・体幹の機能障害の軽減を目的として使用する補助器具」と定義されている。

(2) 装具の目的
装具の目的は、変形の予防、変形の矯正、病的組織の保護、失われた機能の代償または補助である。

(3) 装具の種類
1) 装着部位による分類
装着部位によって、上肢装具、下肢装具、体幹装具に分類される。

2) 使用目的による分類
使用目的によって、治療用装具、更生用装具、固定保持用装具、矯正用装具、免荷装具、歩行用装具、交互歩行用装具、立位保持装具、スポーツ用装具、夜間装具、牽引装具、即席装具、組立式装具、機能的骨折装具、筋緊張緩和装具、機能的電気刺激装置（functional electrical stimulation：FES）などに分類される。

3) 材料による分類
用いられる材料により、金属支柱付き装具、プラスチック装具、ハイブリッド装具などに分類される。

(4) 装具の処方・製作における留意点

装具処方・製作にあたり、

①患者の疾患や病態、障害、ニーズ、社会的背景

②装具の利点と欠点（装着法、装着感）

③装具製作の知識と技術

④装具の適合評価（初期評価と経時的評価）

⑤装具の価格（医療保険、福祉法）

⑥装具の耐用年数（表 14.1）などを十分に把握しておくことが重要である。

表 14.1 装具の耐用年数（下肢装具）

区分	名称	型式	耐用年数
下肢装具	股装具	金属枠	3
		硬性	3
		軟性	2
	長下肢装具		3
	膝装具	両側支柱	3
		硬性	3
		スウェーデン Remodeled Adjustable Posterior Strut 式	2
		軟性	2
	短下肢装具	両側支柱	3
		片側支柱	3
		S型支柱	3
		鋼線支柱	3
		板ばね	3
		硬性	3
		軟性	2
	ツイスター	軟性	2
		鋼策	3
	足底装具		1.5
靴型装具			1.5

2 上肢装具

2.1 上肢装具の目的

上肢装具の目的は、上肢関節や手指部における、変形の予防、変形の矯正、病的組織の保護、失われた機能の代償、機能的肢位の保持、他動的運動補助である。

2.2 上肢装具の種類
(1) 肩装具
1) 肩外転装具（図 14.1）
　肩関節の外転位を保持する。三角筋麻痺、腱板断裂、上腕骨大結節骨折、肩関節手術後、上腕神経叢麻痺などに用いる。ゼロポジションあるいは外転位での固定による腕神経叢麻痺や腸骨稜の褥瘡発生に注意する。

2) 肩甲骨保持装具
　肩甲骨の内転、下垂に対し肩甲骨の安定化を図る。スカプラバンド®もそのひとつであり、動揺肩、胸郭出口症候群、肩こりなどに用いる。

3) 反復性肩関節前方脱臼用装具
　肩の外転・外旋運動を防止する。ホーマン（Hohmann）型などがある。反復性肩関節脱臼に用いるが、手術適応になることが多い。

4) 肩鎖関節脱臼用装具（図 14.2）
　肩甲骨を挙上することで相対的に鎖骨を下降させる。完全な修復は装具のみでは難しいことが多い。

5) クラビクルバンド
　鎖骨骨折で、転位の軽い骨折や屈曲転位骨折に用いる。

6) アームスリング（arm sling）
　肩関節亜脱臼を防止し、上腕を上方に持ち上げる。肘伸展タイプと肘屈曲タイプがある。三角巾を代用することもある。脳卒中片麻痺や三角筋麻痺に用いる。

(2) 骨折用装具（functional brace）（図 14.3）
　患肢に重力が加わることにより変形を矯正する効果がある。受傷後早期に患肢のhanging cast 法による整復後に装着する。腫脹消退にあわせて適合評価を行う。ほとんどの閉鎖性上腕骨骨幹部骨折に適応がある。

(3) 肘装具（図 14.4）
　肘関節の動きを制御し安定化を図る一方で、タウメル継手などの肘継手を用いて拘縮改善を行う。前腕回内の拘縮改善にはエラストマートションパーを用いた前腕回内外装具を用いる。上腕骨外上顆炎（テニス肘）などの炎症にエルボーサポータを用いる他、肘関節拘縮、肘関節周囲の骨折や関節不安定性が適応となる。

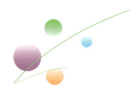

2　上肢装具

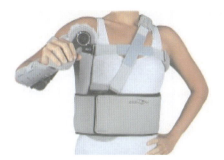

図 14.1　肩外転装具

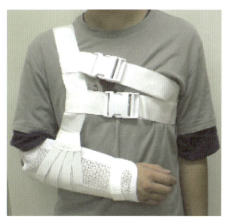

図 14.2　肩鎖関節脱臼用装具

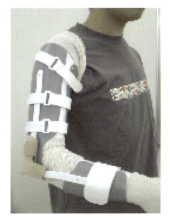

図 14.3　骨折用装具

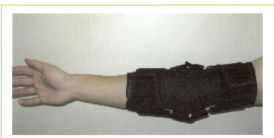

両側支柱付き肘装具軟性　　　　　エルボーサポーター

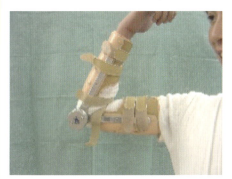
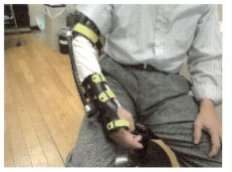

タウメル継手付き肘装具　　　エラストマートションパーを用いた前腕
　　　　　　　　　　　　　回内外装具

図 14.4　肘装具

245

(4) 手指関節装具（図 14.5）

手指関節部に対して、固定、良肢位の保持、他動的運動補助を行う。

1) 手背屈保持装具

固定により組織の安静を図り、良肢位により ADL 動作の改善や変形予防を行う。ギプス固定後、修復術後、手根管症候群や腱鞘炎などの痛み、手指関節症、橈骨神経麻痺、リウマチ手などに用いる。

2) 伸展補助装具

手指の伸展を補助する。伸筋腱手術後、MP 関節置換術後、橈骨神経麻痺、屈筋腱損傷後などの指節関節屈曲拘縮に用いる。

3) 屈筋腱縫合後装具

手指の屈筋腱縫合術後の手指を屈曲位に保持するために、爪にフックを接着しゴムバンドで張力を加える。Kleinert 法として知られている。

(5) 対立装具（図 14.6）

母指と示指、中指を対立位に保持する。手掌アーチ部は横のアーチを保持する目的がある。

1) 短対立装具

手関節のコントロールが可能な正中神経麻痺低位型、腕神経叢損傷下位型、C6 神経節残存の頸髄損傷などに用いる。

2) 長対立装具

手関節のコントロールが困難な正中神経麻痺高位型、腕神経叢麻痺全型、C6 神経節以下が障害されている頸髄損傷などに用いる。

(6) 指装具（図 14.7）

静的装具（static splint）は指関節の伸展あるいは屈曲を防止し、動的装具（dynamic splint）は指関節の伸展あるいは屈曲を補助する。静的な MP 関節伸展防止装具であるナックルベンダーは、低位尺骨神経麻痺に用いられる他、リウマチ手や手指関節症、指伸筋腱断裂（腱性槌指）などに用いる。

2.3 上肢装具の処方・製作における留意点

留意するチェックポイントは、①指尖部の色調や温度、知覚、②第 1 指と第 2 指間の web space、③手のアーチやアライメント、④骨隆起および突出部、⑤装具のエッジ（全周）などがある[5]。

また、前腕・手・指の良肢位の基本は、前腕回内・回外中間位、手・指関節伸展位、母指軽度外転位である。

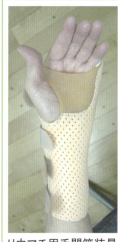
リウマチ用手関節装具

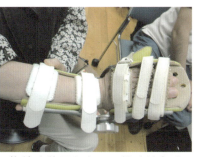
拘縮改善用タウメル継手付き手関節装具

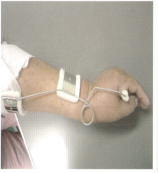
橈骨神経麻痺用オッペンハイマー装具

図 14.5　手指関節装具

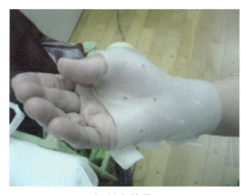
短対立装具

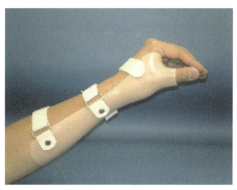
長対立装具

図 14.6　対立装具

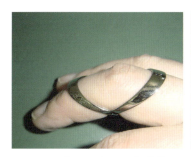
スワンネック変形用指装具

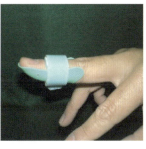
槌指変形用静的指装具

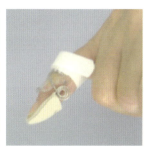
槌指変形用動的指装具

図 14.7　指装具

3 下肢装具

3.1 下肢装具の目的

下肢装具の目的は、下肢関節や足部における、変形の予防、変形の矯正、病的組織の保護、失われた機能の代償、免荷や圧分散である。歩行では、安定性の獲得、歩容の改善、疼痛の改善、足関節運動の代償、筋の賦活化などである。

3.2 下肢装具の種類

(1) 股関節装具（hip orthosis：HO）（図14.8）

股関節をコントロールする。乳児の発育性股関節形成不全に対するリーメンビューゲル装具や小児ペルテス病に対する免荷目的のペルテス病用装具、あるいは人工股関節全置換術後脱臼などの股関節不安定に対する装具がある。

(2) 骨盤帯付き長下肢装具（hip Knee ankle foot orthosis：HKAFO）

骨盤から足底までをコントロールする。脊髄損傷などにより股関節周囲筋を含めた下肢の支持性低下などに用いる。

(3) 長下肢装具（knee ankle foot orthosis：KAFO）（図14.9）

大腿から足底までをコントロールする。脳卒中あるいは脊髄損傷による重度下肢麻痺や脳卒中後の重度の下肢屈筋共同運動パターンや感覚障害、あるいは膝関節拘縮などに用いる。下肢骨折の場合には、坐骨支持式とし免荷目的で使用する。支柱は両側金属製が多く、下腿支持部は金属製とプラスチック製がある。

(4) 短下肢装具（ankle foot orthosis：AFO）（図14.10）

短下肢装具の目的は、下腿から足底におけるコントロールの他、膝関節もコントロールできる。脊髄損傷や末梢神経麻痺後の下垂足や先天性内反足、脳卒中による内反尖足、足関節靭帯損傷などによる足関節不安定に対して、主に足関節の良肢位保持や伸展補助である。支持部は金属支柱製やプラスチック製、足継手種類には固定、制限、制動、補助がある。下腿骨折や足部骨折に対しては免荷目的でPTB式を用いる。

(5) 膝装具（knee orthosis：KO）

膝関節をコントロールする。反張膝や変形性膝関節症の内反膝・外反膝、外傷性靭帯損傷などの膝関節不安定の他、膝関節屈曲拘縮に対しても用いる。

(6) 足装具（foot orthosis：FO）

足関節や足部のコントロールの他、下肢全体もコントロールできる。内反足・

3 下肢装具

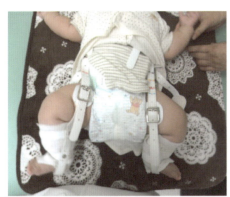

図 14.8 股関節装具（リーメンビューゲル装具）

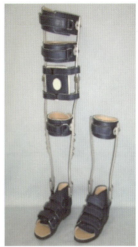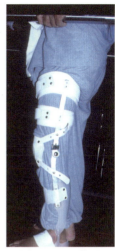

図 14.9 長下肢装具（左：金属支柱付き組立式の長下肢装具と短下肢装具、右：ハイブリッド長下肢装具）

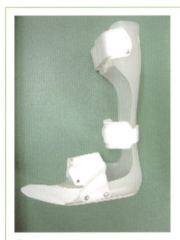

プラスチック式：Shoe horn AFO

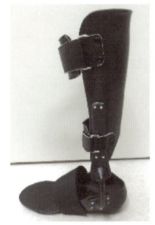

プラスチック式：Saga plastic AFO

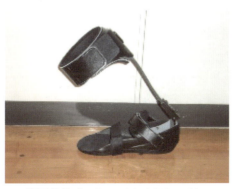

後面支柱式：Remodeled Adjustable Posterior Strut AFO：RAPS

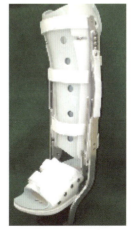

PTB式短下肢装具

図 14.10 短下肢装具

外反足あるいは内反膝・外反膝には外側ウェッジ・内側ウェッジ、扁平足にはアーチサポート、開張足にはメタタルザルパッド、下肢長差には補高を付加する。また、外反母趾用装具もある。

(7) 機能的電気刺激装置（FES）（図 14.11）

　表面電極型 FES は、装具とコントロールユニットから構成されている。神経刺激により筋収縮を起こし関節運動を再建する。末梢神経麻痺や脳卒中の下垂足に対して足関節の伸展補助や麻痺機能改善に用いる。

(8) 靴型装具（図 14.12）

1）腰革の高さによる分類

　　①短靴：果部より 2～3 cm 低いもの
　　②チャッカ靴：ほぼ果部までのもの
　　③半長靴：果部を覆う高さのもの
　　④長靴：下腿 2/3 までかかるもの
　　⑤特殊深靴：中敷きやインソールなどを靴内に挿入するために特に靴の内部が
　　　　　　　深いもの

2）靴型装具の開きによる分類

　　①内羽根：前方が V 字型に閉じているもの
　　②外羽根：前方が両側に大きく開いたもの
　　③外科開き：開きが飾革まで連続しているもの
　　④後開き：開きが後方にあるもの

3.3 下肢装具の構造

(1) 下肢装具（図 14.13）

　支柱、継手（股関節、膝関節、足関節）、支持部（大腿、下腿）、足部などにより構成され、それに膝パッドや T ストラップなどの付属品が追加される場合がある。
　装具と下肢位置の関係は、
　　①骨盤帯：前額面において腸骨稜と大転子の間
　　②股継手：大転子の上方 2 cm、前方 2 cm
　　③大腿上位半月：外側で大転子より 2～3 cm 下、内側で会陰部より 2～3 cm 下
　　④坐骨支持部：坐骨結節の位置
　　⑤膝継手：大腿骨顆部の最も幅の大きいところで、矢状面では前後径の中央と
　　　　　　　後 1/3 との間、前額面では膝関節裂隙と内転筋結節部の中間で大腿
　　　　　　　下位半月の下端までの距離と下腿半月の上端までの距離は等間隔

3 下肢装具

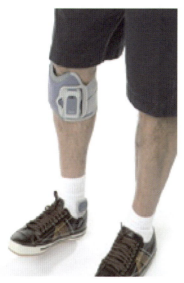

図 14.11 機能的電気刺激
（NESS L300）

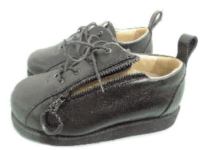
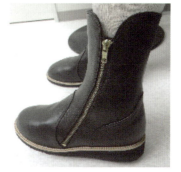

図 14.12 靴型装具（上より、短靴、半長靴）

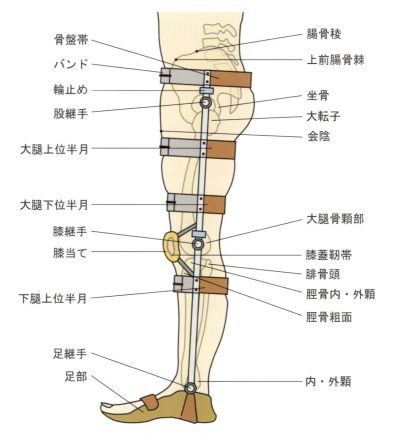

図 14.13 下肢装具の構造

⑥PTB 支持部：脛骨粗面から膝蓋靱帯にあたる部位

⑦下腿上位半月：腓骨頭より 2〜3 cm 下

⑧足継手：作製上は内果下端と外果中央を結ぶ線上

⑨足部：チャッカ靴タイプが内がえしの制御や尖足防止に有利

⑩支柱：支柱と皮膚との間隙は 5〜10 mm である

(2) 靴型装具

基本的な部品や付属品により構成される。

1) アッパー

製甲とよばれる靴の底部より上の足の甲部を覆う部分で、爪（つま）革、飾り革、はとめ、靴紐、べろ、先しん、トウスプリング、腰革、月形しん、中敷き、ウエルトなどがある。

2) 靴の底部

靴底とよばれるアッパーの下つまり靴の底部で地面と接する部分（ヒールが付いている場合は前部のみをさす）で、表底、中底、踏まずしん、ヒールシート、かかとなどがある。

3) 靴の補正をする付属品

中足骨パッド、舟状骨パッド、ウェッジ、ロッカーバー、メタタルザルバー、蝶型踏み返し、シャンクフィラー、フレアー、くり抜き中底、くり抜きかかと、靴の補高などがある。

3.4 下肢装具の処方・製作における留意点

基本を理解した上で適切な処方と作製を行い、チームアプローチのもと使用する。留意するチェックポイントは、①処方内容、②継手と関節運動軸、③可動性、④下肢と装具とのアライメント、⑤装着状態（歩行異常、圧迫や疼痛、着脱、装着感、受入れ）などである。

靴型装具については、製作の過程で透明樹脂製のチェック靴を利用し適合評価を行う。

4 体幹装具

4.1 体幹装具の目的

3点固定の原理を用いた脊椎の矯正、固定や腹圧を用いた脊椎の安静や疼痛緩和、重錘による重心移動を用いた立位バランスの改善などである。また、部位別に、①

頸椎装具（cervical orthosis）、②頸胸椎装具（cervical-thoraco orthosis：CTO）、③胸腰仙椎装具（thoraco-lumbo-sacral orthosis：TLSO）、④腰仙椎装具（lumbo-sacral orthosis：LSO）、⑤仙腸装具（sacral-iliac orthosis：SIO）があり、装具の長さが矯正力や固定力に大きく影響する。装具の硬度には、①軟性、②半硬性、③硬性があり、硬性装具になるほど矯正力や固定力は強くなる。しかし、硬性装具は適合性不良やコンプライアンス不良にもつながることがあり、適合性やコンプライアンスを高めるために半硬性や軟性の装具が選択される場合もある。

4.2 体幹装具の種類

(1) 頸椎装具（図14.14）

下顎部から胸郭に及ぶ装具で、頭部と頸部の動きを制御する。頸椎捻挫、頸髄損傷、頸椎椎間板ヘルニア、環軸椎脱臼などに用いる。

1) 頸椎カラー（cervical collar）

スポンジ製とポリエチレン製があり、頸椎前後屈を制限するが側屈や回旋への制限効果はない。

2) フィラデルフィアカラー（Phladelphia collar）

頸部前後を発砲ポリエチレン製の2ピースではさむように装着し、左右をベルクロテープで固定する。前方は上部が下顎部、下部が上位胸部、後方上部は後頭部に及ぶ。前後屈、側屈、回旋に対する制限効果がある。

3) ワイヤーフレーム式（wire collar）

ワイヤーフレーム構造で頸部前面が大きく開いており、下顎部と上位胸部と後頭部で固定する。頸椎の前屈を制限し後屈はフリー、側屈や回旋への制限効果はない。

4) 支持式（post appliances）

前面は下顎支持部、支柱、胸郭プレート、後面は後頭部支持部、支柱、肩甲間プレートにより構成されている。2本支柱、3本支柱、4本支柱タイプがあり、上下の調節のためにはターンバックル式が用いられる。前後屈の制限をするが、4本支柱タイプは側方も制限できる。

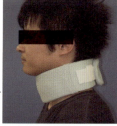 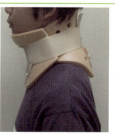 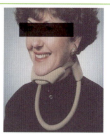

図14.14　頸椎装具

スポンジ製頸椎カラー　　フィラデルフィアカラー　　ワイヤーフレーム式

(2) 頸胸椎装具（図 14.15）

装具の下縁が胸骨および胸郭部まで及び、頸椎全体または上位胸椎まで制御する。後頭支持部は後頭骨乳様突起部から後頭骨を支える。

1) モールド式（mold type）

前面は上縁が下顎部で下縁は胸骨部、後面は上縁が後頭部で下縁は肋骨下端に及ぶ。支持性と固定性は強い。

2) SOMI ブレース（sterno occipital mandibular immobilizer brace）

下顎支持部、胸部プレート、後頭支持部、肩サポート、ヘッドバンドより構成されている。強い前屈制限に比し側屈や後屈制限はやや劣る。仰臥位で装着でき、ヘッドバンドで頭蓋固定をすると、下顎支持部を取りはずしての食事が可能である。

3) ヘイロー装具（Halo brace）

体幹部のヘイローベストに連結したリング状の Halo ring からのピンが頭蓋骨に直接固定されている。前後屈、側屈、回旋のすべてを制御し、頸部の強固な固定や免荷が図れる。

(3) 胸腰仙椎装具（TLSO）（図 14.16）

胸背部から骨盤に及ぶ装具で、胸椎、腰椎、仙腸関節の動きを制御する。後方支柱は肩甲骨下角のレベルより上で、肩甲バンドは肩甲骨下角より 2～3 cm 上とする。また、胸椎バンドは第 9～10 胸椎レベルを通り、骨盤帯側方は大転子よりも上になる。さらに腹部前当ての下縁は恥骨結合上縁より 1～2 cm 上とする。

1) 胸腰仙椎装具［軟性］（thoraco-lumbo-sacral corset）

製作頻度が高い。基本はバストを覆う高さから上前腸骨棘までの長さになる。

2) 胸腰仙椎装具［モールド式］（molded type TLSO）

身体の輪郭にあわせてモールドして作製したもので、固定力が強い反面、適合不良があると圧迫による皮膚障害などを生じる。

3) 胸腰仙椎装具［改良式ジュエット型］（modified Jewett-type TLSO）

胸骨パッドと上前腸骨棘パッドと背部パッドの 3 点で固定する。

4) クロスベルト式体幹装具

後方でクロスされた肩ベルトを腹部前方中央に向かって引き寄せることにより上体の前屈を防止する。

(4) 腰仙椎装具（LSO）（図 14.17）

骨盤から腰部に及ぶ装具で、腰椎と仙腸関節の動きを制御する。

1) 腰仙椎装具［軟性］（lumbo-sacral corset）

製作される頻度が高い。肋骨下境界のやや上方から上前腸骨棘を覆う長さとなる。

最近は既製品もよく使用される。

2) ウイリアム型屈曲腰仙椎装具（Williams' flexion LSO）

腰仙椎部の支持のみではなく、腰椎の伸展方向への動きを制限する。腰部脊柱管狭窄症に用いる。

(5) 仙腸装具（SO）（図14.18）

骨盤を包み、仙腸関節の動きを制御する装具である。

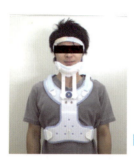

図 14.15　頸胸椎装具（UDブレース）

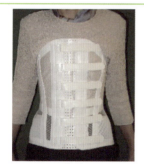
軟性

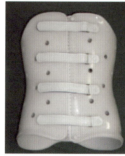
硬性：モールド式

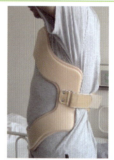
ジュエット式

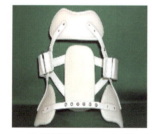
改良型ジュエット式

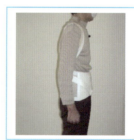
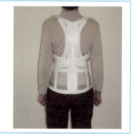
クロスベルト式

図 14.16　胸腰仙椎装具

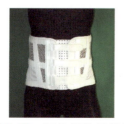
図 14.17　腰仙椎装具軟性

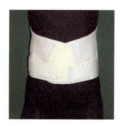
図 14.18　仙腸装具軟性

1）仙腸ベルト（sacral-iliac belt）

上前腸骨棘と大転子の間を覆う構造である。仙腸関節および恥骨結合を安定させるとともに腹圧を高める。

2）仙腸ベルト［生ゴム式］

生ゴム材が、装着後のズレ防止に有効であるが、通気性はよくない。

(6) 側彎症装具（orthosis for scoliosis）（図14.19）

側彎矯正の目的で使用され、スポーツや入浴の時間以外はできるだけ長時間装着することが理想である。現在はネックリングがあるミルウォーキー型ではなく、アンダーアーム型が主流である。

4.3 体幹装具の構造（図14.20）

体幹装具の基本形は逆T字型である。脊椎を支持するTの縦にあたる支柱と、それをしっかりと保持するTの横にあたる骨盤帯部分である。

4.4 体幹装具の処方・製作における留意点

装具の長さや硬度を病態に応じて決定することが最も重要である。また、慢性的な装着による体幹筋筋力への影響の観点から、装具の装着時間および装着期間についても十分に留意しなければならない。なお、装具装着により体幹を固定することで体幹と下肢とのバランスが取りにくくなることもあり、運動療法の併用についても考慮する必要がある。

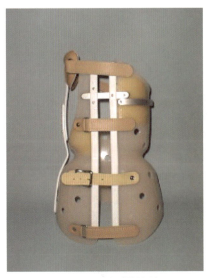

図14.19　側彎装具

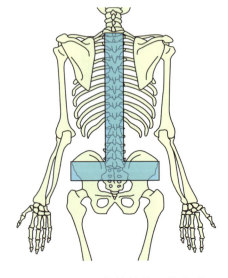

図14.20　体幹装具の基本形

問 題

1 次の組み合わせで誤っているのはどれか。
 a. 上腕神経叢麻痺・・・・・肩外転装具
 b. 上腕骨大結節骨折・・・・・アームスリング
 c. 鎖骨骨折・・・・・クラビクルバンド
 d. 上腕骨骨幹部骨折・・・・・上腕ファンクショナルブレース
 e. 肘関節屈曲拘縮・・・・・タウメル継手付き肘装具

2 短対立装具で正しいのはどれか。2つ選べ。
 a. 手関節の運動を制限する。
 b. MP関節の運動を制限する。
 c. 手掌アーチ部は縦のアーチを保持する。
 d. 対立バーは母指MP関節近位を背側より押さえる。
 e. Cバーは母指内転拘縮を予防する。

3 低位尺骨神経麻痺に用いるのはどれか。
 a. ナックルベンダー
 b. 長対立装具
 c. Kleinert変法用装具
 d. カックアップ装具
 e. オッペンハイマー型装具

4 装具の耐用年数について誤っているのはどれか。
 a. 股装具硬性・・・・・3年
 b. 長下肢装具・・・・・3年
 c. 膝装具・・・・・3年
 d. 短下肢装具（硬性）・・・・3年
 e. 靴型装具・・・・・3年

5 両側支柱付き長下肢装具で正しいのはどれか。
 a. 支柱は下肢に接触させる。

b. 大腿上位半月の高さは内側部で会陰部の位置とする。

c. 膝継手は膝の前後径の中央と後ろ1/3の間とする。

d. 下腿半月の高さは腓骨頭直下とする。

e. 足継手の位置は内果上端とする。

6　シューホーン型装具の目的で誤っているのはどれか。

a. 足部変形の予防

b. 歩行の補助

c. 足関節の保護

d. 反張膝の予防

e. 足関節背屈筋力の強化

7　プラスチック製下肢装具に比べて金属支柱付き下肢装具の利点はどれか。

a. 清潔で汚れにくい。

b. 形状の調整が容易である。

c. 強固な固定ができる。

d. 軽量である。

e. 歩行中の雑音が少ない。

8　疾患と体幹装具との組み合わせで正しいのはどれか。

a. 頸椎捻挫　‥‥‥　SOMIブレース

b. 頸椎骨折　‥‥‥　頸椎カラー

c. 胸腰椎圧迫骨折　‥‥‥ハローベスト

d. 側彎症　‥‥‥改良型ジュエット式

e. 腰部脊柱管狭窄症　‥‥‥ウィリアムス型

9　頸椎装具で誤っているのはどれか。

a. SOMIブレースは仰臥位で装着できる。

b. 強固な固定にはモールド式を用いる。

c. 後方支持部は後頭骨乳様突起部から後頭骨を支える。

d. 下顎支持部は軽く開口できるくらいに調整する。

e. 立位で足先がみえるように調節する。

10 胸腰仙椎装具の部品で正しいのはどれか。2つ選べ。

a. 後方支柱は肩甲骨下角のレベルまでとする。

b. 肩甲間バンドは肩甲骨下角より2〜3 cm下とする。

c. 胸椎バンドは第9〜10胸椎レベルを通る。

d. 腹部前当ての下縁は恥骨結合上縁より1〜2 cm上とする。

e. 骨盤帯側方は大転子を通る。

引用文献

1) 浅賀嘉之：体幹装具．日本整形外科学会・日本リハビリテーション医学会編、義肢装具のチェックポイント（第5版）、医学書院、東京、156-178、1998

2) 日本工業標準調査会審議会：福祉関連機器用語［義肢・装具　部門］．日本規格協会、東京、38-41、1997

3) 日本義肢装具学会監修、飛松好子・高嶋孝倫編、装具学（第4版）、医歯薬出版、東京、1990

4) 渡辺英夫：リハビリテーション診療必携（第2版）、医歯薬出版、東京、1997

5) 渡辺英夫：運動器疾患のための装具と補助具．医歯薬出版、東京、1998

6) 日本脳卒中学会　脳卒中ガイドライン委員会編：歩行障害に対するリハビリテーション．脳卒中治療ガイドライン2015、協和企画、288-291、2015

7) 浅見豊子：私の体幹装具処方② 胸椎・腰椎装具．臨床リハ．13(8)：690-693, 2004.

8) 浅見豊子：上肢・手の機能と上肢装具．日本義肢装具学会誌28(1)、13-17、2012

9) 浅見豊子：脳卒中に対する装具療法．総合リハビリテーション40(5)、516-523、2012

10) 浅見豊子：脳卒中片麻痺の装具、川村次郎・他（編）：義肢装具第4版、201-216、医学書院、2009

11) 浅見豊子：短下肢装具の基本知識．臨床リハ22(1)、4-8、2013

12) 浅見豊子：上肢・手の機能と上肢装具．日本義肢装具学会誌28(1)、13-17、2012

13) 浅見豊子：在宅向け下肢装具の最近の動向．地域リハビリテーション誌11(5)、311-315、2016

14) 浅見豊子：下肢装具．今日の整形外科第7版．医学書院、339-340、2016

15) 浅見豊子：靴型装具．今日の整形外科第7版．医学書院、344-346、2016
16) 浅見豊子：上肢の関節拘縮に対する装具療法．総合リハ、27（7），611－617，1999
17) 浅見豊子：脳卒中麻痺の装具．義肢装具学，第4版，201－216，医学書院，2009.
18) 浅見豊子：上肢・手の機能と上肢装具．日本義肢装具学会誌28（1）、13-17、2012
19) Watanabe H., Kutsuna T., Asami T., et al ：New concept of spinal orthosis forweakened back muscles. Prosthetics and Orthotics International, 19 ; 56-58, 1995
20) 田中寿人、小峯光徳、渡辺英夫：骨粗鬆症性脊椎骨折のMRI評価及び早期安静固定による予後調査．整形外科と災害外科、52；97-101、2003
21) 島田洋一：機能的電気刺激（FES）の現状と展望、Akita J Med36:1-7、2009

第 15 章

悪性腫瘍（がん）のリハビリテーション

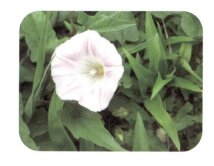

第15章 悪性腫瘍(がん)のリハビリテーション

わが国では、人口の高齢化とともに悪性腫瘍（以下、がん）の罹患者数は年々増加し、生涯でがんに罹患する確率は、ほぼ2人に1人となっている。がんは、疾病対策上の最重要課題として対策が進められ、2006年から2008年にがんと診断された人の5年相対生存率は男性59.1%、女性66.0%と、約6割以上の人が長期生存可能な時代となり[1]、がんが"不治の病"であった時代から、"がんと共存"する時代になりつつある。

2006年に制定された「がん対策基本法」では、基本的施策として、「がん患者の療養生活の質の維持向上」があげられている。がん自体に対する治療のみならず、症状緩和や心理・身体面のケアから自宅療養や復職・復学支援などの社会的な側面をしっかりサポートしていく、"がんと共存する時代"の新しい医療のあり方が求められている[2]。

がん患者にとって、がん自体に対する不安は当然大きいが、がんの直接的影響や手術・化学療法・放射線治療などによる身体障害に対する不安も同じくらい大きい。がんの進行もしくは治療の過程で、さまざまな機能障害が生じ、移乗動作などの起居動作や歩行や日常生活に制限を生じ、QOLの低下を来してしまう。これらの問題に対して、症状の緩和や二次的障害を予防し、機能や生活能力の維持・改善を目的としてリハビリテーションを行うことは重要である。

1 悪性腫瘍（がん）の基礎的理解

1.1 概念

悪性腫瘍（以下、がん）とは遺伝子の構造あるいは機能発現の異常が引き起こす病気である。がんに罹患すると、生体の細胞がコントロールを失って無制限に増殖し、臓器の正常組織を置き換えたり圧迫したりして機能不全を来し、全身に転移することにより多数の臓器が機能不全に陥るなどして、多臓器不全や身体の衰弱で死に至る。

そのメカニズムは、がん化を促進する遺伝子の活性化、逆にがん化を抑制するがん抑制遺伝子の不活化が基本である。発がんの原因としては、アスベストやタバコの煙に含まれるさまざまな発がん物質の摂取、ウイルス感染、慢性炎症の持続、生活様式（食生活など）、遺伝などいくつかの要因が複合して関与していることが分かっている[3]。

1.2 種類

がんは造血器由来、上皮細胞由来（がん腫）および非上皮性細胞由来（肉腫）に大きく分類される（表15.1）。造血器由来のもの以外のがん腫と肉腫をあわせて固形がんとよぶ。

1.3 がんの病態

(1) 局所での増大・浸潤

がん細胞が増殖し細胞数を増やすと、原発病巣が増大し正常組織を侵食していく。これを浸潤という。がん細胞間の接着度が高いと一塊になって増大していく。腎・肝・肺などの実質臓器では、腫瘍の輪郭が球形の腫瘍として認識されることが多い（図15.1a）。管腔臓器（腸管、尿管、胆管、気道など）では、内腔へ突出する腫瘍として成長する。管腔臓器では、腔内にがんが発生した時、出血と通過障害が問題となる。腸管では腸閉塞（イレウス）、尿路では水腎症、気道では呼吸困難の原因となる。骨の場合には疼痛の原因になることが多く、病的骨折の危険が高くなる。

他方、細胞間の接着が弱く、少数の細胞が正常組織へばらばらに進展していくタイプがある（図15.1b）。周囲臓器への進展も早く、手術により切除範囲を決定することが困難で手術成績も不良である。スキルスタイプの進展様式はその極端な例である。

表 15.1　悪性腫瘍（がん）の種類

造血器由来	白血病、悪性リンパ腫、多発性骨髄腫など
上皮細胞由来（がん腫）	肺がん、乳がん、胃がん、大腸がん、子宮がん、卵巣がん、舌がんなど
非上皮性細胞由来（肉腫）	骨肉腫、軟骨肉腫、横紋筋肉腫、平滑筋肉腫など

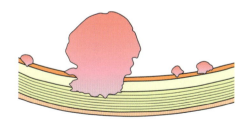
a. 一塊になって増大

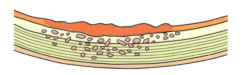
b. ばらばらに進展

図 15.1　浸潤の進展タイプ

(2) 遠隔臓器への転移

　原発病巣から、微少血管・リンパ管の壁を抜けて管腔に入ると、血行性・リンパ行性に全身に広がり、遠隔臓器転移を形成する。血管であれば静脈環流に入り、心臓を経由して肺、骨などに進展することが多い。疾患により、血行性、リンパ行性に進展しやすいタイプ、あるいは両者の性質を持つ場合がある。

(3) 腔内播種

　胸腔や腹腔では、がん細胞が各臓器を包む漿膜や皮膜を貫通すると、その外にある腔内へばらまかれるように進展する。例えば、肺がんによる胸膜播種、胃がんや卵巣がんによる腹膜播種では、胸水や腹水の貯留により苦痛が生じる。手術療法は無効のことが多く、抗がん剤の全身的あるいは腔内投与が行われる。

(4) がん悪液質

　がんが進行すると多臓器不全を生じ、例えば、肺がんや肺転移により呼吸機能が低下し低酸素血症となったり、肝臓がんや肝転移による肝性脳症や脳腫瘍・脳転移による意識障害の結果、呼吸循環動態が不安定になることなどで死に至る。

　一方、食欲が低下し体重が減少し、身体の衰弱により死に至ることも多い。この病態を、がん悪液質（カヘキシア cachexia）という。がん悪液質は、生命予後やQOLに多大な影響を与え、がん死因の約20％を占めるといわれている[4]。

　がん細胞の多くは炎症性サイトカインとよばれるホルモン類似物質を産生し、食欲の低下、倦怠感の増強、発熱などの自覚症状を引き起こす。また、直接的・間接的な影響により、高カルシウム血症、高窒素血症、低ナトリウム血症、高カリウム血症などが引き起こされ、意識障害を来したり、心機能・腎機能に影響を与えたりして、最終的には死に至る。

1.4 がん治療

(1) 手術療法

　大多数の固形がんでは早期に発見された場合には、手術による根治が十分に期待できるため、手術療法が第一選択となる。近年、消化管のがんに対する内視鏡治療（切除）、胸腔鏡や腹腔鏡・後腹膜鏡による体腔鏡下手術など、侵襲を軽減するための工夫が進められている。

(2) 化学療法

　従来の化学療法とは「悪性腫瘍に対する抗がん剤を用いた薬物療法」であったが、現在では内分泌療法、インターフェロン療法、分化誘導療法、モノクローナル抗体療法、分子標的療法なども化学療法に含まれる。

化学療法による重篤な副作用としては、腎機能障害、心機能障害、間質性肺炎があり、致命的になることがある。一方、高頻度に生じる副作用には、悪心・嘔吐、骨髄抑制（白血球減少、血小板減少、貧血）、末梢神経障害（四肢末梢のしびれ）、筋肉痛・関節痛がある。

(3) 放射線治療

放射線治療の効果は、①治癒、②症状の緩和に分けられる。治癒を目指すためには病巣に十分な線量を照射する必要があるが、重篤な晩期合併症を避けるためには、耐用線量以下に抑える必要がある。

放射線の正常組織に対する影響は発生時期によって照射期間中もしくは照射直後に発生する急性反応と通常半年以降に出現する晩期反応に分けられる。

急性反応には、全身反応と局所反応がある。全身反応である放射線宿酔は照射後早期にみられる吐き気、食欲不振、倦怠感など二日酔い様の消化器症状をいう。全脳や腹部の広い範囲を照射した場合に起きやすい。一方、局所反応には、脳や気道などの浮腫、皮膚炎、口腔咽頭粘膜の障害、消化管障害、喉頭浮腫などがある。

晩期反応には、神経系（脳壊死、脊髄障害、末梢神経障害）、皮下硬結、リンパ浮腫、骨（大腿骨頭壊死、肋骨骨折）、口腔・唾液腺（口腔内乾燥症、開口障害）、咽頭・喉頭の障害（嚥下障害・嗄声）などがある。

1.5 がん治療の効果判定

がん治療の臨床的効果は、治療に近接して判定される腫瘍縮小効果と治療後の再発または増悪の期間および生存期間を検討する遠隔成績によって評価される。

腫瘍縮小効果は、放射線療法、化学・内分泌療法、免疫療法に適用され、遠隔成績は手術療法を含むすべての治療効果の評価に用いられている。わが国では「WHO基準」を参考にした日本癌治療学会の基準が広く用いられている。腫瘍の縮小率（奏効度）は著効（complete response：CR）、有効（partial response：PR）、不変（no change：NC）、進行（progressive disease：PD）により判定される。

2 身体機能評価

2.1 ECOG の Performance Status Scale (PS) （表15.2）

ECOG（Eastern Cooperative Oncology Group, USA）の Performance Status Scale[5]、いわゆる PS は、主に化学療法など積極的治療期における全身状態の評価のために、がん医療の現場で一般的に用いられている。

表 15.2　ECOG の Performance Status Scale (PS)[5]

Score	定義
0	■まったく問題なく活動できる。 ■発病前と同じ日常生活が制限なく行える。
1	■肉体的に激しい活動は制限されるが、歩行可能で、軽作業や座っての作業は行うことができる。　例：軽い家事、事務作業
2	■歩行可能で自分の身の回りのことはすべて可能だが作業はできない。 ■日中の50%以上はベッド外で過ごす。
3	■限られた自分の身の回りのことしかできない。日中の50%以上をベッドか椅子で過ごす。
4	■まったく動けない。 ■自分の身の回りのことはまったくできない。 ■完全にベッドか椅子で過ごす。

2.2 Karnofsy Performance Scale (KPS) （表15.3）

1948年に初めて報告された評価法であるが、現在でもECOGと並んで世界的に広く用いられている[6]。11段階で採点を行うため、PSよりも詳細な評価が可能である。

表 15.3　Karnofsky Performance Status Scale[6]

%	症状	介助の要、不要
100	正常、臨床症状なし	正常な活動可能、特別のケアを要していない
90	軽い臨床症状があるが正常の活動可能	
80	かなりの臨床症状があるが努力して正常の活動可能	
70	自分自身の世話はできるが正常の活動・労働は不可能	労働不可能、家庭での療養可能、日常の行動の大部分に病状に応じて介助が必要
60	自分に必要なことはできるが時々介助が必要	
50	病状を考慮した看護および定期的な医療行為が必要	
40	動けず、適切な医療および看護が必要	自分自身のことをすることが不可能、入院治療が必要、疾患が急速に進行していく時期
30	全く動けず入院が必要だが死はさし迫っていない	
20	非常に重症、入院が必要で精力的な治療が必要	
10	死期が切迫している	
0	死	

2.3 Cancer Fnctional Assessment Set (cFAS)（表15.4）

がん患者の機能障害に焦点をあて、関節可動域、筋力、感覚機能、バランス、最大動作能力、活動性の各領域を4段階もしくは6段階で評価する。がん患者の身体機能の障害の程度を包括的に評価することが可能であり、リハビリテーションプログラムの作成やリハビリテーション効果の判定に役立つ[7]。

表15.4 cFAS (Cancer Functional Assessment Set) Ver1.1 [7]

評価項目		点	0	1	2	3	4	5
起き上がり			全介助～最大介助	中等介助	軽介助	見守り	補助具を要する	自立
立ち上がり								
移乗								
50 m 歩行								
階段昇降(1階分)								
握力（座位・肘伸展位）	右		<10kg	10-15kg	15-20kg	20-25kg	25-30kg	>30kg
	左							
腸腰筋筋力	右		MMT*0	MMT*1	MMT*2	MMT*3	MMT*4	MMT*5
	左							
大腿四頭筋筋力	右							
	左							
前頸骨筋筋力	右							
	左							
開眼片脚立位	右		不可	1-2秒	3-4秒	5-6秒	7-9秒	≥10秒
	左							
閉眼閉脚立位（1分間）			不可	体幹動揺 10cm<	体幹動揺 5-10cm	体幹動揺 <5cm		
体幹筋力			45度傾斜座位から垂直位まで起き上がり不可	45度傾斜座位から抵抗がなければ起き上がり可	45度傾斜座位から軽度の抵抗に抗して起き上がり可	45度傾斜座位から強い抵抗に抗して起き上がり可		
他動的肩関節外転可動域	右		<140度	140度-165度	165度-175度	>175度		
	左							
他動的足関節背屈可動域（膝関節屈曲位）	右		<5度	5度-15度	15度-25度	>25度		
	左							
上肢感覚機能	左右問わず		重度の障害	中等度の障害（動作に支障あり）	軽度の障害（動作に支障なし）	正常		
下肢感覚機能	左右問わず		重度の障害	中等度の障害（動作に支障あり）	軽度の障害（動作に支障なし）	正常		
主な活動範囲			ベッド上	居室内	自宅内/病棟内	院内/屋外		
合計点								

MMT*＝徒手筋力検査

3 対象となる障害

リハビリテーションの対象となる障害を表 15.5 に示す。がんそのものによるものと、その治療過程において生じた障害とに分けられる[8]。がん治療中や治療後の全身性の運動能力の低下、活動性低下、廃用症候群といったがんの種類によらない一般的な問題に対するリハビリテーションも重要である。

4 病期別のリハビリテーション

4.1 病期による分類

がんのリハビリテーションは、予防的、回復的、維持的および緩和的リハビリテーションの 4 つの段階に分けられる（図 15.2）[9][10]。予防や機能回復から余命の限られたがん患者の機能の維持、緩和まで、あらゆる病期において役割を持つ。

4.2 周術期

術前および術後早期からの介入により、術後の合併症を予防し、後遺症を最小限にして、スムーズな術後の回復を図ることを目的とする。術前に患者と担当療法士が面識を持ち、術後のリハビリテーションの進め方や必要性を説明しておくことは、術後のリハビリテーションをスムーズに進める上でも有用である。また、術前の呼吸リハビリテーションのように、手術の前にリハーサルとして、腹式呼吸や排痰法、インセンティブスパイロメータメトリのやり方を習得しておくと、術後の実践の場面でもスムーズに導入が可能である。

4.3 放射線や化学療法中・後

放射線や化学療法中・後のがん患者では、体力（全身性の筋力や心肺機能）の低下が多くみられる。その原因としては、悪液質、すなわち腫瘍細胞や腫瘍に関連する炎症性サイトカインによる代謝の亢進、組織の異化亢進などによる消耗とともに、廃用、すなわち治療によるさまざまな有害事象や疼痛、睡眠障害や精神心理的要因により引き起こされる「がん関連倦怠感（Cancer-related fatigue：CRF）」が身体活動を制限し二次的に体力低下が生じていることが多い。廃用と悪液質の両者があいまって、歩行や起居動作の能力が低下し、活動性が低下するという悪循環を生じてしまう。

4 病期別のリハビリテーション

表 15.5 リハビリテーションの対象となる障害の種類[9]

1. **がんそのものによる障害**
   1. がんの直接的影響
      - 骨転移
      - 脳腫瘍（脳転移）に伴う片麻痺、失語症など
      - 脊髄・脊椎腫瘍（脊髄・脊椎転移）に伴う四肢麻痺、対麻痺など
      - 腫瘍の直接浸潤による神経障害（腕神経叢麻痺、腰仙部神経叢麻痺、神経根症）
      - 疼痛
   2. がんの間接的影響（遠隔効果）
      - がん性末梢神経炎（運動性・感覚性多発性末梢神経炎）
      - 悪性腫瘍随伴症候群（小脳性運動失調、筋炎に伴う筋力低下など）

2. **主に治療の過程において起こり得る障害**
   1. 全身性の機能低下、廃用症候群
      - 化学・放射線療法、造血幹細胞移植後
   2. 手術
      - 骨・軟部腫瘍術後（患肢温存術後、四肢切断術後）
      - 乳がん術後の肩関節拘縮
      - 乳がん・子宮がん手術（腋窩・骨盤内リンパ節郭清）後のリンパ浮腫
      - 頭頸部がん術後の嚥下障害、構音障害、発声障害
      - 頸部リンパ節郭清後の副神経麻痺（僧帽筋の筋力低下・萎縮、翼状肩甲）
      - 開胸・開腹術後（食道がんなど）の呼吸器合併症
   3. 化学療法
      - 四肢末梢神経障害（感覚障害による上肢巧緻性・バランス障害、腓骨神経麻痺など）
   4. 放射線療法
      - 横断性脊髄炎、腕神経叢麻痺、嚥下障害、開口障害など

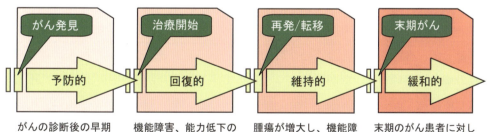

がん発見	治療開始	再発/転移	末期がん
予防的	回復的	維持的	緩和的
がんの診断後の早期（手術、放射線、化学療法の前から）に開始。機能障害はまだないが、その予防を目的とする。	機能障害、能力低下の存在する患者に対して最大限の機能回復を図る。	腫瘍が増大し、機能障害が進行しつつある患者のセルフケア、運動能力を維持・改善することを試みる。自助具の使用、動作のコツ、拘縮、筋力低下など廃用予防の訓練も含む。	末期のがん患者に対して、その要望（Demands）を尊重しながら、身体的、精神的、社会的にも QOL の高い生活が送れるように援助する。

本図はがんのリハビリの流れを示すもので WHO の緩和ケア定義とは異なることに注意
（2002 年の WHO の定義では緩和ケアは末期がんに限定されない）

図 15.2 がんのリハビリテーションの病期別の目的[9)10]

化学療法中・後の運動療法（有酸素運動や抵抗運動）を行うことで、心肺系・筋骨格系機能の改善だけでなく、疲労感の減少・自信や自尊心の保持、ボディーイメージの改善、QOL 全体の向上といった精神心理面への効果も報告されている[12]。体力の改善が疲労感の減少につながり、日常生活動作（Activities of daily living：ADL）が改善し生活が自立することで自尊心が向上、活動範囲が拡大し社会的交流が増え、QOL の向上につながる[13]。

4.4 終末期

緩和ケア主体の時期におけるリハビリテーションの目的は、「余命の長さにかかわらず、患者とその家族の希望（hope）・要望（Demands）を十分に把握した上で、その時期におけるできる限り可能な最高の ADL を実現すること」に集約される[14]。医療においては医療者側のニーズ（needs）が優先されがちであるが、緩和ケアでは患者・家族の希望・要望をしっかり受け止める必要がある。

生命予後が月単位と推定される場合には、機能の回復は難しいが、リハビリテーションの介入により、動作のコツや適切な補装具を利用し、痛みや筋力低下をカバーする方法を指導するなどして、残存する能力をうまく活用して ADL 拡大を図る。一方、生命予後が週・日単位と推定される場合には、症状緩和や精神心理面のサポートを主体とし、楽に休めるように疼痛、呼吸困難感、疲労などの症状を緩和する。

5. 原発巣別のリハビリテーション

5.1 脳腫瘍（脳転移）

周術期には片麻痺、失調症などの運動障害、高次脳機能障害、摂食嚥下障害などに対して、機能回復、社会復帰を目的としてリハビリテーションを行う。再発や腫瘍の増大に伴い神経症状が悪化しつつある症例は、全身状態や症状に応じた維持的もしくは緩和的リハビリテーションの適応となる。その際には、脳浮腫の悪化、腫瘍からの出血、痙攣発作、水頭症などで意識状態や神経症状の変動がしばしばみられるため、リハビリテーションを行う際には注意が必要である。

5.2 脊髄腫瘍（脊髄・脊椎転移、髄膜播種）

悪性腫瘍に伴う脊髄損傷（四肢麻痺・対麻痺・膀胱直腸障害）のリハビリテーションは、外傷性脊髄損傷のプログラムに準じて行われる。脊髄転移患者では、原発巣や他臓器転移に対する治療が継続されている場合もあり、リハビリテーションが

円滑に進行しないことも多い。

一方、再発や腫瘍の増大に伴い神経症状が悪化しつつある症例については、全身状態や症状をみながら短期ゴールを設定しリハビリテーションを進める。

5.3 頭頸部がん

(1) 口腔・咽頭がん

舌がんを始めとする口腔がんの術後には、舌の運動障害により構音障害や嚥下障害を生じる。がんが中咽頭に及ぶと、咽頭期の嚥下障害を生じ誤嚥を生じる恐れがある。ビデオ嚥下内視鏡検査・嚥下造影検査で適宜、評価しながら、経口摂取へ向けて嚥下リハビリテーションを進める。

(2) 喉頭がん

喉頭がんによる喉頭摘出術後には、代用音声を獲得するためのリハビリテーションが必要となる。術後に頸部創が安定した後、まず導入が容易な電気喉頭から開始する。電気喉頭での代用音声に関しては退院時にほとんどの患者が、実用レベルに達する。食道発声に関しては時間を要するため、退院後に外来リハビリテーションに移行し継続する。

(3) 頸部郭清術

全頸部郭清術（Radical neck dissection：RND）により胸鎖乳突筋、副神経が合併切除されると僧帽筋が麻痺し、肩関節の屈曲・外転障害・翼状肩甲を来し、症状として上肢の挙上障害、頸・肩甲帯のしめつけ感を伴う疼痛などを生じる。リハビリテーションでは、肩に負担のかからない日常生活の指導、肩甲周囲や頸部の温熱、肩・肩甲骨・頸部の関節可動域（range of motion：ROM）運動、肩甲周囲の代償筋の筋力増強運動を行う。

保存的頸部郭清術（Modified radical neck dissection：MRND）や選択的頸部郭清術（Selective radical neck dissection：SND）にて副神経が温存された場合でも、術中の副神経の長時間の牽引や圧迫などにより、副神経に脱髄や軸索変性が生じ、僧帽筋の完全もしくは不全麻痺に陥ることが多いので、リハビリテーションが必要である。神経の回復には半年から1年程度を要する[12)13)]。

5.4 開胸・開腹術（肺がん、食道がん、胃がん、大腸がんなど）

リハビリテーションの目的は、患者の不動化により生じる下側（荷重側）肺障害（dependent lung disease：DLD）の発生を未然に防ぐこと、および開胸・開腹術の手術侵襲による術後の呼吸器合併症を予防し、肺胞換気を維持・改善し、早期離床

を図ることである。また、栄養面の問題とともに全身持久力や筋力低下に対する対策も必要である。

5.5 乳がん

乳がん術後には、動作時の疼痛のため肩の不動が続くと、二次的な肩関節の炎症や拘縮、いわゆる癒着性関節包炎を生じ、回復には長期間のリハを要するので、その予防のためのROM運動は重要である。術後に創部が治癒する前に動かし過ぎると、リンパ貯留の増加や、創部離解などの問題が生じることが報告されているので[12)13)]、創部のドレーンが抜去されるまでは原則として自動ROM運動のみ行い、屈曲90度、外転45度まで許可する。ドレーン抜去後は積極的に他動・自動ROM運動を行う。

5.6 骨・軟部腫瘍術後（患肢温存術後、四肢切断術後）

下肢骨腫瘍による患肢温存術後には、患肢完全免荷での立位、平行棒内歩行から両松葉杖歩行へと進める。荷重の時期は手術の術式と創部の治癒の具合により決定される。下肢の軟部腫瘍切除後では、患肢の荷重は早期から可能である。一方、骨腫瘍による切断後では、通常の切断術後のリハビリテーションと同様に、断端管理から義足歩行へと進める。

5.7 リンパ浮腫

リンパ浮腫とはリンパ管やリンパ節の先天性の発育不全、または二次性の圧迫、狭窄、閉塞などによって、リンパ流の阻害と減少のために生じた浮腫である。がん治療後の続発性リンパ浮腫は、全リンパ浮腫患者の80％以上を占める。原因となる疾患は、乳がん、婦人科がんが多いため大多数は女性である。

標準治療は複合的理学療法（Complex Physical Therapy：CPT）である[15)]。CPTはスキンケア、圧迫療法、圧迫下での運動、用手的リンパドレナージを包括的に行うことにより、患肢にうっ滞した過剰なリンパ液の排液を行う治療法である。外来での治療においては、CPTのみでは不十分であり、日常生活に対する指導を加えた「複合的治療（CPTを中心とする保存的治療）」が推奨される[16)]。

5.8 造血幹細胞移植

白血病、多発性骨髄腫、悪性リンパ腫などで、造血幹細胞移植を実施される場合には、隔離病棟滞在が長期にわたるため、抑うつや孤立感を生じがちである。また、前処置として実施される全身放射線照射、超大量化学療法に伴う有害事象、移植後

の移植片対宿主病（Graft versus host disease：GVHD）などの合併症により、不活動の状態となる機会が多いので、心肺系・筋骨格系の廃用症候群を予防しコンディションを維持することが必要である[12)13)]。

5.9 骨転移

骨転移は脊椎、骨盤や大腿骨、上腕骨近位部に好発し、初発症状として罹患部位の疼痛を生じる。進行すると長管骨の病的骨折や脊髄圧迫症状を来し、ADLやQOLを著しく低下させてしまう（図15.3）。リハビリテーションに際しては全身の骨転移の有無、病的骨折や神経障害の程度を評価、骨折のリスクを認識し、腫瘍専門の整形外科医と情報交換を行い、リハビリテーションプログラムを組み立てる。開始にあたっては、患者、家族への病的骨折のリスクについての説明を十分に行い、承諾を得る必要がある。

リハビリテーションの内容は、切迫骨折状態にある骨転移を早期に把握し、病的骨折や脊髄圧迫症状による四肢麻痺や対麻痺を避けるための基本動作、歩行およびADL指導を行うことが基本である。松葉杖や歩行器などによる免荷歩行の指導や頸椎・上位胸椎病変には頸椎装具、下位胸椎から腰椎の病変には、胸腰椎コルセットを装着させ、疼痛緩和と動作による骨折リスクを回避する。

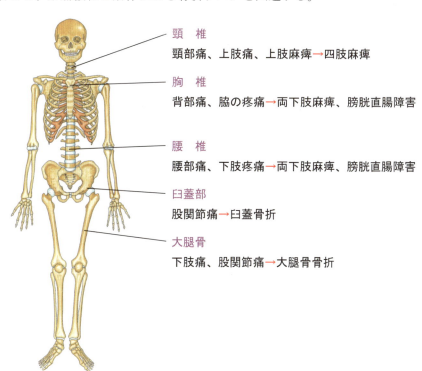

図15.3　骨転移の好発部位とその症状

第15章　悪性腫瘍(がん)のリハビリテーション

問　題

1　悪性腫瘍（がん）について誤っているのはどれか。
  a. がんは、造血器由来、上皮性細胞由来（がん腫）および非上皮細胞由来（肉腫）に分類される。
  b. がん細胞の進展様式には、局所での増大・浸潤、遠隔臓器への転移、腔内播種がある。
  c. 大多数の固形がんでは早期に発見された場合には、化学療法が第一選択となる。
  d. 化学療法による重篤な副作用としては、腎機能障害、心機能障害、間質性肺炎がある。
  e. 放射線の正常組織に対する影響は、照射期間中もしくは照射直後に発生する急性反応と半年以降に出現する晩期反応に分けられる。

2　日本癌治療学会による腫瘍の縮小率（奏効度）の4段階の基準を述べよ。

3　悪性腫瘍（がん）のリハビリテーションの病期別の目的について、誤っているのはどれか。
  a. 予防的リハビリテーションは、がんの診断後の早期に開始し、機能障害はまだないが、その予防を目的とするものである。
  b. 回復的リハビリテーションでは、機能障害、能力低下の存在する患者に対して、最大限の機能回復を図る。
  c. 維持的リハビリテーションでは、腫瘍が増大し、機能障害が進行しつつある患者のセルフケア、運動能力を維持・改善することを試みる。
  d. 緩和的リハビリテーションでは、末期のがん患者に対して、医療者側のニーズを優先することで、身体的、精神的、社会的にも QOL の高い生活が送れるように援助する。

4　原発巣・治療目的別のリハビリテーションについて誤っているものはどれか。
  a. 脳腫瘍の再発や腫瘍が増大しつつある場合には、脳浮腫の悪化、腫瘍からの出血、痙攣発作、水頭症などで意識状態や神経症状の変動に注意が必要である。

b. 保存的頸部郭清術や選択的頸部郭清術にて副神経が温存された場合には、リハビリテーションが必要であることは少ない。
c. 開胸開腹術の周術期リハビリの目的は、患者の不動化により生じる下側（荷重側）肺障害の発生を未然に防ぐこと、開胸・開腹術の手術侵襲による術後の呼吸器合併症を予防し、肺胞換気を維持・改善し、早期離床を図ることである。
d. 乳がん術後には、術直後から積極的に他動・自動 ROM 訓練を行うことが勧められる。
e. リンパ浮腫の標準的治療として、複合的理学療法（CPT）に日常生活指導を加えた「複合的治療」または「CPT を中心とする保存的治療」が推奨される。

5 造血幹細胞移植後のリハビリテーションの目的を述べよ。

6 骨転移の好発部位と生じる可能性のある身体症状を述べよ。

引用文献

1) がん情報サービス 最新がん統計
   http://ganjoho.jp/reg_stat/statistics/stat/summ-ary.html（2017 年 9 月 1 日アクセス）
2) 辻哲也：がんのリハビリテーション．リハビリテーション医学白書委員会（編）：リハビリテーション医学白書, pp252-261, 公益社団法人日本リハビリテーション医学会, 2013
3) 辻哲也：がんの基礎的理解．辻哲也（編）：がんのリハビリテーションマニュアル．pp12-22, 医学書院, 2011
4) Tisdale MJ. Biology of cachexia, J Natl Cancer Inst89: 1763-1773, 1997.
5) Oken MM, Creech RH, Tormey DC, Horton J, Davis TE, McFadden ET, Carbone PP: Toxicity and response criteria of the Eastern Cooperative Oncology Group. Am J Clin Oncol 5:649-655, 1982
6) Karnofsky DA, Ableman WH, Craver LF, Burchenal JH: The use of nitrogen Mustard in the palliative treatment of carcinoma. Cancer1: 634-656, 1948
7) Miyata C, Tsuji T, Tanuma A, et al: Cancer Functional Assessment Set (cFAS): A New Tool for Functional Evaluation in Cancer. Am J Phys Med Rehabi 193:

656-64, 2014.

8) 辻哲也：がんのリハビリテーションの概要. 辻哲也（編），がんのリハビリテーションマニュアル. pp23-37, 医学書院, 2011

9) 辻哲也：がんのリハビリテーション. 日本医師会雑誌 140：55-59, 2011

10) Dietz JH:Rehabilitation oncology, John Wiley & Sons, New York, USA, 1981

11) 辻哲也：がんの周術期リハビリテーションの重要性. 日本医事新報. 2011；4563 (2011.10.8)：73-81

12) 日本リハビリテーション医学会がんのリハビリテーション策定委員会（編著）：がんのリハビリテーションガイドライン, 金原出版, 2013

13) 日本がんリハビリテーション研究会（編）：がんのリハビリテーションベストプラクティス, 金原出版, 東京, 2015

14) 辻哲也：緩和ケアにおけるリハビリテーション 進行がん・末期がん患者におけるリハビリテーションの概要. 辻哲也（編）：がんのリハビリテーションマニュアル. pp254-266, 金原出版, 2011.

15) 2013 Consensus Document of the International Society of Lymphology: The Diagnosis and Treatment of Peripheral Lymphedema. Lymphology46: 1-11, 2013

16) 日本リンパ浮腫研究会：リンパ浮腫診療ガイドライン 2014 年版（第 2 版）, 金原出版, 2014

第 16 章
熱傷のリハビリテーション

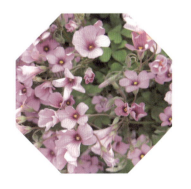

熱傷を受傷した年齢は10歳以下が多いが、最近では老人の熱傷が増加している。その原因については熱湯や熱汁（スープ、味噌汁など）のような高温液体による熱傷は5歳未満に、火炎熱傷や爆発による受傷は成人に多いという特徴がある。部位別では頭頸部や上肢の熱傷が多い。

東京都熱傷救急連絡協議会の統計[1]における受傷原因別症例数では、着衣着火などの火炎熱傷が最も多く、全体の約40％、次いで、風呂、熱湯、飲食物などによる高温液体が約30％、気道熱傷が約10％であった。その他、爆発、電撃症、高温固体、化学物質による熱傷がみられた。原因別死亡率では、火炎熱傷が約25％と圧倒的に高率であった。それに対し、高温液体における死亡率は比較的低かった。年齢別死亡率は高齢になるにつれて増加していた。

1 熱傷の基礎的理解

熱傷は高熱の火炎、気体、液体、固体に触れることによって生じる全身あるいは局所の皮膚および粘膜の傷害である。通常、ショック期、ショック離脱期、異化亢進期（感染期）から回復期へ移行する[2]。

1.1 病期

(1) ショック期

受傷後48〜72時間までで、大量の水分・Na・蛋白の血管外への移動により循環血漿量が減少し、ショックの病態を呈する。

(2) ショック離脱期

受傷後3〜4日の利尿期であり、Refilling（再充満）現象に基づく循環血漿量の増加から心肺負荷による合併症を起こしやすい。

(3) 異化亢進期（感染期）

受傷1〜2週前後で、代謝亢進に伴う栄養障害、免疫能障害による易感染性で肺炎、敗血症、肝機能障害を生じ、播種性血管内凝固症候群（DIC）や多臓器障害へ陥りやすい。

(4) 回復期

受傷1カ月以後で、急性期を過ぎ、体液・代謝平衡がなされると、合併症の頻度も低下する。

1.2 熱傷の診断

(1) 熱傷深度の診断

熱傷の深達度はⅠ～Ⅲ度に分類される。Ⅰ度熱傷は表皮のみの損傷を表す。Ⅱ度は真皮までの損傷で、浅達性真皮熱傷（Superficial dermal burn：SDB、Ⅱa）と深達性真皮熱傷（Deep dermal burn：DDB、Ⅱb）に分けられる。Ⅲ度は、皮膚全層熱傷（Deep burn：DB）で、さらに深部に達する損傷である（表16.1）（図16.1）。

SDBより浅い場合には、2週間以内に瘢痕をほとんど生じることなく治癒する。DDBより深い場合は植皮術の適応で、さまざまな機能障害に対して積極的なリハビリテーションの介入が必要である。

表16.1 熱傷深度の分類

	熱傷深度		臨床所見	経過
Ⅰ度		表皮熱傷	乾燥・紅斑・浮腫	3～4日で治癒
		epidermal burn	知覚過敏・有痛性	瘢痕形成（−）
Ⅱ度	浅達性熱傷	浅達性Ⅱ度熱傷	浸潤・水疱形成	2週間前後で治癒
		superficial dermal burn	水疱底面紅色	色素沈着（±）
		(SDB)	有痛性、pin prick test（＋）	
		深達性Ⅱ度熱傷	浸潤・水疱形成	3週間前後で治癒
		deep dermal burn	水疱底面白濁色	瘢痕形成（＋）
		(DDB)	知覚鈍麻、pin prick test（−）	感染によりⅢ度に移行しやすい
Ⅲ度	深達性熱傷	皮膚全層熱傷	乾燥・羊皮紙様	1カ月以上を治癒に要する
		deep burn	水疱形成なし	瘢痕形成（＋）
		(DB)	無痛性、pin prick test（−）	多くは植皮を必要とする

出典）秦維郎　野崎幹弘 編「標準形成外科学 第4版」pp137-143　医学書院　2000

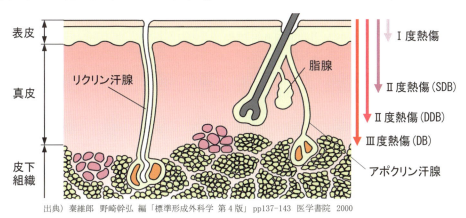

出典）秦維郎　野崎幹弘 編「標準形成外科学 第4版」pp137-143　医学書院　2000

図16.1　熱傷深度の分類

(2) 熱傷範囲の診断

受傷した面積は全体表面積に占める割合（% of total body surface area：%TBSA）で算出し、熱傷面積が広いほど重症となる。

1) 9 の法則（成人）・5 の法則（幼児・小児）

成人では、「9 の法則」により、熱傷面積が全身体表面積の何%であるかを概算する（図 16.2）。これは身体の部位別の面積を 9%の単位に分けて熱傷を算出するものである。簡便なので、即座に判定する必要がある救急治療で有用である。全身に占める頭部や体幹の割合が大きい幼児や小児では、各部位を 5%の単位に分け算出する「5 の法則」が用いられる（図 16.2）。

2) Lund－Browder チャート

正確な評価を行うには、体表を部位別に区分し、頭部・四肢を年齢別に記載するLund－Browder チャート（図 16.3）が推奨される。

1.3 重症度の判定

重症度は熱傷範囲により判定される。一般に、小児ではⅡ度 15%以上、成人Ⅱ度 30%以上を重症熱傷として扱う。年齢、気道熱傷の有無（有毒ガスや煙を吸い込んだ時）、Ⅲ度熱傷面積、熱傷指数（Burn Index）、自殺企図による受傷、Revised Trauma Score は、予後推定因子として推奨されている[3]。

(1) 熱傷指数（Burn Index）

熱傷面積に深さを考慮した指数であり、〈Ⅲ度熱傷面積＋Ⅱ度熱傷面積÷2〉により算出する。10〜15 以上を重症と考える。

(2) 熱傷予後指数（prognostic burn index：PBI）

わが国ではよく用いられる。熱傷面積、深さ、年齢を考慮した指数で、〈熱傷指数＋年齢〉により算出する。100〜110 以上できわめて生命予後が悪くなる。

(3) 熱傷の深達度

熱傷の深達度は〈温度×時間〉で決まる。低温でも長時間にわたれば深部に達して治癒しにくい。例えば、リハビリテーション医療の領域においてホットパックがしばしば用いられるが、糖尿病や閉塞性動脈硬化症などによる末梢循環障害や末梢神経障害、中枢性麻痺、意識障害のある場合には低温熱傷を来しやすいので注意が必要である[4]。

1 熱傷の基礎的理解

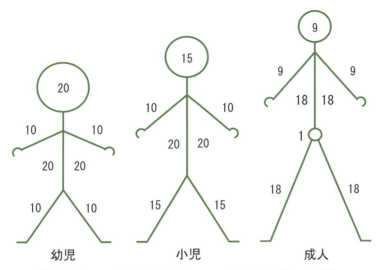

図 16.2　9 の法則（成人）・5 の法則（幼児・小児）

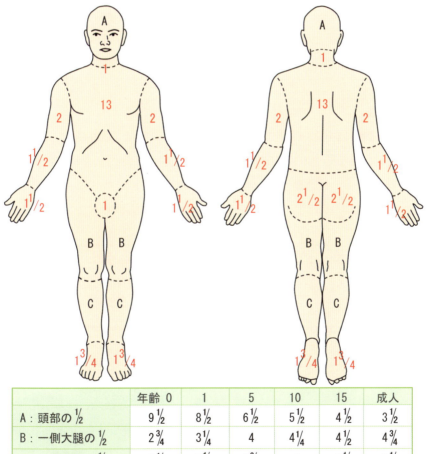

	年齢 0	1	5	10	15	成人
A：頭部の 1/2	9 1/2	8 1/2	6 1/2	5 1/2	4 1/2	3 1/2
B：一側大腿の 1/2	2 3/4	3 1/4	4	4 1/4	4 1/2	4 3/4
C：一側下腿の 1/2	2 1/2	2 1/2	2 3/4	3	3 1/4	3 1/2

図 16.3　Lund–Browder チャート

281

1.4 熱傷治療の概要

(1) 全身管理（救命救急治療）

ショック期では細胞外に移動した水分・電解質・蛋白質を補って循環体液を確保し利尿を促すことが必要である。換気障害があれば気管内挿管を行うが、気管切開は感染期に肺感染症を引き起こす誘引となる[5]。

また、代謝亢進による低栄養状態に陥ると、創治癒遅延、感染防御能の低下を引き起こすので、急性期からの適切な栄養管理も大切である。経口摂取が不十分な場合には、経管栄養や中心静脈栄養を選択する。

(2) 局所管理

局所療法は手技により、保存的と外科的治療に分けられる[6]。局所管理の目的は、消炎・鎮痛、局所保護、感染防止、表皮形成促進、体液漏出防止である。消炎・鎮痛には、局所冷却が最も有効である。局所保護には、ワセリン軟膏、凍結乾燥ブタ皮膚、コラーゲン膜などが用いられる。広範囲なDDBやDBでは局所の細菌感染が必発し、敗血症へ移行する恐れがあるので、創面は無菌的に扱い、抗生剤入り軟膏を用いる。感染起炎菌としては次第に緑膿菌感染が高率となる。早期の外科的壊死切除も必要である。表皮形成の促進には、ワセリン基材の軟膏を用いて、局所を湿潤に保つ。体液漏出防止のためには、早期の移植が最も有効である。

1) 保存的治療

開放療法（熱傷創を露出し乾燥させる方法）、閉鎖療法（創面に厚くガーゼや綿包帯をあて軽く圧迫包帯で巻く方法）、軟膏療法（創面に外用剤を用いる方法）、生体組織を材料（同種・異種植皮やコラーゲン膜など）とした生体包帯（biological dressing）およびハバードタンクなどを用いた温浴療法がある。

2) 外科的治療

DDBやDBでは潰瘍の自然治癒は望めないため、外科的治療として、早期の外科的壊死切除と植皮による潰瘍の被覆が必要となる。最終目的は、自家移植による植皮である。

(3) リハビリテーション

リハビリテーションの目標は、皮膚の創傷治癒を阻害しないように注意を払いつつ、肥厚性瘢痕、瘢痕拘縮・関節拘縮を最小限にすることで、変形や運動機能障害の予防と改善を図ることである。また、心理的ストレスの軽減、日常生活動作（Activities of daily living：ADL）の回復および社会復帰も含まれる[7][8]。リハビリテーション治療は急性期、不動期、成熟期の3期に分けられる。

1) 急性期

SDBより浅い場合には表皮治癒へ向かう時期、DDB・DBでは外科的壊死切除や植皮を行うまでの時期である。リハビリテーション上の留意点は、熱傷皮膚の治癒過程を阻害することなく、かつ将来起こるであろう合併症を最小限に防ぐことである。

2) 不動期

皮膚移植後、血管支配化までの間である。皮膚の生着を促すため、移植皮膚の安静を保つことが必要とされるが、不動によって生ずる関節拘縮は予防する必要がある。皮膚移植した部位は数日から1週間の安静が必要であるが、他の部位の関節可動域（Range of motion：ROM）運動は続けるべきである。

3) 成熟期

安定した表皮が形成される時期である。熱傷治癒後の肥厚性瘢痕や瘢痕ケロイド、瘢痕の収縮により生じた瘢痕拘縮、不動化による関節拘縮による顔面や四肢の機能障害に対してリハビリテーション治療を行い、ADLの向上、社会復帰を目指す。

2 熱傷のリハビリテーションの実際

2.1 浮腫

急性期や不動期の浮腫の原因は、炎症による細胞外液の増加と組織の損傷による循環不全による。長期臥床による廃用性の筋萎縮・筋力低下や四肢の下垂も浮腫を悪化させる要因である。浮腫は組織の循環障害と線維化を助長し、瘢痕拘縮にも悪影響を及ぼすので対処を要する。患側の挙上や弾性包帯による圧迫、成熟期には弾性スリーブ、弾性ストッキング、ボディースーツなどの弾性着衣を使用する[9]。

2.2 褥瘡

急性期や不動期においては、褥瘡防止のため体位変換（2時間に1回）を行う必要がある。エアーマットの使用も推奨される。熱傷患者の皮膚は、直接的な皮膚損傷と浮腫による循環障害のため皮膚が脆弱化して褥瘡を来しやすい。DDB以上が混在すると感覚障害を合併するため、さらに注意が必要である。

2.3 肥厚性瘢痕、瘢痕ケロイド

皮膚の肥厚性瘢痕は、熱傷の治癒過程で生じるコラーゲン線維の増殖性変化である[6]。熱傷後、2～3カ月で創面の範囲内で台形に盛り上がり、その後、徐々に硬く厚くなる。6カ月でピークとなり、2～4年で萎縮した瘢痕となる。

一方、瘢痕ケロイドは、6カ月を過ぎても創面を越えて正常皮膚面へ持続性に拡

大していく。治療法としては、肥厚性瘢痕の隆起部にあわせてスポンジを貼り、テープやサポーター、弾力包帯などで圧迫固定を行う。

2.4 瘢痕拘縮、関節拘縮

不動が原因の関節構成組織の変性と線維化による通常の関節拘縮に加えて、瘢痕の収縮により生じる瘢痕拘縮が、顔面、体幹、四肢の関節の運動制限を助長し、さまざまな機能障害、能力低下を引き起こすので、急性期からの積極的なリハビリテーションの介入が重要である。

(1) 顔面

顔面は露出部位のため熱傷を受傷しやすい。整容上もきわめて大切な部位である。眼瞼や口唇は瘢痕拘縮を起こしやすく、閉眼障害や小口症といった機能障害を生じる。

顔面の輪郭を保ち、肥厚性瘢痕の形成を抑制、下顎や頸部の瘢痕拘縮を防止するために、顔面圧迫マスクが用いられる[8]（図16.4）。日中はプラスチックマスク、夜間はプラスチックマスクの下に弾性布マスクを使用、瘢痕部に 35 mmHg 程度の圧がかかる

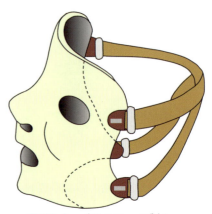

図16.4 プラスチック製の顔面圧迫マスク[10]

ように調整し、食事や入浴時以外、1 日 20 時間装着させ、はずしている間には顔面のマッサージを行う（表16.2）[9)10)]。開口器を用いた開口訓練や表情筋の運動も積極的に行う。

表16.2 顔面の持続伸長[10]

1. 頰部の持続伸長：シリンジを上下の歯の間から頰部まで挿入して、ゆっくり頰部をストレッチする。両側とも行う。
2. 口角の持続伸長：シリンジを嚙ませ、「イー」といわせて、大きく口角を後方へ引く。
3. 口角と頰部の持続伸長（片側）：歯と頰部の間にシリンジを挿入し、60 数えられるまで保持する。両側とも行う。
4. 口角と頰部の持続伸長（両側）：両側の歯と頰部の間に 1 本ずつシリンジを挿入して、100 以上数えられるまで保持する。

注意点
- 少なくとも 1 日 4 回行うこと。
- 顔面マスクを取りはずして行う。
- 10 分以上、マスクをはずさない。
- 顔面の両側とも行う。
- 1 か所で少なくとも 1～2 分、持続伸長した状態で保持する。

(2) 四肢・体幹

頸部屈曲拘縮、肩屈曲内転拘縮、手指の伸展拘縮、膝の伸展拘縮がよくみられるので、急性期から良肢位の保持に努める必要がある（表16.3、図16.5）。

表16.3 受傷部位と良肢位[7]

受傷部位	良肢位
前頸部	頸部伸展～過伸展、下顎挙上
体幹	肩関節外転90度、外旋（牽引による腕神経叢麻痺に注意）
上肢	肘関節伸展～軽度屈曲、前腕回外、手関節軽度伸展
手指（掌側）	手関節伸展、母指水平外転、MP・PIP・DIP伸展
手指（背側）	手関節15～20度伸展、母指45度対立・外転、第2～5MP関節屈曲、PIP・DIP伸展
会陰・下肢	股関節外転・伸展、膝関節伸展、足関節背屈
足趾（背側）	MP屈曲

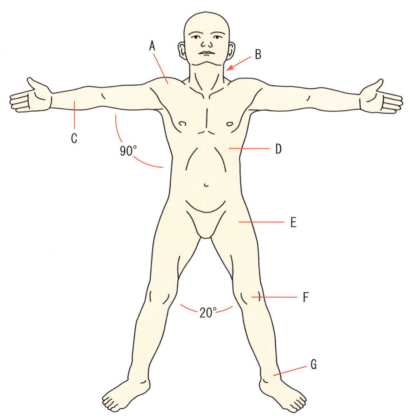

A：外転、外旋、B：伸展～過伸展、C：回外、D：体幹屈曲・伸展防止、E：外旋・屈曲防止、F：伸展、G：背屈

図16.5 良肢位（治療的肢位）[7]

自動介助および他動 ROM 運動は、1 日 3～4 回行い、その合間には自主トレーニングとして自動 ROM 運動を行うように指導する。熱傷部と反対方向に伸長するようにするが、強い伸張は結合織の微細損傷と炎症を惹起し、皮膚や結合織の退縮を招くことがあるため、組織損傷を起こさないように注意する。多回数・頻回運動（multiple repetitive movements）よりも、ゆるやかな持続的伸長（gentle sustained stretch）の方が効果的である。また、瘢痕拘縮と関節拘縮が予測される場合には早期から装具や枕を用いた持続伸張も行う[7)10)]。

体幹の ROM 運動は、ロボット様肢位を予防するために必要である。前胸部の熱傷により、体幹の回旋制限や肩の挙上制限を引き起こすので、体幹前後屈・回旋運動、肩水平外転運動を積極的に行う。

感染した不良肉芽を洗い落とす目的と入浴を兼ねたハバードタンク内で ROM 運動を行うことは、除痛効果も得られるために有用である。上皮化した後には、皮膚を浸潤させるホットパックやパラフィン浴が適する。

四肢関節部の瘢痕拘縮に対する手術として、Z 形成術や遊離植皮が主に用いられる。瘢痕が深く腱や関節自体が露出する場合には、有茎植皮や筋皮弁も利用される。

(3) 手

手は複雑な解剖学的特徴を有し、その機能は重要であるため、特別な配慮が必要である[9) 11)]。小関節が皮下の浅いところに多く存在し、関節自体の拘縮や脱臼を伴うことも多く、母指内転、指屈曲拘縮や手背熱傷後のボタンホール変形・鷲爪変形の頻度が高いので、拘縮・変形予防を目的として受傷部位に応じた良肢位保持が必要となる（表 16.3）。

急性期には良肢位を保持する形状のスプリントの装着も行われる（図 16.6）。一方、成熟期には拘縮の矯正のため種々の動的・静的スプリントが用いられる（図 16.6）。再建術として遊離移植が行われるが、それで改善がみられない場合には腱形成、腱移行または関節固定と有茎植皮が必要となることもある。

2.5 筋力低下

筋力低下・筋萎縮の原因が不動によるものであるのか、末梢神経損傷（尺骨神経麻痺や腓骨神経麻痺の合併）や脊髄損傷であるのかを鑑別する必要がある。急性期から筋力増強トレーニングを開始、特に下肢の抗重力筋を中心に行う。自主トレーニングも指導する。

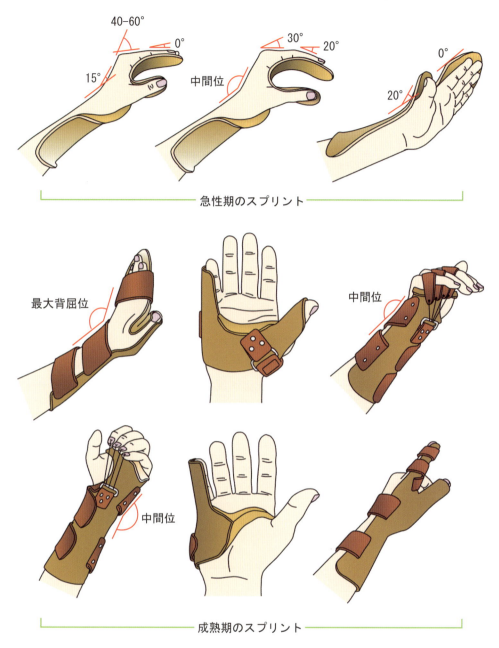

図 16.6　急性期および成熟期のスプリント[7]

2.6 全身体力、ADL、社会復帰

　全身状態が安定したら、できるだけ早期から椅子への移動、座位、そして立位や歩行へとリハビリテーションを積極的に進める。その後は、自転車エルゴメーターやトレッドミルなどを用いた有酸素運動や散歩を励行させ、全身体力・持久力の向上に努める。

リハビリテーションの実施にあたっては、熱傷の皮膚は外傷、紫外線、熱などで障害されやすい。容貌変化による心理的側面にも配慮して、日光からの保護や皮膚に優しく瘢痕が目立たない服装（サングラス、スカーフなど）を工夫する。

　また、神経損傷や植皮のために感覚鈍麻や脱失となっている部位に留意し、皮膚損傷の防止のための生活上の注意点の指導や手袋の使用なども行う。さらには、社会復帰に向けて、患者自身や学校・職場へのカウンセリング、心理的支援、社会資源の利用などを通じて、心理社会的問題に対して対応を行う[4]。

問　題

1　熱傷の疫学について、正しいものはどれか。
　a．受傷した年齢は10歳以下では少ない。
　b．高温液体による熱傷は成人に多い。
　c．部位別では頭頸部や上肢の熱傷が多い。
　d．年齢別死亡率は高齢になるにつれて低下する。
　e．原因別死亡率は火炎熱傷よりも高温液体による熱傷で高い。

2　熱傷の病態について、4つの病期とその時期を説明せよ。

3　熱傷指数の計算式と重症度の判定について説明せよ。

4　熱傷後のリハビリテーションの3つの病期と各々の時期のリハビリテーションの目的を説明せよ。

引用文献

1) 樋口良平：熱傷の統計，熱傷治療マニュアル，田中裕（編），pp1-10，中外医学社，2013

2) 野崎幹弘：熱傷総論．秦維郎、野崎幹弘（編），標準形成外科学 第4版．pp137--143，医学書院，2000

3) 日本熱傷学会学術委員会：熱傷診療ガイドライン改訂第2版，日本熱傷学会，2015

4) 辻哲也：熱傷．千野直一（編），現代リハビリテーション医学 第3版．pp505-

-515，金原出版，2009.

5) 野崎幹弘：熱傷総論．秦維郎，野崎幹弘（編），標準形成外科学 第4版．pp137--14，医学書院，2000

6) 杉原平樹：熱傷各論．標準形成外科学 第4版．秦維郎，野崎幹弘（編）．pp144--151，医学書院，2000

7) Helm PA, Fisher SV, Cromes GF: Burn Injury Rehabilitation. Delisa JA, Gans BM (eds), Krusen's Handbook of Physical Medicine and Rehabilitation 3rd Ed. pp1575-1597, Lippincott-Raven Publishers, 1998

8) 千野直一：熱傷のリハビリテーション．総合リハ 7：277－281，1979

9) 出江紳一：熱傷急性期のリハビリテーション．MB Med Reha 9：80- 89，2001

10) Rivers EA, Fisher SV: Rehabilitation for burn Patients. Kottke FJ, Lehmann JF (eds), Krusen's Handbook of Physical Medicine and Rehabilitation. 4th Ed. pp 1070-1101, WB Saunders, 1990

11) 北山吉明、塚田貞夫、王朝剛、長谷川泰男、川上重彦：手熱傷の治療指針チャートの活用とリハビリテーションにおける工夫．整・災外，28: 329-333，1985

付録

参考資料

1 髄節神経根支配皮膚分節図前面／292
2 髄節神経根支配皮膚分節図後面／293
3 末梢神経支配皮膚分節図前面／294
4 末梢神経支配皮膚分節図後面／295
5 関節可動域表示ならびに測定法／296
 Ⅱ．上肢測定／296
 Ⅲ．手指測定／297
 Ⅳ．下肢測定／298
 Ⅴ．体幹測定／300
 Ⅵ．その他の検査法／301
6 英語版 ASIA/ISCoS 分類表／302

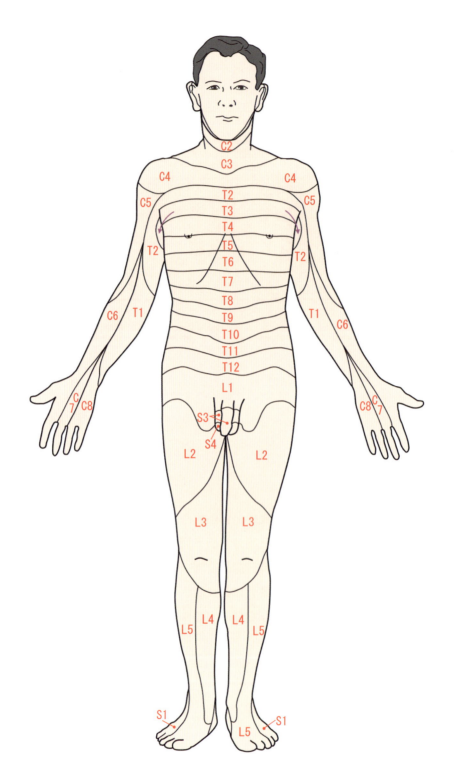

1 髄節神経根支配皮膚分節図前面

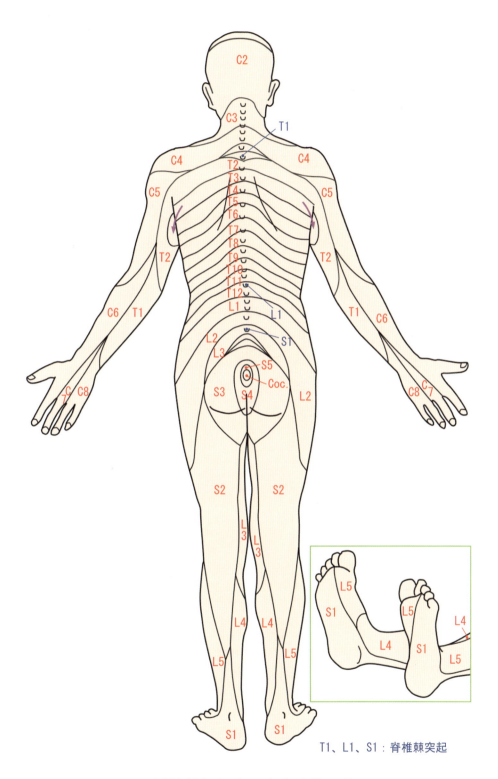

T1、L1、S1：脊椎棘突起

2　髄節神経根支配皮膚分節図後面

付録　参考資料

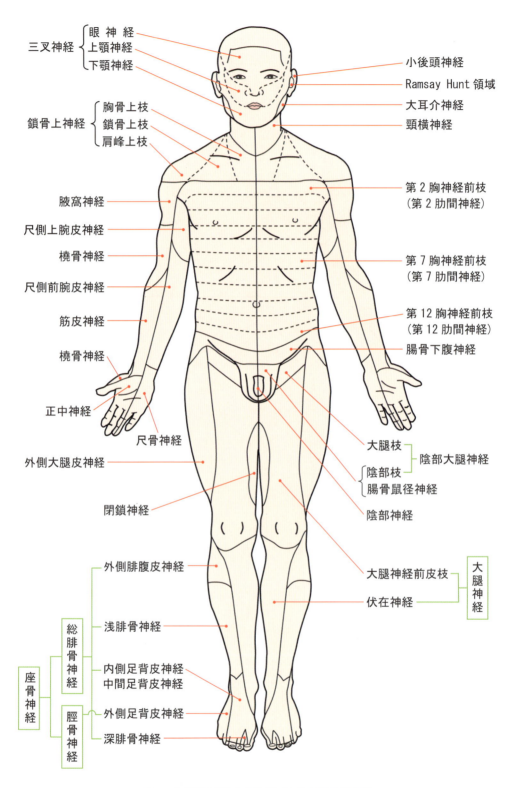

3　末梢神経支配皮膚分節図前面

付録　参考資料

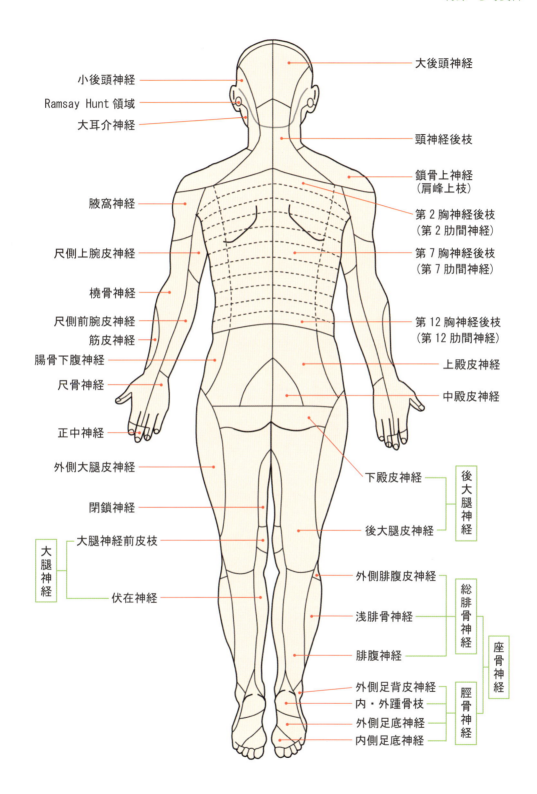

4　末梢神経支配皮膚分節図後面

付録　参考資料

5　関節可動域表示ならびに測定法

II. 上肢測定

部位名	運動方向	参考可動域角度	基本軸	移動軸	測定肢位および注意点	参考図
肩甲帯 shoulder girdle	屈曲 flexion	20	両側の肩峰を結ぶ線	頭頂と肩峰を結ぶ線		
	伸展 extension	20				
	挙上 elevation	20	両側の肩峰を結ぶ線	肩峰と胸骨上縁を結ぶ線	背面から測定する。	
	引き下げ（下制） depression	10				
肩 shoulder （肩甲帯の動きを含む）	屈曲（前方挙上） forward flexion	180	肩峰を通る床への垂直線（立位または座位）	上腕骨	前腕は中間位とする。体幹が動かないように固定する。脊柱が前後屈しないように注意する。	
	伸展（後方挙上） backward extension	50				
	外転（側方挙上） abduction	180	肩峰を通る床への垂直線（立位または座位）	上腕骨	体幹の側屈が起こらないように90°以上になったら前腕を回外することを原則とする。⇒(VI.その他の検査法)参照	
	内転 adduction	0				
	外旋 external rotation	60	肘を通る前額面への垂直線	尺骨	上腕を体幹に接して、肘関節を前方90°に屈曲した肢位で行う。前腕は中間位とする。⇒(VI.その他の検査法)参照	
	内旋 internal rotation	80				
	水平屈曲 horizontal flexion (horizontal adduction)	135	肩峰を通る矢状面への垂直線	上腕骨	肩関節を90°外転位とする。	
	水平伸展 horizontal extension (horizontal abduction)	30				
肘 elbow	屈曲 flexion	145	上腕骨	橈骨	前腕は回外位とする。	
	伸展 extension	5				

部位名	運動方向	参考可動域角度	基本軸	移動軸	測定肢位および注意点	参考図
前腕 forearm	回内 pronation	90	上腕骨	手指を伸展した手掌面	肩の回旋が入らないように肘を90°に屈曲する。	
	回外 supination	90				
手 wrist	屈曲（掌屈） flexion (palmar flexion)	90	橈骨	第2中手骨	前腕は中間位とする。	
	伸展（背屈） extension (dorsiflexion)	70				
	橈屈 radial deviation	25	前腕の中央線	第3中手骨	前腕を回内位で行う。	
	尺屈 ulnar deviation	55				

Ⅲ. 手指測定

部位名	運動方向	参考可動域角度	基本軸	移動軸	測定肢位および注意点	参考図
母指 thumb	橈側外転 radial abduction	60	示指（橈骨の延長上）	母指	運動は手掌面とする。以下の手指の運動は、原則として手指の背側に角度計をあてる。	
	尺側内転 ulnar adduction	0				
	掌側外転 palmar abduction	90			運動は手掌面に直角な面とする。	
	掌側内転 palmar adduction	0				
	屈曲（MCP） flexion	60	第1中手骨	第1基節骨		
	伸展（MCP） extension	10				
	屈曲（IP） flexion	80	第1基節骨	第1末節骨		
	伸展（IP） extension	10				

付録 参考資料

部位名	運動方向	参考可動域角度	基本軸	移動軸	測定肢位および注意点	参考図
指 fingers	屈曲(MCP) flexion	90	第2-5中手骨	第2-5基節骨	⇒(Ⅵ.その他の検査法)参照	
	伸展(MCP) extension	45				
	屈曲(PIP) flexion	100	第2-5基節骨	第2-5中節骨		
	伸展(PIP) extension	0				
	屈曲(DIP) flexion	80	第2-5中節骨	第2-5末節骨	DIPは10°の過伸展をとり得る。	
	伸展(DIP) extension	0				
	外転 abduction		第3中手骨延長線	第2,4,5指軸	中指の運動は橈側外転、尺側外転とする。⇒(Ⅵ.その他の検査法)参照	
	内転 adduction					

Ⅳ. 下肢測定

部位名	運動方向	参考可動域角度	基本軸	移動軸	測定肢位および注意点	参考図
股 hip	屈曲 flexion	125	体幹と平行な線	大腿骨(大転子と大腿骨外顆の中心を結ぶ線)	骨盤と脊柱を十分に固定する。屈曲は背臥位、膝屈曲位で行う。進展は腹臥位、膝伸展位で行う。	
	伸展 extension	15				
	外転 abduction	45	両側の上前腸骨棘を結ぶ線への垂直線	大腿中央線(上前腸骨棘より膝蓋骨中心を結ぶ線)	背臥位で骨盤を固定する。下肢は外旋しないようにする。内転の場合は、反対側の下肢を屈曲挙上してその下を通して内転させる。	
	内転 adduction	20				
	外旋 external rotation	45	膝蓋骨より下ろした垂直線	下腿中央線(膝蓋骨中心より足関節内外果中央を結ぶ線)	背臥位で、股関節と膝関節を90°屈曲位にして行う。骨盤の代償を少なくする。	
	内旋 internal rotation	45				

部位名	運動方向	参考可動域角度	基本軸	移動軸	測定肢位および注意点	参考図
膝 knee	屈曲 flexion	130	大腿骨	腓骨(腓骨頭と外果を結ぶ線)	屈曲は股関節を屈曲位で行う。	
	伸展 extension	0				
足 ankle	屈曲(底屈) flexion (plantar flexion)	45	腓骨への垂直線	第5中足骨	膝関節を屈曲位で行う。	
	伸展(背屈) extension (dorsiflexion)	20				
足部 foot	外がえし eversion	20	下腿軸への垂直線	足底面	膝関節を屈曲位で行う。	
	内がえし inversion	30				
	外転 abduction	10	第1,第2,中足骨の間の中央線	同左	足底で足の外縁または内縁で行うこともある。	
	内転 adduction	20				
母指(趾) great toe	屈曲(MTP) flexion	35	第1中足骨	第1基節骨		
	伸展(MTP) extension	60				
	屈曲(IP) flexion	60	第1基節骨	第1末節骨		
	伸展(IP) extension	0				
足指 toes	屈曲(MTP) flexion	35	第2-5中足骨	第2-5基節骨		
	伸展(MTP) extension	40				
	屈曲(PIP) flexion	35	第2-5基節骨	第2-5中節骨		
	伸展(PIP) extension	0				
	屈曲(DIP) flexion	50	第2-5中節骨	第2-5末節骨		
	伸展(DIP) extension	0				

Ⅴ. 体幹測定

部位名	運動方向		参考可動域角度	基本軸	移動軸	測定肢位および注意点	参考図
頸部 cervical spines	屈曲(前屈) flexion		60	肩峰を通る床への垂直線	外耳孔と頭頂を結ぶ線	頭部体幹の側面で行う。原則として腰かけ座位とする。	
	伸展(後屈) extension		50				
	回旋 rotation	左回旋	60	両側の肩峰を結ぶ線への垂直線	鼻梁と後頭結節を結ぶ線	腰かけ座位で行う。	
		右回旋	60				
	側屈 lateral bending	左側屈	50	第7頸椎棘突起と第1仙椎の棘突起を結ぶ線	頭頂と第7頸椎棘突起を結ぶ線	体幹の背面で行う。腰かけ座位とする。	
		右側屈	50				
胸腰部 thoracic and lumbar spines	屈曲(前屈) flexion		45	仙骨後面	第1胸椎棘突起と第5腰椎棘突起を結ぶ線	体幹側面より行う。立位、腰かけ座位または側臥位で行う。股関節の運動が入らないように行う。⇒(Ⅵ.その他の検査法)参照	
	伸展(後屈) extension		30				
	回旋 rotation	左回旋	40	両側の後上腸骨棘を結ぶ線	両側の肩峰を結ぶ線	座位で骨盤を固定して行う。	
		右回旋	40				
	側屈 lateral bending	左側屈	50	ヤコピー(Jacoby)線の中点に立てた垂直線	第1胸椎棘突起と第5腰椎棘突起を結ぶ線	体幹の背面で行う。腰かけ座位または立位で行う。	
		右側屈	50				

VI. その他の検査法

部位名	運動方向	参考可動域角度	基本軸	移動軸	測定肢位および注意点	参考図
肩 shoulder（肩甲骨の動きを含む）	外旋 external rotation	90	肘を通る前額面への垂直線	尺骨	前腕は中間位とする。肩関節は90°外転し、かつ肘関節は90°屈曲した肢位で行う。	
	内旋 internal rotation	70				
	内転 adduction	75	肩峰を通る床への垂直線	上腕骨	20°または45°肩関節屈曲位で行う。立位で行う。	
母指 thumb	対立 opposition				母指先端と小指基部（または先端）との距離（cm）で表示する。	
指 fingers	外転 abduction		第3中手骨延長線	2,4,5指軸	中指先端と2,4,5指先端との距離（cm）で表示する。	
	内転 adduction					
	屈曲 flexion				指尖と近位手掌皮線（proximal palmar crease）または遠位手掌皮線（distal palmar crease）との距離（cm）で表示する。	
胸腰部 thoracic and lumbar spines	屈曲 flexion				最大屈曲は、指先と床との間の距離（cm）で表示する。	

出典）日本整形外科学会雑誌 69, 240-250, 1995. リハビリテーション医学 32, 207-217, 1995

付録　参考資料

6　英語版 ASIA/ISCoS 分類表

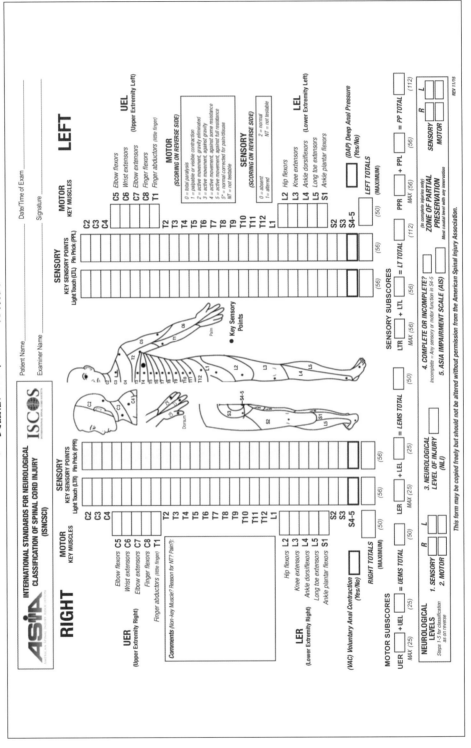

【問題解答と解説】

第1章

(1) b

一側脳病変が多いため、片麻痺を症状とすることが多くなる。

(2) a

規定にb～eが記載されており、失語症は除外されている。

(3) d

SIASは機能障害を評価する。

(4) b

急性期より、座位、立位訓練を行うものとされている。他動運動は行われて当然であり、あえて急性期リハビリテーションとは銘打たない。

(5) d

入院した後のリハビリテーションに関わるメンバーを考える。

(6) b

維持期では医療保険ではなく介護保険がリハビリテーションを給付する。

(7) e

WEISという略はなく、WAIS（Wechsler adult intelligence scale）は頻用される。aから順に、ADL評価、麻痺手の訓練、麻痺手の訓練、嚥下の評価の略称である。

(8) b

頸部を回旋させた後に嚥下するb以外は食物を用いない方法である。

(9) e

ADLのなかでは水回り、階段の難易度が高い。

(10) c

背屈フリーを背屈固定にすることで、下腿が前に出るための膝折れが減少して支持性が高まる代わりに、歩幅を大きくする際の足の動きの制限が増す。

第2章

(1) a c

加齢に伴う顎口腔領域の変化として、粘膜の菲薄化、唾液分泌機能の低下、歯槽骨の吸収、歯の咬耗や摩耗、筋の緊張低下などがある。

(2) a b

軟らかく性状が均一なものは嚥下しやすい。さらさらした液体は誤嚥しやすいた

めとろみを付けることで対応する。

(3) a　b

咽頭期の障害では、気管に食物や分泌液が流入するとむせる。むせない誤嚥（不顕性誤嚥）でも、痰がからむような声になる。

(4) d

Shaker 法では、舌骨拳上群などの喉頭拳上に関わる筋の筋力強化を行い、食道入口部の開大を図る。

(5) d

食塊を咽頭に送り込み嚥下をする際に、気道防御として起こる。

(6) d

咽頭機能に左右差がある場合、頸部を回旋すると伸展した側の咽頭通過がよくなる。

(7) b

頸部伸展位は喉頭拳上運動を制限して嚥下反射が起こりにくくなり、誤嚥のリスクを高めることになる。

(8) b

嚥下反射の惹起遅延は、受容器、末梢神経、中枢神経いずれもが関わる可能性がある。

(9) a　e

準備期の主な役割は、咀嚼による食物の粉砕、唾液との混合による食塊形成、嚥下反射を引き起こすための食塊の咽頭への移送である。

(10) c

高齢者では逆流性誤嚥防止のため、食後はしばらくの座位保持を勧める。

第3章

(1) b

①はC5領域、③の乳頭はTH4レベル、臍はTH10レベルの神経節の指標である。④はL2L2領域、⑤はS4-5領域である。

(2) d

　a.ゴムまきハンドリムで、肩伸展、肘屈曲・回外での平地車いす駆動が可能。b.天井吊り輪にて肘屈曲で起き上がりが可能。c.肘伸展で起き上がりが可能。d.体幹筋の麻痺のため、実用的な歩行は困難である。図にある両松葉杖と両側長下肢装具での大振り歩行は、第1腰髄節レベルである。e.第2腰髄節レベルでは、ロフストランド杖と長下肢装具での4点歩行が可能。

(3) c
　a. 三角筋は C5A レベルの key muscle であるが、肘の動きには関与しない。b. 腕橈骨筋は C5B レベルから残存することになるが、主に前腕回内・回外中間位で最も肘関節屈曲に働く筋である。本動作とは関連が低い。c. 上腕二頭筋も、C5A レベルから残存する key muscle であり、前腕回外位で最も肘屈曲に働くため、この図の左上肢の動作に関与していると考えられる。d. 手関節の屈曲はこの動作には関連していない。また C6A レベルでは残存しておらず、C6B レベルでの key muscle である。e. C6A にて残存しているが、手関節の伸展は、左上肢の動作には関連していない。右上肢の洗顔には関与している。

(4) b
　a. 痙縮は、相動性伸張反射（反応の強度が筋の伸展速度に比例する）の病的亢進と定義され、主動筋収縮に続いて起こる拮抗筋収縮が過剰となることで、主動筋の作用と逆向きのトルクが生じる。本症例では痙縮を示唆する記述はない。c. 一般的に骨萎縮はレントゲンなどで評価される。d. 静脈血栓の主症状は、下肢の腫脹、発赤、痛みなどである。本症例では、踵に限局しているため、考えにくい。e. 異所性骨化は初期には症状が出にくいが、局所の熱感などを症状とすることが多い。その後、関節可動域制限が出現して気が付かれることが多い。好発部位は、股関節、膝関節、肘関節、肩関節である。

(5) a
　b. 排尿の一次中枢は橋に存在する。c. 蓄尿時には、陰部神経活動が亢進し、外尿道括約筋は収縮する。d. 排尿時には、副交感神経活動が亢進し、膀胱排尿筋の収縮が起こる。この伸張反射が交感神経・体性神経に伝わり、尿道括約筋は弛緩する。e. 蓄尿時には、交感神経が優位となる。

(6) d
　a. 脊髄排便中枢は S2-S4 仙髄に存在する。b. 排便反射では、外肛門括約筋が弛緩する。c. 直腸への便の貯留により便意を感じる。e. 副交感神経の活動は消化管蠕動運動を亢進させる。

(7) d
　a. C4 レベルでは、上肢機能が全廃であり、チンコントロール式電動車いすは実用的である。b. 手動式車いすでの屋内自己駆動が可能であり、水平ノブ式付きハンドリムが用いられる。c. C6 レベルは移乗動作が可能となるため、取り外しが可能であると、ベッドなどからの乗り降りがスムーズに行える。d. トグル式ブレーキバーが使用されることが多い。長いブレーキバーは片麻痺患者用である。e. TH10 レベルな

ら、低いバックレストでの座位が安定している。

(8) a, d

円回内筋、橈側手根屈筋、上腕三頭筋の作用が残存している。b. C7 レベルで残存する。c. C8 レベルで残存する。e. C7 レベルで残存する。

(9) b, d

a. 徐脈を呈する。c. 血糖への影響はない。e. 損傷レベルより上での発汗がある。自律神経過反射の症状は、顔面紅潮、頭痛、健常部発汗、発作性高血圧、徐脈呼吸困難、動悸などである。

(10) d

a. 8割程度が男性である。b. 不全損傷の報告が多い。近年は高齢者を中心とした転倒などの軽微な外傷をきっかけとした不全頸髄損傷が増加している。c. 頸髄損傷が70％以上を占めている。高齢者ほど頸髄損傷の割合が高い。d. 1交通事故、2高所転落、3転倒、4打撲・下敷、5スポーツ損傷の報告がある。e. 受傷年齢は20代と50～60代での2峰性のピークを示す。

第4章

(1) e

全国障害者スポーツ大会は毎年国民体育大会終了後に13競技が実施されている。車いすラグビーはパラリンピック実施競技であり、頸髄損傷者などの四肢麻痺者が競技する。

(2) d

糖尿病は代謝障害だが、脊髄の損傷により特異的に生じる疾患ではない。

(3) a

Boosting は頸髄損傷者や高位胸髄損傷者が意図的に自律神経過反射を誘発し、一過性の高血圧症状にするものである。

(4) e

国際パラリンピック委員会の定めるクラス分け規程に定める機能障害は、筋緊張亢進を始め10種類に限定されているが、低筋緊張や疼痛による機能障害は該当しない。

(5) b

夏季パラリンピック大会では22の競技が実施されるが、野球はパラリンピックスポーツではない。

(6) d

脊髄損傷患者のリハビリテーションプログラムの一環として、Stoke Mandeville

病院でスポーツが導入された。当初はダーツやパンチボールやアーチェリーが導入された。

(7) bとc

10種類の機能障害には精神障害と聴覚障害は含まれていない。

第5章

(1) a

数十年間の経過を認めることがあり、加齢の影響は受けやすい。

(2) d

前傾姿勢、頸部前方偏倚の姿勢が特徴的である。歩隔は狭く、小刻み歩行で腕振りは小さい。症状の現れ方は、上肢下肢だけでなく体幹においても左右差を認める。

(3) d

経過において、自律神経症状や精神症状の合併を認める。さらに、体重は減少することが多い。

(4) a

前傾姿勢になっており、体幹伸展側の方を優位に練習する必要がある。

(5) c

失調症状は四肢だけでなく体幹にも生じ、構音にも認める。歩行時は歩隔は拡大し、一定のペースで歩幅は出せないが、自分のペースで歩行する方が安定することが多い。

(6) e

歩行障害は徐々に増強していくが、車いすの前の段階として、歩行器や歩行車を導入する。

(7) d

上肢より発症するタイプ、下垂足のような所見を認めるタイプ、片麻痺のように発症するタイプなどさまざまである。

(8) b

筋力強化練習は禁忌ではないが、練習後の状況を評価しながら行う必要がある。頸部前屈位に対して、ネックカラーやフィラデルフィア装具を用いることがある。下垂足に対しては軽量のプラスチック短下肢装具を検討する。経口から摂食ができていても、嚥下障害が進行していることはあり、必要な栄養を摂れていないことが多い。

(9) c

若い女性に発症することが多く、病巣の部位によりさまざまな症状を来す。寛解、

再発を繰り返すタイプもある。ウートフ徴候を踏まえ、生活指導は必要である。

(10) a

疲労に注意しながら、リハビリテーションをすすめる必要がある。

第6章

(1) d

末梢神経損傷では腱反射は低下あるいは消失する。

(2) e

ニューラプラキシア（神経遮断）は一過性の伝導障害で時間が経てば改善する。

(3) c

肘部管症候群は尺骨神経、円回内筋症候群は正中神経、梨状筋症候群は坐骨神経、足根管症候群は脛骨神経である。

(4) a, d

肘部管症候群のしびれは小指と環指尺側に起こり、通常肘でのTinel徴候は陽性である。Phalenテストは手根管症候群で陽性となる。

(5) b, d

母指内転筋、背側骨間筋、尺側手根屈筋は尺骨神経の支配である。

(6) c, d

分娩麻痺は頭位分娩では巨大児で多く、低出生体重児で多いことはない。腕神経叢は第5～8頸神経と第1胸神経からなる。分娩麻痺の両側障害例は骨盤位分娩で多い。

(7) b, d

Guillan-Barré症候群は末梢神経障害であり、筋緊張は低下し痙縮は起こらない。軸索変性型の方が脱髄型よりも予後が悪い。症状は急速に進行し、発症からピークまでの期間は4週間以内で、多くは2週間以内にピークに達する。

(8) b

慢性炎症性多発根神経炎では遠位筋だけでなく近位筋にも筋力低下を生じる。

(9) b

シャルコー・マリー・トゥース病は遺伝性の末梢神経疾患であり、左右対称性に手足の感覚低下や異常感覚を生じる。

(10) c

ポストポリオ症候群では嚥下障害を起こすこともある。装具療法はよく行われる。ポリオ罹患から数十年経て起こる新たな筋力低下が主症状である。

第7章

(1) a
デュシェンヌ型筋ジストロフィーの遺伝形式は伴性劣性遺伝である。
(2) b
福山型先天性筋ジストロフィーは男女ともに発症し、知能障害を合併、拘縮を早期に認める。
(3) b
ベッカー型筋ジストロフィーは伴性劣性遺伝である。
(4) c
衣服の着脱では下半身のほうが先に困難となる。
(5) e
一般に伸筋のほうが屈筋よりも早期に侵されるが、頸伸筋は遅くまで温存される。
(6) d
手の機能は進行しても保たれていることが多い。積極的な筋力増強訓練は行わない。
(7) c
筋電図検査で、運動単位活動電位は低振幅となる。
(8) e
末期の呼吸不全は拘束性喚起障害である。
(9) b
積極的な筋力増強訓練は施行しない。立位訓練は重要であり、拘縮予防のため早期からストレッチを行う。
(10) b
立位保持のために骨盤帯付き両長下肢装具などを作製する。立位・歩行時には腰椎前彎によりバランスを保っている。

第8章

(1) b
脳性麻痺の痙直型片麻痺では、左右いずれかの上下肢が痙縮により支配されている。連合反応を引き出すのは適切でなく、抑制すべきである。
(2) b　e
痙直型両麻痺では、長内転筋を始めとした股関節内転筋、ハムストリングス、腓腹筋を始めとした足関節内反底屈筋などの痙縮により、股関節内転内旋、膝関節屈曲、足関節底屈位をとりやすい。
(3) b　c

問題解答と解説

四肢を適切に屈曲、外転させる肢位が望ましい。

(4) e

痙直型両麻痺児は歩行時に、下肢は体幹の側屈を用い股関節・膝関節を大きく屈曲させ内転方向に振り出し（かがみ姿位＋はさみ脚）、足関節は底屈＋内反位で接地する。上肢は屈筋群に痙縮が出現し屈曲位をとりやすい。

(5) c　d

床から自力で車いすの座面まで上がれる座面高とするのが望ましい。この動作のためにも、フットレストをスイングアウト式とする。座幅を広くすると、座位が不安定になる。頸定は得られているが胸椎以下の安定性が不十分と考えられ、背もたれの高さは肩の高さとする。背もたれをリクライニングすると座位の安定性が損なわれるため、ティルト式の方が望ましい。

(6) e

筋力の不均衡により内反足や踵足、凹足などの足部変形や股関節脱臼を生じる。脊柱側彎の合併も多い。脊髄髄膜瘤では水頭症の合併が多い。失調の合併はまれである。

(7) c

脊髄係留症候群とは、周囲組織と癒着した脊髄が体幹の成長に伴い牽引され、足の麻痺や膀胱直腸障害が悪化するもので、学童期以降の成長期に多い。

(8) a

第4腰髄節まで機能残存する患者では、膝関節伸展筋である大腿四頭筋は効いており、膝関節屈筋であるハムストリングスは弱いことが多い。したがって膝関節伸展位を取りやすい。

(9) e

踵足と凹足を示しており、下位腰髄レベルの麻痺で足関節背屈筋が効いているが、足関節底屈筋と足内在筋が効いていない状態が考えられる。この場合、足関節の背屈制限または制動により立脚相の下腿前傾を防ぐことで歩行が改善する。

(10) c

第3腰髄節まで機能残存の二分脊椎では、短下肢装具で適切な下肢アライメントを保持すれば、屋内での杖歩行が可能である場合が多いが、屋外では安全性と移動速度を考慮し車いすとする。膝関節の屈曲制限、足部変形に対し関節の持続伸張訓練が必要であり、本児は肥満に対して栄養指導をすることで、移動能力の低下を予防する。

第9章

(1) c

デコンディショニングでは、交感神経系が相対的に亢進するので安静時と運動時の心拍数反応が増加する。

(2) e

閉塞性肥大型心筋症では、左室流出路狭窄があるため、重度の大動脈弁狭窄症（手術適応）と同様に有酸素トレーニングとしての運動療法は禁忌となる。離床などのリハの際は、主治医の許可の下で、バイタルチェックと心電図モニターを実施して、血圧低下と不整脈発生に留意する。

(3) a

集中治療室から退出し一般病棟に移動しても、心筋への過度の負荷を避けるため、クリニカルパスに従い、リスク評価をしながら段階的負荷をかけて活動度を上げていく。多職種が関与して進めていくことを包括的リハビリテーションとよぶ。二重積は心拍数と収縮期血圧の積であり、心筋酸素消費量（心筋への負荷の度合い）を表す。ベッドサイドで簡単に評価できるという利点がある。運動療法は通常20分から30分行うことを原則としている。

(4) c

運動療法の長期的効果では、心拍数と血圧が低下することが知られている。したがって、同一負荷での二重積も減少する。二重積を測定することで運動療法効果を確認することができる（問題3参照）。

(5) c

第3相は維持期である。発症から退院までを急性期（第1相）というが、近年入院期間の中で、積極的な運動療法を開始する時点から回復前期とよばれるようになってきた。動脈硬化性疾患は危険因子の評価とコントロールが重要である。段階的負荷を行うのは急性期の離床開始からである。

(6) d

タリウム負荷シンチは心筋虚血の評価、ホルター心電図は不整脈と虚血の評価で行う検査である。心臓超音波検査（心エコー）は非侵襲的に心ポンプ機能を測定できる検査法である。

(7) e

運動強度設定は心拍数で処方することが多いが、患者個々の病態と体力が異なり、服薬している薬物の種類と量も異なることから、一律に心拍数を設定するのは安全性に問題がある。事前に運動負荷試験を実施して、その結果をもとに個々に強度設定をすべきである。

問題解答と解説

(8) d

AT（嫌気性代謝閾値）を超えると、血中乳酸が中和され二酸化炭素が増加するため換気が亢進する。ボルグ指数の"11：楽である"から"13：ややきつい"を訴えるようになる。

(9) c

220－年齢で165となる。

(10) b

虚血を示す典型的な心電図の部位はST部分である。ST部分はS波の終わり（J点）からT波の最初までの基線上の直線部分である。

第10章

(1) a

表10.1参照。陳旧性心筋梗塞はリハビリテーションのよい適応で、ADL改善、QOL改善に加えて、心血管疾患の再発予防効果もある。

(2) b

理学療法で行うのは、換気の非効率な胸式呼吸ではなく、効率的な腹式呼吸である。

(3) a

COPDは横隔膜の動きが悪いために、呼吸補助筋（胸鎖乳突筋や僧帽筋など）を収縮させることで、なんとか呼吸機能を維持しようとしている。すなわち、呼吸補助筋はすでに酷使しており、リハビリで呼吸補助筋力のさらなる改善を期待することは困難である。

(4) b

表10.2参照。肺活量に有意な変化はないとされている。

(5) c

糖尿病がもたらす障害の基本は血管障害であり、糖尿病性大血管病（脳卒中、冠動脈疾患、末梢血管疾患）、糖尿病細小血管病（網膜症、神経障害、腎症）、足病変など多様であり、かつ全身に及ぶ特徴がある。

(6) C

2型糖尿病患者における運動療法高血圧に有効であり、安静時血圧は低下する。

(7) B

表10.4参照。体調がよければ、高血糖のみで運動を中止する必要はないが、1型糖尿病患者で尿ケトン体陽性時には運動は控える。

(8) C

内部障害のうちで患者数が多いのは、第一に心臓機能障害、第二に腎臓機能障害である。

(9) d

運動により腎血流は一過性に低下し、尿蛋白量が増加する。このことが、腎臓病患者で安静を強いられてきた原因だが、近年、長期的な運動ではむしろ尿蛋白量が減少することが分かった。

(10) d

表10.5参照。透析患者が運動を行うことで、心臓交感神経過緊張の改善、心臓副交感神経系の活性化が求められることが明らかになった。

第11章

(1) b

男女比は1：4で女性に多く、遺伝疾患ではない。好発年齢は30から50歳で、関節変形が生じる。

(2) d

皮膚筋炎、リウマチ性多発筋痛症などのように悪性腫瘍を合併しやすい疾患ではない。

(3) e

下垂手は橈骨神経麻痺で生じる。

(4) b

遠位指節間関節は手指変形症（ヘバーデン結節）では好発する。

(5) 4

脱臼、強直は末期にみられる。

(6) a

発熱は予後予測因子にならない。

(7) 4

肩、肘、膝関節の固定はADLに重大な障害を来す。これらは人工関節で対応できる。

(8) d

変形性股関節症で大腿骨骨切り術が行われる。

(9) a

同一肢位により関節拘縮を来す可能性が高い。

(10) e

マッサージは筋緊張による痛みを緩和する目的で行われる。

第12章

(1) c

外傷や事故による切断は減少し、末梢循環障害が著しく増加した。2000年～2004年の5年間における切断のうち、下肢動脈疾患が80%を占め、そのうち糖尿病によるものが52%を占める。

(2) e

切断術直後に断端に厚手の殺菌断端袋をかぶせ、その上からギプス包帯を巻き、ギプスソケットをつくり、仮義足を装着するものである。これにより①創の治癒や断端の成熟が早期に獲得できる。②術後の断端痛や幻肢痛が抑制される。③切断術後早期に離床、訓練が開始できる。④リハビリテーション期間が短縮できる。⑤膝・股関節の屈曲拘縮を予防できる。断端への早期荷重や歩行の獲得については、客観的なエビデンスはない。

(3) d

日本の普及率は2%以下、欧米では20～40%である。

(4) c, d

a. 大腿骨内外側顆および膝蓋骨上部の形状を利用した自己懸垂機能を持つ。b. 大腿骨内外側顆を包み込む両翼形状にて自己懸垂を行う。c. 体重支持方式であり、懸垂には膝カフ（PTBカフベルト）を用いる。d. 全面接触型荷重方法であり、自己懸垂機能は持たない。懸垂力を得るには、シリコンライナーなどゲルライナーを利用し、ピン懸垂や吸着といった機構が必要である。e. 体重支持方式をTSBとし密着性を高め、ワンウェイバルブとニースリーブを併用して吸着および懸垂を行う。

(5) c

肩継手は肩甲胸郭間切断および肩関節離断の場合に適応となる肩義手に用いられる。上腕義手の構成要素には、ソケット、ハーネス、複式コントロールケーブルシステム、肘継手、手継手、手先具などがある。

(6) d

a. 動力義手は動力源の種類により、電気・空圧・油圧の3方式があり、筋電義手は電気（電動式）に含まれる。b. 筋電義手は装飾性と機能性をあわせ持った義手であり、ハンド型が最も普及している。c. 筋電制御義手としての適応が最も多いレベルの切断である。d. ハーネス・コントロールケーブルは筋電義手の構成要素として存在しない。e. 筋電信号は、筋→皮膚表面→電極→アンプとフィルター→コントローラ→モーターの順番で伝達し、ハンドの開閉を決定する。

(7) e

a. 義足ソケットの役割は、断端の収納、体重の支持、力の伝達である。e. 低活動者には立脚期の安定性を重視するため、立脚相制御の膝継手が最優先される。

(8) a

a. 膝関節の著しい屈曲拘縮がある場合は例外（20〜30 度以上）。以下にあげるものを有する場合は訓練の適応とはならない。b. 上肢機能の障害により杖などの歩行補助具が使用できない、あるいは上肢支持により椅子などから立ち上がれない場合。c. 本人に意欲がない場合。d. 重篤な冠動脈疾患を有する場合。e. 義足の扱いや訓練内容が理解できないような知的問題がある場合。

(9) b

切断原因としては 60％以上が業務上の事故であり、部位別では母指または母指を含む他の 4 指で 30％、母指以外の指全体で 78％を占め、前腕切断は 8％、上腕切断 6％、肩・肩甲胸郭切断が 2％であった。

(10) a

切断部位の選択（例えばサイム切断など）の際には性別も要考慮であるが、義足適応の判断に性差は関係ない。

第 13 章

(1) a, e

変形性関節症は中年期以降の女性に好発し、頻度は変形性股関節症よりも多い。起立動作時や歩行開始時の疼痛が強い。進行すると内反変形を呈する場合が多く、レントゲン上で関節裂隙の狭小化がみられる。

(2) a, d

複雑骨折とは外部との交通のある骨折のことであり、開放骨折ともいう。脂肪塞栓は大腿骨や脛骨などの下肢の骨折で頻度が高い。圧迫骨折は主に高齢者の椎体骨で生じる。

(3) b

コンパートメント症候群では強烈な痛み、腫脹が生じる。運動麻痺や脈拍が触れない場合は緊急を要する。強い腫脹が原因であり、冷感を呈することは少ない。

(4) b, c

Apley テストは膝関節の半月板損傷を確認するテストである。後方引き出しテストは膝関節の後十字靭帯断裂を確認するテストである。Hoffman テスト（Hoffman 反射）は上位運動ニューロン傷害で生じる病的反射である。

(5) c, e

変形性股関節のレントゲン像では関節裂隙の狭小化、骨棘形成、臼蓋の二重底化

(6) d

CRPSでは皮膚の色調変化、腫脹、疼痛、関節拘縮などを来す。レントゲンでは骨萎縮像がみられることがある。

(7) b

捻挫の応急処置ではRICE療法が基本である。R：Rest 安静、I：Icing 冷却、C：Compression 圧迫、E：Elevation 挙上である。温熱は症状を増悪させる可能性がある。

(8) b, d

アキレス腱断裂は主に壮青年に多くみられる。腱の断裂部には陥凹を触れる。アキレス腱が断裂していても歩行は通常可能である。術後3カ月までは再断裂が多いため、注意が必要である。

(9) c

内反型の変形性膝関節症では外側ウェッジインソールが用いられる。

(10) e

わが国で多いのは臼蓋形成不全に起因するものである。変形性股関節症の股関節は屈曲拘縮を呈することが多い。Trendelenburg徴候とは股関節外転筋群の筋力低下から、片足立時に対側の骨盤が下降する現象である。寛骨臼回転骨切り術ではしばらく免荷期間をおく。

第14章

(1) b

上腕骨大結節骨折の場合は、安定性のある硬性の肩外転装具を用いる。アームスリングは、脳卒中片麻痺や三角筋麻痺などにおける肩関節の亜脱臼防止のために用いる。

(2) d, e

短対立装具は、手関節やMP関節の運動は制限しない、また、手掌アーチ部は横のアーチを保持する。

(3) a

長対立装具は正中神経麻痺高位型に用いる。Kleinert法は屈筋腱縫合後に用いる、カックアップ装具は手関節を背屈保持し手関節の安静を図る。オッペンハイマー型装具は、橈骨神経麻痺に用いる。

(4) e

靴型装具の耐用年数は、1.5年である。

(5) c

支柱は皮膚との間は5〜10mmである。大腿上位半月の高さは内側で会陰部より2〜3cm下とする。下腿半月の高さは腓骨頭より2〜3cm下とする。足継手の位置は内果下端と外果中央を結ぶ線上とする。

(6) e

足関節背屈筋力の強化には働かない。

(7) c

固定力は強い。

(8) e

頸椎捻挫には、頸椎カラーなどを用いる。頸椎骨折には固定力の強い頸椎装具を選択する。ハローベストは頸椎骨折など頸椎の強固定性が必要な場合に用いる。改良型ジュエット式は変形性脊椎症や脊椎圧迫骨折などに用い、側彎の矯正は困難である。

(9) e

足先がみえるのは頸椎が屈曲し過ぎの調整となっている。

(10) c, d

後方支柱は肩甲骨下角のレベルより上とする。肩甲間バンドは肩甲骨下角より2〜3cm上とする。骨盤帯側方は大転子よりも上になる。

第15章

(1) c

大多数の固形がんでは早期に発見された場合には、手術療法が第一選択となる。

(2)

著効 (complete response : CR)

有効 (partial response : PR)

不変 (no change : NC)

進行 (progressive disease : PD)

(3) d

緩和的リハビリテーションでは、末期のがん患者に対して、患者やその家族の希望・要望を受け止めて、身体的、精神的、社会的にもQOLの高い生活が送れるように援助する。

(4) b

保存的頸部郭清術や選択的頸部郭清術にて副神経が温存された場合でも、術中の副神経の長時間の牽引や圧迫などにより、僧帽筋の完全もしくは不全麻痺に陥るこ

とが多いので、リハビリテーションが必要である。

(5) 隔離病棟滞在が長期にわたるため、抑うつや孤立感を生じがちである。前処置として実施される全身放射線照射、超大量化学療法に伴う有害事象、移植後の移植片対宿主病（GVHD）などの合併症により、不活動の状態となる機会が多いので、心肺系・筋骨格系の廃用症候群を予防しコンディションを維持することが必要である。

(6) 頸椎：頸部痛、上肢痛、上肢麻痺→四肢麻痺
　　胸椎：背部痛、脇の疼痛→両下肢麻痺、膀胱直腸障害
　　腰椎：腰部痛、下肢痛→両下肢麻痺、膀胱直腸障害
　　臼蓋部：股関節痛→臼蓋骨折
　　大腿骨：大腿骨骨折

第16章

(1) c
　a.受傷した年齢は10歳以下が多い。b.高温液体による熱傷は5歳未満に多い。d.年齢別死亡率は高齢になるにつれて増加する。e.原因別死亡率は高温液体による熱傷よりも火炎熱傷で高い。

(2) ショック期：受傷後48〜72時間まで。ショック離脱期：受傷後3〜4日。異化亢進期（感染期）：受傷1〜2週間前後。回復期：受傷1カ月以後。

(3) 熱傷面積に深さを考慮した指数であり、〈Ⅲ度熱傷面積＋Ⅱ度熱傷面積÷2〉により算出する。10〜15以上を重症と考える。

(4) 1. 急性期：熱傷皮膚の治癒過程を阻害することなく、かつ将来起こるであろう合併症を最小限に防ぐ。2. 不動期：皮膚の生着を促すため、移植皮膚の安静を保つことが必要とされるが、不動によって生ずる関節拘縮は予防する。3. 成熟期：熱傷治癒後の肥厚性瘢痕や瘢痕ケロイド、瘢痕の収縮により生じた瘢痕拘縮、不動化による関節拘縮による顔面や四肢の機能障害に対してリハビリテーション治療を行い、ADLの向上、社会復帰を目指す。

索引

和文索引

あ

- アームスリング……244
- アカシジア……80
- アキレス腱……126
- アキレス腱断裂……234
- アクアポリン4……94
- 悪液質……268
- 悪性腫瘍……262, 264, 270
- 悪性リンパ腫……272
- アクソノトメーシス……101
- 足装具……248
- 足継手……252
- アストロサイト……94
- 亜脱臼……136
- アッパー……252
- 圧迫骨折……220, 221
- 圧迫固定……284
- 圧迫療法……272
- アテトーゼ……68
- アテトーゼ型……134, 135
- アテトーゼ型脳性麻痺……136
- アデノシンA2A受容体拮抗薬……81
- アドレナリン作動薬……45
- アパシー……79
- 脂顔……79
- アミロイドーシス……176
- アメリカ脊髄損傷協会……38
- アルドラーゼ……120
- 安静時吸気……43
- 安静時呼気……43
- 安静時唾液……17
- アンチ・ドーピング規定……66
- アンヘドニア……80

い

- 異化亢進期……278
- 異化作用……168
- 息こらえ嚥下……29
- 息こらえ嚥下法……8
- いざり移動……124
- 維持期……146, 148, 150
- 異常感覚性大腿神経痛……108
- 移植片対宿主病……273
- 異所性骨化……44, 49, 50, 64
- 一次性サルコペニア……18
- 一次性進行型……93
- I度熱傷……279
- 1回換気量……42
- 1回心拍出量……62
- 遺伝子検査……113
- 遺伝子治療……122
- 医療用装着型ロボット……126
- イレウス……263
- 胃瘻増設……92
- インスリン感受性……163
- インスリン療法……163
- インセンティブスパイロメータメトリ……268
- インターフェロンβ……94
- インターフェロン療法……264

う

- ウイリアム型屈曲腰仙椎装具……255
- ウートフ徴候……93
- うつ……162, 195
- うっ血性心不全……195
- うつ症状……92
- うつ状態……52
- 運動器……218
- 運動単位……102
- 運動ニューロン疾患……90
- 運動負荷試験……148
- 運動療法……148, 152, 158, 164, 168, 186, 232

え

- エアーマット……283
- 壊疽……162
- エダラボン……91
- エラストマートションパー……244
- エルゴメータ……166
- エルボーサポータ……244
- 遠位型ミオパチー……125
- 円回内筋……104
- 円回内筋症候群……104
- 遠隔成績……265
- 鉛管様固縮……78
- 嚥下圧検査……24
- 嚥下咽頭期障害……30
- 嚥下機能補助装置……26, 28
- 嚥下障害……90, 91, 271
- 嚥下造影検査……18, 20, 22, 32, 271
- 嚥下促通法……28, 29
- 嚥下内視鏡検査……18, 20, 22, 32
- 嚥下反射……17, 20
- 嚥下リハビリテーション……271
- 塩酸アマンタジン……81
- 塩酸エペリゾン……51
- 塩酸チザニジン……51
- 炎症性サイトカイン……264, 268
- 遠心性線維……100

お

- 欧州リウマチ学会……176
- 凹足……113, 140
- オーバーユース症候群……184
- オリゴクローナルバンド……94
- 音楽療法……82
- 温熱療法……184, 186
- 温浴療法……282
- 温冷交代浴……225

か

- 下位運動ニューロン症状……90, 91
- 回外筋……108
- 外骨格構造……194
- 外固定……222, 224
- 外傷性脊髄空洞症……64
- 外傷性脳損傷……2
- 外側移動……230
- 外側ウェッジ……230, 231
- 外側大腿皮神経……108
- 介達骨折……218
- 改訂水飲みテスト……18
- 外反骨切り術……228
- 外反肘……106
- 外反変形……230
- 外反母趾……176
- 外反母趾用装具……250
- 回復期……146, 148, 150, 278
- 回復期リハビリテーション……4
- 開放骨折……219
- 開放性脊髄髄膜瘤……138
- 開放療法……282
- 火炎熱傷……278
- 過活動膀胱……46, 79
- 踵膝試験……84
- かがみ肢位……136
- 鉤爪変形……107
- 核黄疸……134
- 過誤神経支配……110
- 下肢エルゴメータ……166
- 下肢骨腫瘍……272
- 下肢装具……112, 114, 242, 248, 250
- 荷重ブレーキ付単軸膝継手……200
- 下垂手……108, 109
- 下垂足……92, 108, 113, 114
- 仮性肥大……120
- 風に吹かれた変形……136
- 下腿三頭筋……120, 126

下腿上位半月…………………252
肩関節亜脱臼………………244
片麻痺………4, 6, 7, 9, 93, 134, 270
活動制限……………………184
滑膜炎………………………182
滑膜炎症……………………176
滑膜切除術…………………182
カテコラミン………………44
カナダ式ソケット…………201
カフアシスト………………42
カヘキシア…………………264
仮面様顔貌…………………78
過用性筋力低下
　　……………100, 103, 114, 126
殻構造……………………194, 203
殻構造型義手………………203
殻構造義足…………………194
カルシウム尿症……………50
カルバマゼピン……………95
がん悪液質…………………264
簡易嚥下誘発試験…………18
簡易型電動車いす…………126, 127
眼咽頭遠位型ミオパチー…125
がん関連倦怠感……………268
眼球運動障害………………112
環境改善アプローチ………184
ガングリオン………………104
観血的整復…………………222
観血的整復固定術…………222
眼瞼下垂……………………125
寛骨臼回転骨切り術………228
環軸椎亜脱臼………………136
環軸椎脱臼…………………253
間質性肺炎……………158, 176
がん腫………………………263
干渉波刺激…………………30
眼振…………………………93
関節可動域………………50, 283
関節可動域訓練……4, 44, 45, 224, 235,
関節可動域制限……49, 92, 187
関節形成術…………………182
関節拘縮………44, 120, 138, 184, 283
関節固定術…………………184
関節障害……………………218
関節水症……………………230
関節痛………………………176
関節内骨折…………………220
関節リウマチ…………104, 176
関節リウマチ診療ガイドライン2014
　　………………………………180
関節裂隙の狭小化…178, 226, 230, 231
感染期……………………278, 282
完全骨折……………………219
完全麻痺……………………38
がん対策基本法……………262
冠動脈狭窄病変……………162

冠動脈疾患…………………45
冠動脈バイパス術…………146
陥没骨折…………………220, 221
顔面圧迫マスク……………284
顔面肩甲上腕型筋ジストロフィー
　　………………………………124
顔面神経麻痺………………112
がん抑制遺伝子……………262
寒冷療法……………………186
緩和ケア……………………270
緩和的リハビリテーション…270

き

キアリ奇形Ⅱ型……………138
記憶障害……………………2, 7
機械的咳介助………………128
義肢装具士…………………201
器質的障害…………………28
義手……………………203, 208
義足……………194, 196, 202
基礎代謝量…………………158
基礎療法……………………186
気道熱傷……………………280
企図振戦……………………84
機能再建手術………………110
機能障害……………………184
機能的電気刺激装置……242, 250
機能別障害度………………94
ギプス……………222, 224, 234, 235
ギプス治療…………………140
ギプス包帯…………………198
ギプス包帯法……196, 198, 205
逆シャンペンボトル型の筋萎縮…113
逆流性誤嚥…………………18
キャスター付き椅子………202
9の法則…………………280, 281
臼蓋形成不全………………226
求心性線維…………………100
急性期……………………146, 148
急性灰白髄炎………………114
急性反応……………………265
球症状……………………90, 91
吸着式ソケット……………210
球麻痺……………90, 112, 114
胸郭出口症候群……………244
狭心症………………………146
胸膜播種……………………264
胸腰仙椎装具…………253, 254
胸腰仙椎装具［改良式ジュエット型］
　　………………………………254
胸腰仙椎装具［軟性］……254
胸腰仙椎装具［モールド式］
　　………………………………254
胸腰椎圧迫骨折……………182
胸腰椎コルセット…………273
局所管理……………………282

局所反応……………………265
虚血性心疾患………………146
ギヨン管……………………106
ギラン・バレー症候群……100, 112
起立性低血圧……45, 64, 79, 84, 85, 162
近位指節間関節……………176
筋萎縮………106, 120, 124, 125, 142, 163
筋萎縮性側索硬化症………90
筋解離術……………………126
筋緊張低下…………………125
筋痙縮……………………134, 136
筋腱移行術…………………110
筋原性変化…………………120
筋強直………………………125
筋強直性筋ジストロフィー…125
筋強直性放電………………125
筋ジストロフィー……120, 124, 125
筋スパズム…………………50
金属支柱付き装具…………242
筋電義手…………………204, 210
筋電図検査………………22, 120
筋電図バイオフィードバック…110
筋肉移植術…………………110
筋肉縫合固定術……………198
筋力増強訓練………………166

く

靴型装具…………………250, 252
屈曲拘縮…………………226, 230
屈曲骨折…………………220, 221
屈筋腱縫合後装具…………246
首下がり……………………79
クモ膜下出血………………2
クラシファイヤー…………68
クラス分け………………67, 68
クラビクルバンド…………244
クルーケンベルグ切断……192
車いすネットボール………60
車いすバスケットボール…60
車いすポロ…………………59
クロノース…………………91
クロスベルト式体幹装具…254
グロトグラフ………………24

け

経管栄養………………30, 90, 282
頸胸椎装具………………253, 254
脛骨高原骨折………………220
脛骨神経……………………108
痙縮…………7, 47, 50, 91, 94, 134, 136
頸髄損傷………………41, 42, 253
痙性麻痺……………………91
痙直型……………………134, 135
痙直型脳性麻痺…………134, 136
痙直型両麻痺………………134
頸椎亜脱臼…………………182

頸椎カラー	253	
頸椎装具	92, 253, 273	
頸椎椎間板ヘルニア	253	
頸椎捻挫	253	
経頭蓋直流電気刺激	6, 30	
頸部回旋嚥下	8	
血管栄養	30	
血管炎	176	
血行性	264	
血漿交換療法	112	
血漿浄化療法	94	
血清アルカリフォスファターゼ	50	
血清クレアチンキナーゼ	120	
血中クレアチンキナーゼ値	103	
ケトーシス	162	
腱延長術	126	
嫌気性代謝閾値	150	
肩甲骨外転運動	207	
幻視	80	
腱鞘炎	104	

こ

コアセット	178
高位脛骨骨切り術	232, 233
抗うつ薬	52
構音障害	90, 91, 271
高カリウム血症	264
高カルシウム血症	50, 264
抗凝固療法	46
口腔がん	271
口腔ケア	26
口腔内乾燥症	265
高血圧	163
抗CCP抗体	176, 178
咬合力	17
後骨間神経麻痺	108
抗コリン薬	46, 47, 81, 85
鉱質コルチコイド	45
高次脳機能障害	2, 3, 7, 93, 95, 162, 270
拘縮	50, 114
甲状腺刺激ホルモン放出ホルモン	85
合成抗リウマチ薬	180
光線療法	186
叩打性強直	125
高炭酸ガス血症	92
巧緻障害	187
高窒素血症	264
巧緻動作障害	113
強直	178
抗てんかん薬	52
喉頭がん	271
高二酸化炭素血症	42
抗パーキンソン病薬	80

高ビリルビン血症	134
後方引き出しテスト	236
肛門感覚脱失	38
絞扼性神経障害	182
絞扼性末梢神経障害	100, 104
抗リウマチ薬	179
誤嚥	25, 26, 28, 84, 271
誤嚥性肺炎	16, 25, 26, 79
氷なめ訓練	29
股関節装具	248
小刻み歩行	78
呼気終末炭酸ガス分圧	92
呼吸器合併症	42, 46
呼吸筋麻痺	90, 91, 92, 112
呼吸理学療法	92
呼吸リハ	158, 159
国際障害分類	2
国際パラリンピック委員会	60
小口症	284
固形がん	263, 264
固縮	78, 80, 82
骨萎縮	142, 178
骨格構造	194, 203
骨格構造型義手	203
骨格構造型義足	194
骨幹部骨折	220
骨吸収	182
骨切り術	228
コックアップスプリント	108
骨欠損	182
骨粗鬆症	218
骨棘形成	226, 227, 230, 231
骨腫瘍	218
骨シンチ	50
骨髄炎	218
骨折	218
骨折用装具	244
骨粗鬆症	50, 163, 220
骨端線部骨折	220
骨転移	273
骨囊胞	226, 227
骨盤位分娩	110
骨盤帯	250
骨盤帯付き長下肢装具	248
骨盤帯付き両長下肢装具	126, 127
骨びらん	178
固定	222
5の法則	280, 281
コミュニケーションADL	3
固有受容覚性神経筋促通法	85
コラーゲン膜	282
コンパートメント症候群	224

さ

再灌流療法	146

最高酸素摂取量	150
再支配	102
再充満現象	278
細小血管障害	164
最大吸気圧	92
最大強制吸気量	92, 128
最大呼気流速	128
最大酸素摂取量	62, 163
再発寛解型	93
作業用義手	204
作業療法	186
作業療法士	44, 207
坐骨支持部	250
坐骨収納式ソケット	200
左室駆出率	168
左室補助人工心臓	146
左室リモデリング	152
左心不全	122
サポーター	234, 235, 236
サルコペニア	18, 168
サルコペニア・フレイル	168
猿手	104, 113
酸化ストレス	78
参加制約	184
三環系抗うつ薬	95
酸素飽和度	148
Ⅲ度熱傷	279
Ⅲ度熱傷面積	280

し

ジアゼパム	51
シーティング	10
シーネ	222
シェーグレン症候群	176
自覚的運動強度	148
弛緩性運動麻痺	114
弛緩性麻痺	91
軸索	100, 101, 102, 103
軸索型	101, 112, 113
軸索切断	101
髄鞘	100, 101
刺激時唾液	17
自己免疫疾患	84
支持式	253
脂質異常症	163
脂質代謝異常	45
支持部	194
四肢麻痺	134, 135, 136, 270, 273
視床下核深部電気刺激療法	82
歯状核赤核淡蒼球ルイ体萎縮症	83
視床破壊術・視床深部電気刺激療法	82
自助具	3, 128, 184, 186, 187, 188
視神経炎	94
視神経脊髄炎	93

視神経脊髄型 MS	93	
ジストニア	80	
ジストロフィン	120, 122	
姿勢時振戦	93	
姿勢反射障害	78	
肢体型筋ジストロフィー	124	
下側肺障害	271	
支柱	252	
膝窩角	136	
失語	2, 7	
失行	2	
膝後十字靭帯損傷	236	
失語症	7	
湿性嗄声	79	
膝前十字靭帯損傷	235	
失認	2, 7	
自転車エルゴメーター	148, 150, 287	
シネプラスティー	192	
脂肪塞栓症	225	
社会的の行動障害	2	
シャキア訓練	8	
尺側手根伸筋	108	
尺側偏位	176	
尺骨管	106	
尺骨管症候群	106	
尺骨神経	105	
尺骨神経麻痺	286	
シャルコー・マリー・トゥース病	100, 113	
周産期仮死	134	
重症下肢虚血	194	
重症筋無力症	120	
修正ボルグスケール	160	
集中治療室	148	
主観的の運動強度	150	
手根管	104	
手根管症候群	246	
手指関節装具	246, 247	
腫脹	176, 182, 234	
手内筋マイナス位	106	
手背屈保持装具	246	
腫瘍縮小効果	265	
ジョイスティック操作	128	
上位運動ニューロン症状	90, 91	
障害者基本法	58	
障害者差別解消法	58	
上肢装具	242, 243, 244	
小人症	68	
常染色体優性遺伝	121, 124, 125	
常染色体劣性遺伝	121, 125	
上腸間膜動脈症候群	49	
小児ペルテス病	248	
小児リハビリテーション	134	
小脳失調	93	
小脳性運動失調症	83	
上皮細胞由来	263	
踵腓靭帯	235
上腕カフ	206, 208
上腕骨外上顆炎	244
食事性低血圧	79, 84
褥瘡	44, 45, 50, 64, 138, 283
ショック期	278, 282
ショック離脱期	278
シリコンライナー	196, 198, 199, 200, 202
自律神経過反射	44, 47, 48, 64, 66
自律神経障害	100
新 RA 分類基準	176
心筋逸脱酵素	148
心筋梗塞	146, 162
心筋症	122
神経管	138
神経筋変性疾患	16
神経再支配	101
神経遮断	101
神経修復術	110
神経周膜	100, 101
神経障害性疼痛	110
神経上膜	100
神経束	100
神経断裂	101
神経伝導検査	90, 101, 103, 104, 112, 113
神経内膜	100
神経難病	76
神経発達学的治療法	136
神経ブロック	225
心血管疾患	164
腎結石	50
進行	265
人工関節置換術	182, 228
人工股関節置換術	228, 229, 230
人工呼吸管理法	90
人工膝関節全置換術	232, 233
進行性核上性麻痺	81
新婚旅行麻痺	108
深指屈筋腱	104
心室性期外収縮	122
心室中隔欠損症	225
浸潤	263
腎性貧血	164
振戦	78, 80, 82
腎臓リハ	164, 166
心臓リハビリテーション	146
心臓リハプログラム	152
靭帯損傷	218, 234
深達性真皮熱傷	279
伸展補助装具	246
心肺運動負荷試験	150
心拍出量	62
深部腱反射亢進	134
深部静脈血栓症	45, 232
心不全	125, 152, 162, 168
腎不全	47, 48, 162, 168
心理的アプローチ	184

す

遂行機能障害	2
水腎症	47, 263
錐体外路症候	82, 84
錐体路症候	82, 84
水治療法	186
水頭症	138, 270
髄内釘	222, 223
髄膜播種	270
髄膜瘤	139
スーフル	92
スカプラバンド	244
すくみ足	78, 82
スクリュー	222, 224
スタビライザー	142
ステロイドパルス療法	94
ステロイドミオパチー	95, 120
スプリント	104, 110, 112, 286
スポーツ基本法	58
スラスト	230
スワンネック変形	176

せ

生活機能予後	169
清潔間欠的導尿	47
正常圧水頭症	80
精神障がい者	58
性染色体劣性遺伝	121, 124
生体包帯	282
正中神経	104
静的装具	246
整復	221
生物学的製剤	178, 182
生命予後	169
西洋斧様	125
生理学的切断術	198
世界保健機関	184
脊髄空洞症	52, 138
脊髄後根進入部遮断術	51
脊髄脂肪腫	138
脊髄腫瘍	270
脊髄症	52
脊髄小脳変性症	82, 84
脊髄髄膜瘤	138, 139
脊髄損傷者	59, 62, 64, 66
脊髄損傷者のオリンピック	60
脊柱管狭窄症	114
脊柱矯正固定術	126
咳ピークフロー	92
舌圧記録	24
舌圧検査	24
舌咽頭呼吸	128

舌がん･････････271	足底装具･････････140	弾性ストッキング･････85, 94, 283
摂食嚥下機能･････････26	速度追随性膝継手･････････200	弾性スリーブ･････････283
摂食嚥下機能評価･････････18	足病変･････････162	弾性包帯･････････85, 234
摂食嚥下障害	足部･････････194, 201, 252	淡蒼球破壊術・淡蒼球深部電気刺激
･････16, 18, 20, 25, 28, 31, 270	側彎症･････････122, 125, 126	療法･････････82
摂食嚥下障害臨床的重症度分類･････8	側彎症装具･････････256	短対立装具･････････111, 246, 247
摂食嚥下リハビリテーション	ソケット･････194, 198, 199, 200, 202	断端ケア･････････196, 198, 205
･････････16, 25, 31	粗大運動能力尺度･････････136	断綴性言語･････････84
舌接触補助床･････････28	粗大運動能力分類システム･････136	ダントロレン･････････51
切断･････････192	側屈跛行･････････226	蛋白質封入体･････････76
セレジスト･････････85	ゾニサミド･････････81	単麻痺･････････135
ゼロポジション･････････244		弾力包帯法･････････196, 197, 205
線維自発電位･････････90	**た**	
線維束性収縮･････････90	ターンオーバー･････････17	**ち**
前距腓靱帯･････････235	ダイアゴナルソケット･････････201	チームアプローチ･････････31
全頸部郭清術･････････271	第Ⅰ相･････････146	チーム医療･････････4, 158, 178
全国障害者スポーツ大会･･58, 65, 66	体位ドレナージ･････････42	知的障がい者･････････58
全国身体障害者スポーツ大会･･65, 66	体位排痰法･････････92	遅発性二次障害･････････114
前骨間神経麻痺･････････104	体温調節障害･････････52	注意障害･････････2, 7
潜在性二分脊椎･････････138, 139	体幹装具･････････242	中手指節関節･････････176
浅指屈筋腱･････････104	第Ⅲ相･････････146	中心静脈栄養･････････282
全身性多臓器疾患･････････176	大腿骨脛骨角度･････････230	中心性脊髄損傷･････････41
全身反応･････････265	大腿骨骨幹部骨折･････････225	中枢性麻痺･････････3, 6, 7
全身放射線照射･････････272	大腿骨骨切り術･････････228	中足趾節関節･････････176
尖足･････････120, 122	大腿骨頭壊死･････････265	中脳黒質変性症･････････76
選択的頸部郭清術･････････271	大腿上位半月･････････250	肘部管症候群･････････106
選択的脊髄後根切断術･････････51	大動脈解離･････････146	超音波エコー検査･････････25
選択的末梢神経縮小術･････････51	大動脈瘤･････････146	超音波検査･････････103
浅達性真皮熱傷･････････279	第Ⅱ相･････････146	長下肢装具･････････9, 126, 140, 248, 249
剪断骨折･････････220, 221	大脳皮質基底核変性症･････････81	腸管機能不全･････････48
仙腸装具･････････253, 255	対立装具･････････246	腸脛靱帯･････････120, 126
仙腸ベルト･････････256	タウメル継手･････････244	長対立装具･････････246, 247
仙腸ベルト［生ゴム式］･････････256	多回数・頻回運動･････････286	超大量化学療法･････････272
先天性筋ジストロフィー･････････124	多系統萎縮症･････････81, 83	腸閉塞･････････263
先天性股関節脱臼･････････226	多軸膝継手･････････200	長母指屈筋･････････104, 106
先天性ミオパチー･････････120	多巣性運動性ニューロパチー･････90	長母指屈筋腱･････････104
前方引き出しテスト･････････236	立ち上がり動作･････････188	跳躍伝導･････････100
全面接触差し込み式ソケット208, 210	脱臼･････106, 136, 138, 178, 230, 286	直達骨折･････････218
全面接触式ソケット･････････199	脱臼肢位･････････230, 231	著効･････････265
前腕用筋電義手･････････210	ダッシュボード損傷･････････236	治療的アプローチ･････････184
前腕用能動義手･････････206	脱髄･････････93	
	脱髄型･････････101, 112, 113	**つ**
そ	他動関節可動域制限･････････68	対麻痺･････93, 94, 95, 135, 270, 273
創外固定･････････222, 223	棚形成術･････････228	継手･････････194
早期頭髪脱毛･････････125	多発神経障害･････････101, 112	槌趾･････････113, 140
装具療法･････････186, 230	多発性筋炎･････････120	槌趾変形･････････176
造血幹細胞移植･････････272	多発性硬化症･････････93	強い息こらえ嚥下･････････29
造血器由来･････････263	多発性骨髄腫･････････272	
総合的疾患活動性指標･････････179	多発性単神経障害･････････101	**て**
装飾義手･････････204	多発性脳梗塞･････････7	低温熱傷･････････280
増殖性網膜症･････････164	単一課題評価･････････3	低カリウム血清ミオパチー･････120
総腓骨神経･････････108	短下肢装具	抵抗運動･････････270
足壊疽･････････162	･････94, 108, 126, 140, 232, 242, 248	低酸素血症･････････42, 92
足関節捻挫･････････235	短趾屈筋･････････108	低ナトリウム血症･････････264
足根管症候群･････････108	単純骨折･････････219	適応的アプローチ･････････184
測定障害･････････84	単神経障害･････････101	デコンディショニング･････････150

323

デコンディショニング予防………146
テニス肘……………………………244
テノデーシススプリント…………111
デフリンピック………………………65
転位…………………………………222
てんかん……………………………134
電気療法……………………………186
テント下病変…………………………2
テント上病変…………………………2

と

頭位分娩……………………………110
凍結乾燥ブタ皮膚…………………282
橈骨神経麻痺………………………108
等尺性筋収縮………………………224
動静脈酸素較差………………………62
洞性頻脈……………………………122
橈側深指屈筋………………………104
疼痛………51, 64, 78, 92, 182, 234, 273
動的装具……………………………246
糖尿病……………………45, 160, 162
糖尿病足病変………………………162
糖尿病腎症…………………………162
糖尿病細小血管病…………………162
糖尿病性大血管病…………………160
糖尿病網膜症………………………162
登攀性起立……………………122, 123
動脈血酸素飽和度……………………92
動脈硬化性疾患……………………160
動揺歩行……………………………122
動力義手……………………………204
トータルリハビリテーション………59
頭部外傷………………………2, 3, 4, 7
徒手筋力テスト……………………140
徒手整復……………………………222
徒手的呼吸介助………………………92
ドパミンアゴニスト…………79, 81
トファシチニブ……………………180
土曜の夜の麻痺……………………108
トリフローⅡ…………………………92
努力嚥下………………………………29
努力吸気時……………………………43
努力呼気時……………………………43
努力性肺活量…………………………92
ドレーン……………………………272
トレッドミル……………148, 150, 287
ドロキシドパ……………………81, 85

な

内骨格構造…………………………194
内固定…………………………222, 224
内視鏡下嚥下機能検査………………16
内側ウェッジ………………………230
内反骨切り術……………………228, 229
内反尖足……………………………126
内反変形…………………………230, 231

内分泌療法…………………………264
ナックルベンダー…………………246
軟口蓋拳上装置………………………28
軟膏療法……………………………282
難病対策要綱…………………………76
軟部組織萎縮………………………182

に

2関節固定………………………222, 223
握り動作……………………………188
肉腫…………………………………263
二次性進行型…………………………93
二重白蓋…………………………226, 227
二重積………………………………150
日常生活活動評価……………………3
日常生活動作……………………270, 282
Ⅱ度熱傷……………………………279
Ⅱ度熱傷面積………………………280
二分脊椎……………………134, 138, 139
乳がん………………………………272
ニューラプラキシア………………101
ニューロトメーシス………………101
ニューロパチー……………………114
尿毒症………………………………168
尿路感染症……………………………47
認知症…………………………162, 195
認知障害………………………………2

ね

熱傷…………………………………278
熱傷指数……………………………280
熱傷予後指数………………………280
捻挫…………………………………234
捻転骨折…………………………220, 221
年齢別最大心拍数…………………160

の

脳壊死………………………………265
脳血栓…………………………………2
脳梗塞…………………………2, 162
脳挫傷…………………………………2
脳室周囲白質軟化症………………134
脳出血…………………………………2
脳腫瘍………………………………270
脳性麻痺…………………………134, 136
脳塞栓…………………………………2
脳卒中…………………………2, 3, 4, 7
脳卒中機能評価法……………………2
能動単軸肘ブロック継手…………210
能動フック式義手…………………204
脳内出血………………………………2
嚢胞性二分脊椎……………………139
ノースウェスタン型………………208

は

パーキンソニズム………………81, 84

パーキンソン症候群…………………80
パーキンソン病…………16, 18, 76
把握性強直…………………………125
ハーネス・コントロールケーブルシステム………203, 206, 207, 209, 211
ハーフスクワット…………………232
肺炎………………………16, 42, 46, 125
肺活量………………………………128
肺がん………………………………158
敗血症………………………………282
肺高血圧症…………………………158
肺コンプライアンス………………128
肺水腫…………………………………42
肺塞栓………………………………232
肺塞栓症……………………………225
排痰介助………………………………46
排尿筋括約筋協調不全………………46
ハイブリッド装具…………………242
廃用症候群……………………6, 268, 273
廃用性筋力低下……………………126
白癬菌症……………………………162
爆発性言語……………………………84
歯車様固縮……………………………78
バクロフェン…………………………51
バクロフェン持続髄注療法…………51
はさみ肢位…………………………136
播種性血管内凝固症候群…………278
発育性股関節形成不全……………248
白血病………………………………272
パッシブハンド……………………203
発赤…………………………………176
ハバードタンク…………………282, 286
馬尾神経……………………………138
バビンスキー徴候……………………91
ハムストリングス……………120, 136
パラスポーツ…………………………58
パラフィン浴………………………286
パラリンピック……………58, 60, 65, 68
パラリンピック スポーツ…………58
パラリンピック大会…………………60
パラレル オリンピック……………60
針筋電図……………………90, 102, 103
針筋電図検査………………………101
バルーン拡張法………………………8, 29
バルサルバ法…………………………48
パルスオキシメーター……………148
破裂骨折……………………………220
反回神経麻痺…………………………20
晩期反応……………………………265
瘢痕ケロイド………………………283
瘢痕拘縮…………………………284, 286
伴性劣性遺伝………………………120
半側視空間失認………………………8
半側視空間無視………………………4
ハンド型筋電義手………………210, 211
ハンドリング………………………140

パンヌス形成·················176
反復経頭蓋磁気刺激········6, 30
反復性亜脱臼···················106
反復性肩関節脱臼············244
反復唾液嚥下テスト········8, 18

ひ

ピアサポートグループ······52
ピークレックス··················92
皮下骨折···························219
鼻腔吸気圧·························92
肥厚性瘢痕················283, 284
腓骨神経麻痺··········232, 286
ピサ症候群························79
膝装具······················230, 248
膝継手·····························250
膝等張性収縮運動············232
肘装具·····························244
肘継手······················208, 209
皮質小脳萎縮症··················83
非上皮性細胞由来············263
非侵襲的脳刺激法···············30
非侵襲的陽圧換気···············42
非侵襲的陽圧換気療法····92, 122, 128
非ステロイド抗炎症薬······50, 179
ビスフォスフォネート製剤·····50
非増殖性網膜症···············164
必須アミノ酸···················168
ビデオ嚥下内視鏡検査····271
皮膚筋炎···························120
腓腹筋······················125, 126
非福山型筋ジストロフィー·····124
皮膚全層熱傷···················279
びまん性軸索損傷················2
標準失語症検査····················3
病的骨折·················218, 273
ヒラメ筋··················125, 126
びらん·····················176, 178
ヒルトニン·························85
疲労骨折···························218

ふ

フィラデルフィアカラー····253
ブースティング···················66
複合的理学療法···············272
複雑骨折···························219
複雑性局所疼痛症候群·····225
副子··············222, 224, 234, 235
副腎皮質ステロイド療法····112
複数回嚥下···························8
腹膜播種···························264
福山型筋ジストロフィー····124
浮腫·································283
不整脈·····························147
不全麻痺······················38, 41
フック···············206, 208, 210

プッシングエクササイズ·····8, 28
物理療法···························186
不変·································265
不明瞭言語························84
プラスチック装具·············242
プラスチック短下肢装具····92, 127
プラットホーム型クラッチ····114
ブルンストロームステージ·····3
フレイル・サイクル·········168
フレイル・サルコペニア····150
プレート·············222, 223, 224
プレガバリン·····················95
フレンケル体操···················85
分化誘導療法···················264
粉砕骨折···························220
分子標的療法···················264
分娩麻痺···························110

へ

閉眼障害··················125, 284
米国スポーツ医学会·········166
米国リウマチ学会·············176
閉鎖性上腕骨骨幹部骨折····244
閉鎖療法···························282
閉塞性動脈硬化症·············146
閉塞性肺疾患···················195
ヘイロー装具···················254
ペーシング·····················20, 30
変形性関節症···················226
変形性頸椎症···················136
変形性股関節症········226, 227
変形性膝関節症········230, 231
変形性肘関節症···············106
胼胝·································162
弁置換術···························146

ほ

包括的呼吸リハ···············158
包括的リハビリテーション····146
方形回内筋·······················104
膀胱機能不全·····················46
膀胱直腸障害·······93, 95, 138, 270
膀胱尿管逆流症············46, 47
膀胱留置カテーテル··········47
放射線宿酔·······················265
放射線治療·······················265
ホーマン型·······················244
歩行補助具·············195, 202
ポジショニング·······138, 140
母指内転筋·······················106
ポストポリオ症候群···100, 114
保存的頸部郭清術············271
ボタン穴変形···················176
ボタンホール変形············286
ホットパック··········280, 286
ボツリヌス療法··················94

ホフマン徴候·····················91
ホメオスタシス··················42
ポリオ······························114
ポリオウイルス················114
ポリオワクチン················114
ボルグスケール········150, 166
ホワイトアウト··················20
ポンプ失調·······················148

ま

マイコプラズマ················112
マイナートランキライザー····51
マシャド・ジョセフ病·······83
股継手·····························250
末梢循環障害············192, 198
末梢神経疾患···················113
末梢神経障害········100, 101, 103
松葉杖·····························114
マノメトリ·························24
麻痺性イレウス··················64
丸薬丸め運動·····················78
慢性炎症性脱髄性多発根神経炎····112
慢性呼吸器疾患···············158
慢性呼吸不全···················158
慢性腎臓病·······················164
慢性閉塞性肺疾患······158, 160

み

ミオトニア·······················125
ミオトニンプロテインキナーゼ遺伝子····125
ミオパチー···············114, 120
ミオパチー様顔貌············124
水チャンネル·····················94
ミトコンドリア··················78
ミュンスター型···············208
三好型ミオパチー············125
ミラー療法·······················225

む

無快感·······························80
無気肺··························42, 46
無酸素運動············163, 164
矛盾運動·····························78
無髄線維···························100
むずむず脚症候群··············79
無動···························78, 80, 82

め

滅菌断端袋·······················198
メトトレキサート············178
メロシン欠損症···············124
免疫グロブリン大量静注療法····112
メンデルソン手技················8

も

- もうひとつのオリンピック……… 60
- モールド式……………………… 254
- モノクローナル抗体療法………… 264

や

- 薬剤誘発性ジスキネジア………… 82

ゆ

- ゆうあいピック……………………… 66
- 遊脚相制御………………… 194, 200
- 有茎植皮…………………………… 286
- 有効………………………………… 265
- 有酸素運動
  ……… 64, 94, 146, 150, 163, 270, 287
- 有髄線維…………………………… 100
- 優性遺伝性脊髄小脳失調症……… 83
- 有痛性筋痙攣……………………… 94
- 有痛性強直性痙攣…………… 93, 94
- 遊離植皮…………………………… 286
- 癒着性関節包炎…………………… 272
- 指装具………………………… 246, 247
- 指鼻指試験………………………… 84

よ

- 用手的リンパドレナージ………… 272
- 陽性棘波…………………………… 90
- 腰仙椎装具…………………… 253, 254
- 腰仙椎装具［軟性］……………… 254
- 抑うつ……………………………… 272
- 抑うつ症状………………………… 79
- 抑うつ状態………………………… 52
- 翼状肩甲…………………… 124, 271

ら

- らせん骨折………………………… 220
- ランズバリー活動指数…………… 178
- ランニング用義足………………… 70
- ランビエ絞輪……………………… 100

り

- リーチ動作………………………… 188
- リーメンビューゲル装具
  …………………………… 248, 249
- リウマトイド因子…………… 176, 178
- 理学療法…………………………… 186
- 理学療法士………………… 44, 68, 201
- 離断………………………………… 192
- 立脚相制御………………… 194, 200
- 良肢位……………………… 246, 285, 286
- 両麻痺……………………… 134, 135
- 緑膿菌感染………………………… 282
- リルゾール………………………… 91
- リンパ行性………………………… 264
- リンパ浮腫………………………… 272

れ

- 冷圧刺激…………………………… 29
- レイノー症状……………………… 176
- レヴィ小体………………………… 76
- レジスタンス運動………………… 163
- レジスタンストレーニング
  …………………………… 150, 166, 167
- 裂離骨折…………………… 220, 221
- レビー小体型認知症……………… 81
- レボドパ…………………………… 81
- レム期睡眠行動異常症…………… 79

ろ

- ロフストランド杖………………… 114
- ロボット様肢位…………………… 286

わ

- ワーラー変性……………………… 101
- ワイヤーフレーム式……………… 253
- 若木骨折…………………………… 219
- 鷲爪変形…………………………… 286
- 鷲手………………………… 107, 113
- 鷲手変形…………………… 106, 107
- ワセリン軟膏……………………… 282
- 腕神経叢麻痺……………… 100, 110

英文索引

A

- acetabular angle………………… 226
- ACL injury……………………… 235
- ACPA……………………………… 176
- ACR………………………… 176, 179
- ACR 改善基準…………………… 178
- ACSM……………………………… 166
- Activities of daily living
  …………………………… 3, 270, 282
- activity 制限…………………… 184
- adding life to years…………… 169
- adding life to years and years to life
  ……………………………………… 169
- ADL……… 8, 76, 80, 122, 162, 184, 282
- AFO……………………………… 248
- AIS………………………………… 38
- ALP………………………………… 50
- ALS………………………… 16, 90
- ALS functional rating scale-revised 91
- ALSFRS-R……………………… 91
- American Spinal Injury Association 38
- American Spinal Injury Association Impairment Scale………………… 38
- amputation……………………… 192
- amyotrophic lateral sclerosis…… 90
- anaerobic threshold…………… 150
- ankle foot orthosis……………… 248
- Anterior Cruciate Ligament…… 235

B

- AQP4……………………………… 94
- aquaporin-4……………………… 94
- arm sling………………………… 244
- ASIA……………………………… 38
- AT………………………………… 150
- ataxic type……………………… 135
- athetotic type…………………… 135
- autonomic dysreflexia…………… 44
- axonotmesis…………………… 101

- Barthel index……………………… 3
- bDMARD………………… 182, 184
- Becker 型筋ジストロフィー…… 122
- Behavioural Inattention Test…… 3
- Berg Balance Test………………… 80
- Bio………………………… 178, 179
- biological DMARD……………… 182
- biological dressing……………… 282
- BIT………………………………… 3
- BMI………………………………… 92
- Bobath 法………………………… 138
- Boosting…………………………… 66
- brain injury……………………… 2
- Brown-Sequard 症候群………… 41
- Brunnstrom stage………………… 3
- Burn Index……………………… 280

C

- cachexia………………………… 264
- CADL……………………………… 3
- camptcormia……………………… 78
- *Campylobacter jejuni*………… 112
- Cancer Fnctional Assessment Set 267
- Cancer-related fatigue………… 268
- CBS………………………………… 81
- CCA……………………………… 83
- CCU………………………… 146, 148
- CDAI……………………… 178, 179
- Center edge angle……………… 226
- cerebello-parieto-premotor loops
  ……………………………………… 82
- cervical collar…………………… 253
- cervical orthosis………………… 253
- cervical-thoraco orthosis……… 253
- CE 角……………………… 226, 227
- cFAS……………………………… 267
- Charcot-Marie-Tooth 病……… 113
- Chiai 骨盤骨切り術…………… 228
- Chronic inflammatory demyelinating polyradiculoneuropathy……… 112
- CIC………………………………… 47
- CIDP…………………………… 112
- CIMT……………………………… 6
- cineplasty……………………… 192
- CK………………………… 120, 148

CKD　164, 166, 168	displacement　222	functional brace　244
Classification　67	DLB　81	functional electrical stimulation
clean intermittent catheterization	DLD　271	242
47	DMARD　179	Functional Independence Measure　3
clinical disease activity index	DOPPS 研究　164	Functional Reach　80
178	double flour　226	Functional Systems　94
clinical limb ischemia　194	DPP-4阻害薬　163	FVC　92
CMT　113	dropped head syndrome　78	
cogwheel rigidity　78	DRPLA　83	**G**
community ambulator　140	DSS　8	GBS　112
compartment syndrome　224	Duchenne 型筋ジストロフィー	gentle sustained stretch　286
complete response　265	120, 125	girdle sensation　95
Complex Physical Therapy　272	Duchenne 跛行　226, 227, 230	giving way　236
complex regional pain syndrome	DVT　45, 46, 50, 232	GMFCS　136
225	dynamic splint　246	GMFM　136
compound fracture　219	dysmetria　84	GOLD ガイドライン　160
Compression　234	Dysphagia Severity Scale　8	Gowers 徴候　122, 123
COMT 阻害薬　81		Graft versus host disease　273
Constraint Induced Movement	**E**	gross motor function classification
Therapy　6	Eastern Cooperative Oncology Group	system　136
conventional　180	265	gross motor function measure
COPD　158, 160	ECOG　265, 266	136
cortical cerebellar atrophy　83	EDSS　94	Guillan-Barré syndrome　112
corticobasal syndrome　81	Effortful swallow　29	Guyon　106
cough peak flow　128	eGFR　166	GVHD　273
CPF　92, 128	Elevation　234	
CPT　272	Ely test　136	**H**
CPX　150	endoskeletal prosthesis　194	HAL　126
CR　265	ESR　176	Halo brace　254
creatine kinase　148	EtCO$_2$　92	HANDS　6
CRF　268	EULAR　176, 179	hanging cast 法　244
crouching posture　136	exoskeletal prosthesis　194	hemiplegia　135
CRP/赤沈　176	Expanded Disability Status Scale　94	Heterotopic ossification　49
CRPS　225	explosive speech　84	High tibial osteotomy　232
csDMARD　180	external cue　78, 82	higher cortical dysfunction　2
CT　120		hip Knee ankle foot orthosis　248
CTO　253	**F**	hip orthosis　248
cytomegalovirus　112	fasciculation　90	HKAFO　248
	fatigue fracture　218	HO　248
D	FCMD　124	Hoehn-Yahr　80
DAS 28　178, 179	Femoro-Tibial Angle　230	Hoffer 分類　140
DB　279, 282, 283	FES　242, 250	Hohmann 型　244
DDB　279, 282, 283	fibrillation potential　90	Homan's 徴候　232
decomposition　84	FIM　3	honey moon palsy　108
Deep burn　279	FITT　160	Hosmer ブロック肘継手　210
Deep dermal burn　279	fixation　222	household ambulator　140
Deep vein thrombosis　45	flaccid type　135	HTO　232
Deep Venous Thrombosis　232	FO　248	Hybrid Assistive Neuromuscular
dementia with Lewy bodies　81	foot orthosis　248	Dynamic Stimulation 療法　6
dependent lung disease　271	forced vital capacity　92	
DIC　278	Frequency　160	**I**
diplegia　135	Froment 徴候　106	IADL　80, 84, 94
DIP 関節　104	FS　94	ICARS　84
direct fracture　218	FTA　230	ICEROSS　199
disarticulation　192	Fukuyama type congenital muscular	ICF の国際生活機能分類　184
disease activity score 28　178	dystrophy　124	ICIDH　2

Icing ··· 234
IgG index ······································ 94
IL-6阻害薬 ··································· 182
immobilization ···························· 222
impairment ·································· 184
indirect fracture ························· 218
Integrated volitional control electrical stimulator ··································· 6
Intensity ····································· 160
Interferential electric stimulation
 ·· 30
International Cooperative Ataxia Rating Scale ································· 84
International Paralympic Committee
 ·· 60
International Stoke Mandeville games ··· 60
intrinsic minus position ············· 106
IPC ·· 60
IP 関節 ······································· 104
ISMG ·· 60
ITB 療法 ·· 51
IVES ·· 6

K

K/DOQI 臨床ガイドライン ········ 164
KAFO ··· 248
Karnofsy Performance Scale ···· 266
Karvonen の式 ···························· 150
KBM ソケット ····························· 199
kinesie paradoxale ························ 78
Kirschner 鋼線 ···························· 222
Kleinert 法 ·································· 246
knee ankle foot orthosis ··········· 248
knee orthosis ······························ 248
KO ··· 248
Kondylen Bettung Munster ······· 199
KPS ··· 266
Krukenbergplastik ······················ 192
K-wire ··························· 222, 223, 224

L

Lachman test ····························· 236
LDL コレステロール ·················· 160
left ventricular assist device ······ 146
left ventricular assist system ···· 146
LGMD1型 ··································· 124
LGMD2型 ··································· 124
LSO ···································· 253, 254
Ludwig Guttmann 医師 ········ 59, 60
lumbo-sacral corset ···················· 254
lumbosacral orthosis ················· 253
Lund－Browder チャート ··· 280, 281
LVAD ·· 146
LVAS ··· 146

M

manual muscle testing ·············· 140
MAO－B阻害薬 ···························· 81
MAS ·· 136
maximaum insufflation capacity
 ·· 128
MCD ·· 83
MCP 関節 ··································· 176
mechanical insufflation-exsufflation
 ·· 128
Mendelsohn 手技 ·························· 29
meningocele ································ 139
meralgia paresthetica ················· 108
MIC ······································· 92, 128
MI-E ·· 128
MIP ··· 92
mixed type ·································· 135
MMN ··· 90
MMT ··· 140
Modified Ashworth Scale ·········· 136
modified Hoehn & Yahr ················ 80
modified Jewett-type TLSO ······· 254
Modified Norris Sacle ··················· 91
Modified radical neck dissection
 ·· 271
Modified Water Swallowing Test ··· 18
mold type ··································· 254
m olded type TLSO ···················· 254
monoplegia ································· 135
motor unit ·································· 102
MRI ······························ 80, 84, 94, 103
MRND ··· 271
MS ··· 93, 94
MSA ······························· 81, 83, 84
MTP 関節 ··································· 176
MTX ·························· 178, 179, 180, 184
multifocal motor neuropathy ······· 90
multiple repetitive movements ··· 286
multiple sclerosis ·························· 93
multiple system atrophy ······· 81, 83
MWST ·· 18
myelomeningocele ····················· 139
MYOBOCK ·································· 210
myotonic discharge ···················· 125

N

NC ··· 265
NDT ··· 136
neurapraxia ································· 101
neurodevelopmental treatment ··· 136
neuromyelitis optica ····················· 93
neurotmesis ································ 101
NMO ····································· 93, 94
NMO-IgG ······································ 94
no change ·································· 265
non-ambulator ···························· 140
non-functional ambulator ········· 140
noninvasive positive pressure ventilation ······································ 92, 122
NPPV ····························· 42, 92, 122, 128
NSAID ··· 179
NSAIDs ··· 50

O

OA ··· 226
oily face ·· 79
on-off 現象 ··································· 78
open fracture ······························ 219
Open Reduction Internal Fixation
 ·· 222
ORIF ··· 222
orthosis for scoliosis ·················· 256
Orthostatic hypotension ·············· 45
osteoarthritis ······························ 226
Osteoarthritis of the Knee ········ 230
OT ······························· 207, 209, 211
OttoBock 7E7 ······························ 201
overuse weakness ······················ 103
overwork weakness ··················· 103
O 脚 ·· 230

P

PAD ····································· 192, 194
palatal augmentation prosthesis ··· 28
palatal lift prosthesis ···················· 28
PAP ··· 28
Para Sports ··································· 58
Parallel Olympic ···························· 60
Paralympic ···································· 60
Paralympic Games ······················· 58
Paralympic Sports ························ 58
paraplegia ··································· 135
Paraplegia Olympic ······················ 60
partial response ························· 265
participation 制約 ······················· 184
patella setting ···························· 232
patellar tendon bearing trans-tibial prosthesis ··································· 199
pathological fracture ················· 218
PBI ·· 280
PCL injury ·································· 236
PD ··· 265
perfect O テスト ························ 104
Performance Status Scale
 ·· 265, 266
peripheral arterial disease ········· 192
periventricular leukomalacia
 ·· 134
PEW ···································· 164, 166
Phalen テスト ····························· 104
Phladelphia collar ······················· 253
pill-rolling movement ··················· 78

PIP 関節 ……………………… 176	RICE 療法 …………………… 234	Standard Language Test of Aphasia 3
Pisa syndrome ………………… 78	rigid dressing ………………… 196	static splint ………………… 246
PLP …………………………… 28	RND …………………………… 271	sterno occipital mandibular immobilizer brace …………………… 254
PNF …………………………… 85	ROM ……………… 271, 283, 286	Stoke Mandeville games ……… 60
PO …………………… 201, 202	Romberg 徴候 ………………… 84	straight leg raising ……… 7, 232
popliteal angle ……………… 136	ROM 運動 …………………… 272	stress fracture ……………… 218
positive sharp wave ………… 90	ROM 訓練 ……… 108, 110, 112, 113	stroke ………………………… 2
post appliances …………… 253	ROM 制限 ……………… 120, 126	Stroke Impairment Assessment Set
Posterior Cruciate Ligament …………………………… 236	RPE …………………… 148, 150	…………………………………… 2
post-polio syndrome ……… 114	RSST ………………………… 8, 18	Sunderland の分類 …………… 101
PPS ………………………… 114	rTMS …………………………… 6	Super supraglottic swallow …… 29
PR …………………………… 265		Superficial dermal burn ……… 279
primary progressive MS ……… 93	**S**	supraglottic swallow ………… 8, 29
prognostic burn index ……… 280	sacral-iliac belt …………… 256	synthetic DMARD …………… 180
progressive disease ………… 265	sacral-iliac orthosis ………… 253	syringomyelia ………………… 52
progressive supranuclear palsy …………………………………… 81	sagging sign ………………… 236	
proprioceptive neuromuscular facilitation ………………………… 85	SARA ………………………… 84	**T**
protein energy wasting ……… 164	Saturday night palsy ……… 108	T2T …………………………… 179
Prothese Tibiale a Emboitage Supracondylien ……………… 199	SCA …………………………… 83	target sDMARD …………… 180
PS …………………………… 265	Scale for the Assessment and Rating of Ataxia ……………………… 84	TASC Ⅱ ……………………… 194
PSP …………………………… 81	scanning speech ……………… 84	tear drop サイン …………… 104
PT …………………… 201, 202	SCD …………………………… 82	tetraplegia ………………… 135
PTB 支持部 ………………… 252	scissor leg ………………… 136	Thomas test ………………… 136
PTB ソケット ……………… 199	SDAI …………………… 178, 179	Thompson's test ……… 234, 235
PTS ソケット ……………… 199	SDB …………………… 279, 283	thoraco-lumbo-sacral corset …………………………………… 254
pull test ……………………… 78	sDMARD …………………… 180	thoraco-lumbo-sacral orthosis … 253
PVL ………………………… 134	secondary progressive MS …… 93	tibial plateau fracture ……… 220
	Seddon の分類 ……………… 101	Time ………………………… 160
Q	Selective radical neck dissection …………………………………… 271	Time up and go test ………… 80
QOL ………… 76, 150, 162, 179, 262	Shaker exercise ……………… 29	Tinel 徴候 ………… 103, 104, 108
quadriplegia ………………… 135	Sharp 角 ……………… 226, 227	TKA ………………………… 232
	Sharrard …………………… 140	TLSO ………………… 253, 254
R	SIAS …………………………… 3	TNF 阻害薬 ………………… 182
RA ……………… 176, 178, 179, 184, 186	simple fracture ……………… 219	Total Hip Arthroplasty ……… 228
Radical neck dissection …… 271	simplified disease activity index … 178	Total Knee Arthroplasty …… 232
range of motion …………… 271, 283	single task assessment ………… 3	Total Surface Bearing trans-tibial prosthesis …………………… 199
RAO ………………………… 228	SIO ………………………… 253	Transcarpal ………………… 210
rating of perceived exertion … 150	SLR ………………………… 232	transcranial direct current stimulation …………………………… 30
reduction …………………… 221	SLTA …………………………… 3	traumatic fracture ………… 218
Refilling 現象 ……………… 278	slurred speech ……………… 84	Treat to Target ……………… 179
relapsing MS ………………… 93	SMG …………………………… 60	Trendelenburg 徴候 ……… 226, 227
REM sleep behavior disorder … 79	SND ………………………… 271	TRH …………………………… 85
removable rigid dressing 法 … 196, 198	SNIP ………………………… 92	TSB ソケット ……………… 199
repetitive facilitative exercise …… 6	SO …………………………… 255	tsDMARD …………………… 180
Repetitive Saliva Swallowing Test …………………………………… 8, 18	soft dressing ………………… 196	TUG …………………………… 80
repetitive transcranial magnetic stimulation ……………………… 6, 30	SOMI ブレース ……………… 254	Type ………………………… 160
Rest ………………………… 234	spastic type ………………… 135	T 細胞阻害薬 ………………… 182
retropulsion ………………… 78	spina bifida ………………… 139	
Revised Trauma Score ……… 280	spina bifida cystica ………… 139	**U**
RF …………………………… 176	spina bifida occulta ………… 139	Uhthoff ……………………… 93
	spinocerebellar ataxia ……… 83	Unified Parkinson's Disease Rating Scale ………………………… 80
	spinocerebellar degeneration … 82	
	SpO$_2$ ……………… 92, 148, 160	
	sprain ……………………… 234	

UPDRS ·· 80

V

vesicoureteral reflux ··············46, 47
Vo₂ max ·····························150, 163
Vojta 法 ···································138
VUR ····························· 46, 47, 48

W

waddling gait ·························122
WAIS ······································3
wearing-off 現象 ······················ 78
Wechsler Adult Intelligence Scale ····3
Wechsler Memory Scale ················3
WHO ····································184
Williams' flexion LSO ··············255
wind blown deformity ··············136
wire collar ·····························253
WMS ······································3

X

X 脚 ······································230

Z

Zancolli 分類 ··························· 41
Zone 分類 ······························110
Z 形成術 ·································286

メディカルスタッフ専門基礎科目シリーズ
リハビリテーション医学

2017年11月3日　初版第1刷発行
2020年11月22日　初版第2刷発行

編　者　　真　柄　　　彰
　　　　　鴨　下　　　博

発行者　　柴　山　斐呂子

発行所　理工図書株式会社

〒102-0082　東京都千代田区一番町27-2
電話03（3230）0221（代表）
FAX03（3262）8247
振替口座　00180-3-36087番
http://www.rikohtosho.co.jp

© 真柄　彰、鴨下　博　2017　Printed in Japan　ISBN978-4-8446-0869-1
印刷・製本　丸井工文社

〈日本複製権センター委託出版物〉
＊本書を無断で複写複製（コピー）することは、著作権法上の例外を除き、禁じられています。本書をコピーされる場合は、事前に日本複製権センター（電話：03-3401-2382）の許諾を受けてください。
＊本書のコピー、スキャン、デジタル化等の無断複製は著作権法上の例外を除き禁じられています。本書を代行業者等の第三者に依頼してスキャンやデジタル化することは、たとえ個人や家庭内の利用でも著作権法違反です。

★自然科学書協会会員★工学書協会会員★土木・建築書協会会員